T0207095

Springer
Milano
Berlin
Heidelberg
New York
Hong Kong
London
Paris
Tokyo

Psiche Giannoni • Liliana Zerbino

Fuori schema
Manuale per il trattamento delle paralisi cerebrali infantili

con il contributo di
Pietro G. Morasso
Gabriella Veruggio

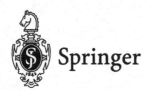 Springer

PSICHE GIANNONI
Centro di Formazione e Riabilitazione ART, Genova

LILIANA ZERBINO
Centro di Formazione e Riabilitazione ART, Genova

PIETRO G. MORASSO
Dipartimento di Informatica Sistemistica Telematica, Università di Genova

GABRIELLA VERUGGIO
Centro Benedetta D'Intino, Milano

Disegni a cura di:
Gigi Degli Abbati (Capitoli 1-8)
Matteo Alfieri (Capitoli 9–10)

Springer-Verlag fa parte di Springer Science+Business Media

springer.it

© Springer-Verlag Italia, Milano 2000 - Ristampa 2004

ISBN 978-88-470-0100-8

Progetto grafico della copertina: Simona Colombo, Milano
Fotocomposizione e impaginazione: Photo Life, Milano
Stampa: New Press, Como

Prefazione

Questo libro è stato scritto a più mani: da due fisioterapiste, una terapista occupazionale e un bioingegnere.

Poiché sono già stati scritti molti libri validi ed importanti sulla natura delle paralisi cerebrali infantili, questo libro/manuale è stato pensato con un'impostazione decisamente pratica, rivolto in particolare ai colleghi fisioterapisti che devono affrontare una patologia così complessa. Molto spesso, infatti, emerge fra noi operatori del settore riabilitativo la necessità di condividere i propri progetti ed i propri dubbi, di verificare le nostre iniziative ed il nostro programma di lavoro.

La decisione di scrivere un libro su "come fare fisioterapia" ha fatto nascere in noi, all'inizio, molte perplessità. Berta Bobath, infatti, la Maestra a noi più cara nel nostro percorso professionale, ci ha insegnato che, nel lavoro del fisioterapista, è essenziale individuare delle linee guida da seguire con mente aperta: invece, scrivere "che cosa fare" circoscrive e limita la portata dell'intervento riabilitativo, in quanto può ridurlo all'esecuzione di una serie di "esercizi". Nella realtà il rapporto con il bambino non si limita ad una successione di esercizi, bensì consiste in un atto creativo del fisioterapista a favore di un'altra persona. Se si limitasse il trattamento ad un esercizio, trascritto sulla carta, lo si ridurrebbe ad un modello non più rinnovabile e tale da essere al massimo "copiato" in futuro. Perciò nella redazione di questo libro, abbiamo creato delle schede, utili quali proposte, che non esauriscono ogni intervento possibile, bensì costituiscono un suggerimento, un inizio ed uno stimolo per molteplici alternative.

Adriano Milani Comparetti è stato anch'egli un nostro riferimento importante, e di lui vorremmo ricordare una frase: "Mettete giù le mani dai bambini". Questa frase, con cui si sottolinea il rispetto dovuto nei confronti di una persona disabile, in specie riguardo ad un bambino, deve mettere "ogni addetto ai lavori" in guardia contro atteggiamenti di accanimento terapeutico, da non confondere tuttavia con una proposta di non intervento. I fautori di quest'ultima impostazione pensano sia più opportuno accompagnare il bambino nell'evoluzione naturale della sua storia patologica, accettandone o favorendone le scelte funzionali di compenso, o soltanto aiutandolo *in extremis* con ausili, ortesi e/o correzioni chirurgiche. A nostro parere, invece, il fisioterapista accorto, consapevole di rappresentare una delle molteplici variabili che si muovono attorno al bambino, e tali quindi da incidere negativamente o positivamente su di lui, può influenzarne le scelte, a seconda dei problemi che gli propone di risolvere. L'intervento del fisioterapista è tanto più incisivo – speriamo in senso positivo – quanto più il sistema nervoso del bimbo è giovane, ricettivo e disponibile a modificarsi. Naturalmente gli obiettivi e le impostazioni di lavoro sono differenti per un bimbo piccolo o uno più grande, così come le finalità della fisioterapista si distinguono, nel caso siano focalizzate soltanto sul bambino oppure anche sulle persone che gli ruotano attorno. Consapevoli di esserci limitate in questo libro ad una piccola parte degli aspetti riguardanti il bambino con paralisi cerebrale, abbiamo concentrato la nostra attenzione sul problema motorio, in particolare all'interno di una seduta di fisioterapia. Ci sono senza dubbio numerosi altri problemi che ruotano attorno al bambino ed ai quali abbiamo appena accennato, con la fiducia che vengano affrontati, da noi o da altri, con maggiore profondità in molti altri libri futuri.

Pur avendo citato Milani Comparetti e Berta Bobath, quali Maestri nel nostro passato professionale, tuttavia raccomandiamo ai giovani colleghi di non abbracciare con accanimento una sola fede, promuovendo un metodo come assoluto col rischio di non percepire più le possibili alternative esistenti. Senz'altro ogni fisioterapista, ciascuno di noi, individuerà un percorso ed un'impostazione a sé più congeniale, che gli impediscano di "saltellare" in modo dispersivo da una tecnica all'altra: il nostro sguardo, però, e soprattutto la nostra mente, devono rimanere curiosi nei confronti dell'ambiente esterno per capire cosa stia accadendo attorno a noi e per continuare ad inventare...
... Peraltro, anche questo è un suggerimento di Berta Bobath.

Giugno 2000   *Psiche Giannoni e Liliana Zerbino*

Indice

Legende dei simboli usati nel testo

☺   proposta

⏰   ricordati!

★   suggerimento/consiglio

👍   vantaggi

👎   svantaggi

...   altre scelte/soluzioni/proposte

👕   abbigliamento

☕   alimentazione

🚶   mobilità nell'ambiente

🚿   igiene

Cap. 1
Modelli di controllo del movimento: apprendimento ed esecuzione

di Pietro G. Morasso

L'analisi del movimento umano, nei suo aspetti fisiologici e patologici, ha iniziato a diventare un argomento scientifico con l'avvento dei mezzi tecnici di misura e cattura di sequenze motorie, ossia con le pionieristiche esperienze di Marey e Muybridge. I modelli sono una tecnica per riassumere i dati sperimentali, organizzarli in una cornice coerente in grado di suggerire ipotesi da convalidare con nuove esperienze. Una teoria senza misure rimane, nella migliore delle ipotesi, un prodotto d'arte o di magia; misure anche raffinate ma senza una teoria adeguata sono condannate alla "cecità" rispetto agli aspetti rilevanti delle problematiche motorie. Il fatto poi che i movimenti umani siano oggetto dell'esperienza quotidiana è paradossalmente un elemento negativo perché ne viene nascosta l'intrinseca complessità, creando l'aspettativa errata che una conoscenza esauriente si possa raggiungere semplicemente accodandosi allo sviluppo delle tecniche di misura. Sfortunatamente, le cose non stanno così ed ogni esperimento è frequentemente la sorgente più di domande che di risposte e quindi il tentativo di catturare la complessità delle azioni finalizzate e del comportamento adattativo, dopo un secolo di ricerca multidisciplinare, è lungi dall'essere concluso.

Lo schema tradizionale è basato su una separazione di percezione, movimento e cognizione e sulla segregazione dei processi percettivi, motori e cognitivi in diverse parti del cervello, secondo un'organizzazione gerarchica. Questo schema ha le sue radici nelle conoscenze empiriche dei neurologi del 19° secolo, come J. Hughlings Jackson, ed ha un sorprendente grado di analogia con la struttura di base di un moderno personal computer, che è normalmente composto da periferiche di ingresso e di uscita connesse ad un elaboratore centrale. Forse è proprio tale analogia con la tecnologia moderna che può spiegare come mai un punto di vista irrimediabilmente sorpassato abbia ancora i suoi sostenitori, nonostante le evidenze sperimentali contrarie.

Prendiamo in considerazione la percezione, che è il processo per cui la stimolazione sensoriale è trasformata in esperienza organizzata. Tale esperienza, o precetto, è il prodotto congiunto della stimolazione e del processo stesso, particolarmente nel caso della percezione e rappresentazione dello spazio. Secondo un'antica teoria della percezione spaziale, formulata dal vescovo anglicano G. Berkeley all'inizio del 18° secolo, la terza dimensione (la profondità) non può essere percepita in modo visivo poiché l'immagine retinica di ogni oggetto è bidimensionale come in un quadro. Berkeley sosteneva inoltre che l'abilità di avere esperienze visive della profondità non è innata ma può soltanto derivare da un apprendimento empirico mediato dall'uso di altre modalità sensoriali. La prima parte del ragionamento (la necessità di un sistema simbolico-deduttivo per compensare la fallacia dei sensi) è chiaramente sbagliata e le radici di questa errata ipotesi si possono ritrovare nelle idee neoplatoniche del Rinascimento, in generale, e nella metafora della "finestra Albertiana" in particolare. Anche il dualismo cartesiano tra corpo e mente è un'altra faccia dello stesso atteggiamento e questo "errore di Cartesio" (per citare A.R. Damasio, 1994), è sullo stesso piano dell' "errore di Berkeley" citato prima ed è alla base dello sforzo intellettualistico di dominare la complessità computazionale della percezione che caratterizza gran parte della cosiddetta "Intelligenza Artificiale". Tuttavia, la seconda parte della congettura di Berkeley (l'enfasi sull'apprendimento e l'integrazione intersensoriale) è sorprendentemente moderna e si accorda, da un lato, con il moderno approccio allo sviluppo neuropsicologico di J. Piaget e, dall'altro, con le cosiddette "teorie connessioniste", sviluppate all'inizio degli anni '80 come un'alternativa computazionale all'intelligenza artificiale classica.

Un approccio simile caratterizza anche le "teorie motorie della percezione", ben illustrate da A. Berthoz (1997), basate sul concetto che la percezione non è un meccanismo passivo per ricevere ed interpretare dati sensoriali bensì un processo attivo di anticipazione delle conseguenze sensoriali di un'azione e quindi di legame coerente tra pattern sensoriali e motori. In termini computazionali ciò implica l'esistenza nel cervello di qualche tipo di "modello interno", che faccia da ponte tra azione e percezione. In effetti, l'idea che le istruzioni generate dal cervello per controllare un movimento siano utilizzate dal cervello stesso per interpretare le conseguenze sensoriali del movimento è già presente nell'opera pionieristica di von Holst e Helmholtz e la sua influenza è stata rinnovata nel contesto di recenti modelli di controllo basati sull'apprendimento (p.e. Wolpert e Kawato, 1998). Il termine usualmente utilizzato è quello di "corollary discharge" ed implica un paragone all'interno del sistema nervoso centrale tra un segnale in uscita (la "copia di efferenza") e la corrispondente "riafferenza sensoriale": la continua verifica della coerenza tra le due rappresentazioni è la base per la stabilità del nostro mondo percettivo. Questo tipo di circolarità e complementarità tra pattern sensoriali e motori è ovviamente incompatibile con il pensiero convenzionale basato su una strutturazione gerarchica. Un simile tipo di circolarità è implicito anche nel concetto piagetiano di "réaction circulaire" che si ipotizza caratterizzare il processo di apprendimento sensorimotorio, cioè la costruzione di una legge di corrispondenza tra oggetti o target identificati percettivamente e le sequenze di comandi motori necessarie a raggiungerli. Un ulteriore tipo di circolarità nell'interazione organismo/ambiente può essere osservato nell'interfaccia tra il corpo ed il mondo esterno, dove le proprietà meccaniche dei muscoli interagiscono con il comportamento fisico degli oggetti inanimati e comunque con le forze dell'ambiente. Questo filone di pensiero è stato sviluppato dalla scuola Russa, a partire dallo studio di I.P. Pavlov sulla natura dei riflessi e dal successivo riesame critico effettuato da P.K. Anhokin e N. Bernstein. In particolare, dobbiamo a Bernstein l'osservazione seminale (il cosiddetto "modello del comparatore"), secondo la quale i comandi motori da soli sono insufficienti a determinare il movimento ma identificano soltanto alcuni fattori di una più complessa "equazione" dove la dinamica dell'ambiente ha un'influenza determinante. Ciò ha condotto, tra le altre cose, all'identificazione della "stiffness muscolare"[1] come parametro motorio di grande rilevanza ed alla formulazione della teoria del controllo motorio basato sul "punto di equilibrio"[2] (Feldman e Levin, 1995; Bizzi et al., 1992).

In generale si può dire che, in modi differenti, la corollary discharge di Helmholtz, la reazione circolare di Piaget ed il modello del comparatore di Bernstein sono modi differenti di esprimere la "natura ecologica" del controllo motorio, ovvero l'interazione sinergica tra i processi cerebrali (includendovi le attivazioni muscolari) e la dinamica dell'ambiente. La Figura 1.1 è una rappresentazione grafica di questo concetto. Tuttavia, nonostante il loro valore "profetico", queste idee generali sul controllo motorio non potevano fornire, quando furono formulate, degli strumenti matematici di analisi con i quali costruire modelli ed effettuare simulazioni. La scienza e l'arte di costruire modelli matematici rappresentano uno sviluppo successivo e sono state profondamente influenzate dai metodi messi a punto dagli ingegneri nel campo del controllo automatico e dell'informatica, anche se non sono mancati gli equivoci e i fraintendimenti motivati da diversità di cultura e di linguaggio. In effetti, la maggior parte delle tecniche consolidate di controllo è basata su approssimazioni lineari e su schematizzazioni esplicite dei fenomeni. In particolare, si possono evidenziare due concetti principali per la loro influenza nello studio del controllo motorio: il concetto di controllo a feedback ed il concetto di programma motorio. Tale influenza è certamente motivata dal successo di queste tecniche nella moderna tecnologia e quindi da un aspetto più ideologico che scientifico. In

---

[1] La stiffness, o coefficiente elastico, è la pendenza della curva forza-lunghezza. Nelle comuni molle questo coefficiente è costante mentre nei muscoli cresce al crescere della forza perché le curve forza-lunghezza nei muscoli hanno un andamento approssimativamente esponenziale.

[2] Secondo la teoria del punto di equilibrio la postura non è il risultato di un processo di controllo "attivo" bensì la conseguenza "passiva" dell'annullamento reciproco delle forze elastiche dei muscoli agonisti ed antagonisti in una situazione di energia potenziale minima. Anche il movimento, secondo questa teoria, è la conseguenza "passiva" di uno spostamento graduale dell'insieme delle forze elastiche muscolari.

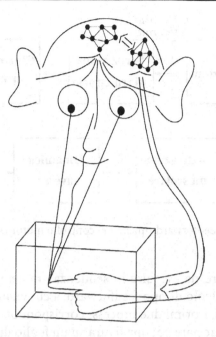

Fig. 1.1. La natura "ecologica" del controllo motorio

effetti, l'applicazione di questi paradigmi a quello che possiamo chiamare "hardware biologico" può essere messa in discussione per due ragioni principali: (*I*) il controllo a feedback può essere efficace e garantire stabilità soltanto se i ritardi di trasmissione tra controllore e sistema controllato sono trascurabili, ma questo non è certamente vero nel caso di segnali biologici poiché i ritardi di trasduzione e trasmissione raggiungono le decine di millisecondi, paragonabili alla durata stessa del movimento; (*II*) il concetto di programma motorio implica un'organizzazione sequenziale che può essere efficace soltanto se i passi elementari della sequenza sono molto veloci, ma questo è in contrasto con l'elaborazione parallela e distribuita, tipica dei processi computazionali del cervello, resa necessaria dalla relativa lentezza dell'elaborazione sinaptica. In effetti, è stato proprio il riconoscimento dei limiti dell'approccio analitico-simbolico che ha motivato, alla fine degli anni '80, una rivalutazione di schemi più antichi alla luce del nuovo pensiero connessionista.

La formazione di traiettorie. Il processo computazionale necessario per realizzare un piano motorio è stato l'oggetto di una consistente attività di ricerca in robotica. Come schematizzato in Figura 1.2, si possono identificare cinque sotto-problemi principali: (*I*) la pianificazione, (*II*) la formazione di traiettorie vera e propria, (*III*) la cinematica inversa, (*IV*) la dinamica inversa, (*V*) l'attivazione muscolare. Nell'approccio robotico standard i blocchi del diagramma cor-

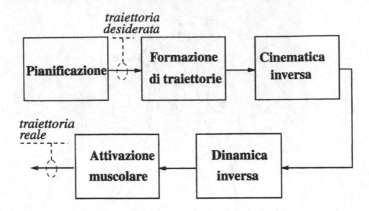

Fig. 1.2. Le computazioni feedforward tipiche del controllo motorio

rispondono a procedure da eseguire in sequenza, implementando quindi una complessa catena di calcolo di tipo feedforward, a cui viene aggiunto un anello di controllo a feedback. I primi due processi corrispondono all'idea intuitiva di immaginare prima e tracciare poi una figura su un foglio di carta. Questo implica di selezionare un punto iniziale, il formato e l'orientazione della figura e quindi di suddividere la traiettoria complessiva, che realizza tale intenzione, in una sequenza di tratti di penna, raccordati dolcemente in modo da ricreare l'illusione della continuità. Tuttavia, per consentire alla penna di seguire fedelmente la traiettoria desiderata, il cervello deve trovare i pattern di rotazione angolare delle diverse articolazioni del braccio e della mano, risolvendo il cosiddetto "problema cinematico inverso": si tratta di un problema computazionalmente difficile poiché il braccio umano (ed il corpo in generale) ha un elevato grado di "ridondanza cinematica", nel senso che esiste un numero eccessivo di gradi di libertà e pertanto lo stesso tratto di penna può essere realizzato mediante un numero infinito di rotazioni articolari. La soluzione biologica a questo problema è caratterizzata da una struttura spazio-temporale invariante la cui caratteristica principale è che i tratti elementari sono approssimativamente rettilinei, con un simmetrico profilo di velocità a campana (Morasso, 1981), e con una caratteristica globale di dolcezza della traiettoria che è ben approssimata da un criterio di "minimum-jerk"[3] (Flash e Hogan, 1985). Ad ogni modo, questi processi computazionali coprono soltanto i primi tre blocchi della Figura 1.2. Il problema più grosso, nella ricerca robotica, è il blocco di "dinamica inversa", che richiede di calcolare le coppie articolari e/o le forze muscolari necessarie per seguire una traiettoria desiderata. A questo riguardo ci sono ragioni per soste-

---

[3] Il "jerk" è la velocità di variazione dell'accelerazione di un movimento. Un movimento a "minimum-jerk" è un movimento particolarmente dolce ed armonico, a pari forma e durata complessiva.

nere che la soluzione biologica possa contenere un'efficace scorciatoia, nel senso che le proprietà elastiche dei muscoli, sotto controllo centrale, possono contribuire a semplificare in modo significativo la soluzione del problema dinamico inverso. Questa semplificazione è invece impossibile nei robot industriali standard poiché i motori elettrici comunemente usati hanno una stiffness nulla.

La teoria del punto di equilibrio. La teoria si rifà alle proprietà elastiche dei muscoli, espresse nel cosiddetto modello λ (Feldman e Levin, 1995). In questo modello, "λ" è il parametro controllabile, determinato a livello sopra-spinale, che identifica, per un dato muscolo, la lunghezza di riposo ossia la lunghezza naturale in assenza di qualunque carico. Selezionando appositi comandi λ per tutti i muscoli il cervello implicitamente codifica un "punto di equilibrio", determinato dal fatto che in questo "punto" o configurazione posturale le azioni elastiche si annullano reciprocamente. In tal modo il movimento, per il raggiungimento dell'equilibrio, si origina come una conseguenza automatica di una situazione iniziale di squilibrio senza un continuo intervento da parte del cervello. La Figura 1.3 riassume gli aspetti salienti del modello: il blocco di "reclutamento" corrisponde alla famiglia di curve esponenziali; la "fusione tetanica" identifica il processo rallentato di crescita della forza anche in risposta ad un'improvvisa variazione dell'ingresso; la "legge di Hill" esprime la dipendenza non lineare della forza muscolare dalla velocità di contrazione. Inoltre, il cervello può avvantaggiarsi di un secondo tipo di ridondanza (la "ridondanza muscolare": il numero di muscoli è in eccesso rispetto al numero di gradi di libertà) e del fatto che i muscoli non hanno le caratteristiche lineari delle comuni molle ma sono contraddistinti da curve tensione-lunghezza di tipo esponenziale. Perciò il cervello ha l'opportunità di controllare indipendentemente due variabili funzionalmente rilevanti: il punto di equilibrio globale, attraverso la distribuzione selettiva di

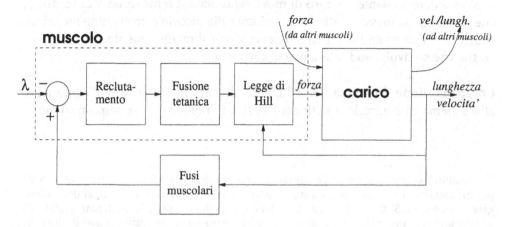

Fig. 1.3. Il modello di λ

"comandi λ reciproci", e la stiffness apparente a livello articolare, aggiungendo ai comandi reciproci degli opportuni "comandi λ di coattivazione" (maggiore è la coattivazione, maggiore è la stiffness articolare)[4].

Le implicazioni teoriche di questo modello sono estremamente rilevanti, ma l'interpretazione dei dati sperimentali è ancora controversa. Non c'è dubbio che la stiffness muscolare possa essere vista come una specie di meccanismo implicito di controllo a feedback che tende a contrastare l'azione di disturbi e carichi interni ed esterni, quali l'azione della gravità e la dinamica intrinseca delle masse corporee. La questione aperta riguarda la rilevanza quantitativa e funzionale di questo effetto. Per alcuni ricercatori la stiffness muscolare è del tutto sufficiente senza alcun bisogno di modelli dinamici interni di compensazione. In questa prospettiva, durante il controllo di un movimento si richiede al cervello soltanto di generare delle "traiettorie di equilibrio" (codificate dai comandi reciproci) e di stabilire un opportuno livello di coattivazione. Una caratteristica importante di questo schema è che assegna ai muscoli un ruolo computazionale importante, in aggiunta a quello ovviamente esecutivo. I sostenitori osservano anche che un'esplicita azione di feedback, presumibilmente basata su segnali propriocettivi e su corrispondenti meccanismi riflessi, sarebbe resa inefficace dal ritardo significativo dell'anello di retroazione che si sa essere dell'ordine delle decine di millisecondi e quindi a rischio di instabilità. Nonostante la sua eleganza e semplicità, questa forma estrema di modello di controllo a punto di equilibrio potrebbe essere plausibile soltanto nell'ipotesi che i valori effettivi di stiffness fossero abbastanza elevati da controbilanciare le forze incontrate durante i movimenti usuali. Il problema è che questo tipo di misura è tecnicamente complesso e non c'è ancora accordo sui dati disponibili in letteratura. Tuttavia è opinione dell'autore che, bilanciando l'evidenza disponibile, la stiffness muscolare, quantunque sia un co-fattore rilevante, non sia tuttavia sufficiente a controbilanciare la dinamica del corpo in tutti i casi e che, al contrario, giochi un ruolo diverso in situazioni diverse. Per esempio, è probabile che il suo ruolo sia determinante nel caso di movimenti oculari o movimenti di scrittura, che coinvolgono masse relativamente piccole. Più piccolo e probabilmente minoritario è il suo ruolo in altri movimenti, come il mantenimento della postura eretta, che coinvolgono l'intera massa corporea.

Compensazione dinamica. La soluzione alternativa consiste nell'aggiungere allo schema di controllo a stiffness (feedback implicito) una combinazione di

---

[4] I comandi "reciproci" sono così chiamati poiché, per due muscoli antagonisti, hanno sempre un andamento temporale opposto: se uno si accorcia (l'agonista) l'altro si deve allungare, e viceversa. Si tratta di comandi al livello di soglia del segnale elettromiografico. Al contrario, i comandi di "coattivazione" hanno lo stesso segno per tutti i muscoli, sinergici ed antagonisti.

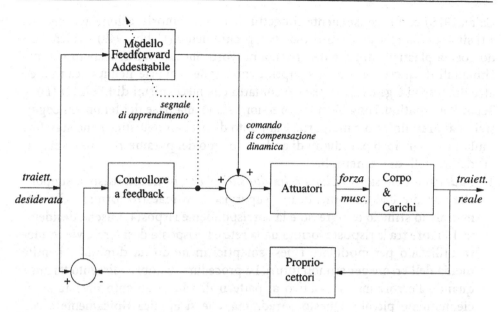

Fig. 1.4. L'apprendimento a feedback di errore

controllo a feedforward e controllo a feedback (esplicito). Un esempio è fornito dal modello di "apprendimento a feedback dell'errore", ideato da Kawato e collaboratori. La Figura 1.4 illustra lo schema di principio: all'inizio il controllo dell'apparato muscolare è effettuato da un meccanismo a feedback, impreciso ma sufficiente a pilotare il sistema almeno nella giusta direzione. In parallelo al controllore a feedback si trova un controllore a feedforward, che però deve essere addestrato al fine di imparare la corrispondenza tra traiettorie desiderate e comandi motori. Poiché i comandi motori dei due moduli di controllo sono sommati, a mano a mano che l'addestramento del controllore feedforward procede si riduce l'errore che pilota il controllore a feedback, che quindi viene progressivamente estromesso, permettendo al sistema complessivo di controllo di acquistare maggiore precisione e velocità. Questo esempio introduce l'importante capitolo successivo riguardante le tendenze attuali nello studio del sistema motorio, che sono state profondamente influenzate dall'avvento, all'inizio degli anni '80, delle teorie e delle tecniche connessioniste.

Paradigmi di apprendimento nelle reti neurali. Alla base delle teorie relative a modelli di reti neurali c'è il tentativo di formalizzare metodi generali di apprendimento che consentano di acquisire in modo sperimentale ciò che è troppo complesso o incerto per essere "programmato", ossia espresso per mezzo di modelli espliciti o simbolici (Arbib, 1995). In effetti, i meccanismi di apprendimento e memorizzazione hanno costituito un problema avvincente da quando, alla fine del 19° secolo, si è imposta una teoria neurale del cervello (Ramón y

Cajal, 1928) con la conseguente congettura che la memorizzazione avvenga nei siti sinaptici in relazione a processi di apprendimento (Hebb, 1949), evidenziando così la plasticità di base del sistema nervoso. Successivamente, le prove sperimentali di questa plasticità sinaptica sono state scoperte nell'ippocampo ed attualmente vi è generale consenso sul fatto che meccanismi di LTP/LTD (Long Term Potentiation, Long Term Depression) siano alla base dei fenomeni cognitivi di apprendimento e memoria. Dal punto di vista modellistico sono stati formulati tre principali paradigmi di addestramento dei parametri o "pesi sinaptici" dei modelli di reti neurali.

1. *Addestramento supervisionato basato sull'errore*: in questo caso si suppone che durante l'addestramento un "supervisore" o maestro fornisca alla rete neurale lo stimolo o ingresso e la corrispondente risposta o uscita desiderata. L'errore tra la risposta fornita dalla rete e la risposta desiderata viene allora utilizzato per modulare i pesi sinaptici in modo da diminuire l'entità media dell'errore per stimoli futuri. La procedura di apprendimento termina quando l'errore medio relativo ai pattern di addestramento diventa sufficientemente piccolo. Questo paradigma, che si applica tipicamente a reti multilivello non ricorrenti[5], è adatto per l'apprendimento delle leggi di controllo in cui sia naturale definire un errore tra un target desiderato ed un punto effettivamente raggiunto.

2. *Addestramento a rinforzo*: in questo caso l'obiettivo non è quello di minimizzare l'errore di previsione bensì di massimizzare un parametro di ricompensa o rinforzo. Il modello prevede una coppia di operatori, che costituiscono la rete neurale complessiva: un "attore" ed un "critico". Il primo genera un segnale di comando sulla base della conoscenza dello stato corrente; il secondo valuta la ricompensa e, sulla base della somma delle ricompense ottenute a partire dall'inizio dell'esperimento, modifica i pesi sinaptici dell'attore e di sé stesso, in modo da migliorare la probabilità di future ricompense. Il paradigma si presta in modo naturale a descrivere l'apprendimento di sequenze di azioni in cui non ci sia un target precisamente definito ma piuttosto uno stato desiderato più complesso, per esempio il raggiungimento della postura eretta a partire da quella sdraiata.

3. *Addestramento non supervisionato o hebbiano*: in questo caso non c'è un compito specifico da svolgere e l'obiettivo è costruire una rappresentazione

---

[5] Una rete neurale è ricorrente se è costituita da un insieme di neuroni le cui uscite, almeno in parte, alimentano gli ingressi stessi. Particolarmente interessante è il caso delle reti ricorrenti a connessioni simmetriche, come le cosiddette "reti di Hopfield", caratterizzate cioè dal fatto che se un neurone A è connesso ad un neurone B da un peso sinaptico *w*, anche il neurone B è connesso ad A con un peso sinaptico di ugual valore: in questo caso si può garantire la stabilità della rete e, in particolare, la sua capacità di operare come memoria associativa. Nelle reti multilivello, come nei cosiddetti "percettroni", le connessioni non sono ricorrenti ma soltanto "in avanti", da uno strato di ingresso ad uno strato di uscita.

interna, la più fedele possibile, degli stimoli esterni. In particolare ci si può proporre di rendere massima l'informazione mutua tra stimolo esterno e rappresentazione interna, che assume anche la funzione, in senso lato, di "memoria associativa". Con questo paradigma si possono costruire delle reti neurali, tipicamente ricorrenti e con connessioni simmetriche, che costituiscono delle mappe somatotopiche o ecotopiche ipoteticamente simili alle mappe corticali. D. Hebb ha suggerito un semplice meccanismo di modifica sinaptica basato sul concetto che il peso sinaptico tra due neuroni di una rete deve essere rinforzato se i due neuroni sono frequentemente co-attivati e deve essere depresso nel caso opposto. Si è potuto dimostrare che con questa semplice procedura si può spiegare l'auto-organizzazione di reticoli di mappe corticali organizzate somatotopicamente.

Comportamento adattativo ed apprendimento motorio. La Figura 1.5 mette in evidenza, in modo schematico, i flussi di informazione tra la corteccia cerebrale, il complesso dei nuclei della base e del talamo ed il cervelletto che, nel loro insieme, costituiscono presumibilmente il substrato neurale necessario per apprendere e produrre comportamenti adattativi. Il fatto che le interazioni siano solitamente di tipo bidirezionale o che, in generale, sia possibile mettere in evi-

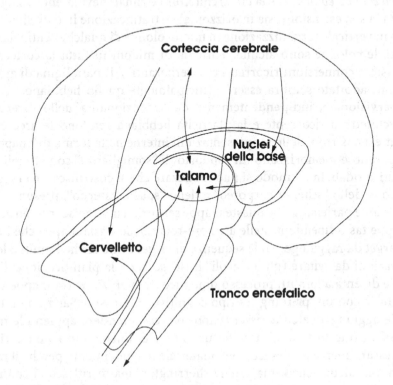

Fig. 1.5. Interazioni mutue tra corteccia, cervelletto e nuclei della base

denza dei cicli per lo più di tipo eccitatorio tra i diversi moduli computazionali mette in evidenza il carattere non gerarchico delle computazioni, poiché l'organizzazione gerarchica implica una stratificazione in livelli ed il flusso unidirezionale delle informazioni: dal centro alla periferia per quanto riguarda i comandi motori e dalla periferia al centro per i segnali sensoriali. Inoltre, il carattere auto-eccitatorio di molti pattern di connessione, anche all'interno della stessa corteccia cerebrale, testimonia la capacità di fondo dell'architettura neurale di generare e mantenere delle attività "riverberanti" distribuite in tutta l'architettura. In effetti, è stato accumulato negli ultimi anni un consistente insieme di dati sperimentali che non collimano con l'idea convenzionale di processi separati e segregati delle informazioni sensoriali, motorie e cognitive (Shepherd, 1998). Per esempio, si è usualmente ritenuto che i nuclei della base ed il cervelletto fossero specializzati per il controllo motorio e che le diverse aree corticali fossero dedicate a specifiche funzionalità, con una chiara separazione tra aree sensoriali, motorie e cognitive. Questa non è più considerata l'unica o la più presumibile possibilità; al contrario, sta emergendo un quadro differente in cui i moduli neurali sopra menzionati sono tutti in qualche modo responsabili di elaborare dei pattern sensorimotori in un modo cognitivamente rilevante, ma sono specializzati per quanto riguarda i paradigmi di apprendimento e i modelli interni che sono in grado di apprendere.

1. *Corteccia cerebrale.* La sua citoarchitettura è rimarchevolmente omogenea in tutta la sua estensione, sia in orizzontale (stratificazione in 6 livelli di cellule) che in verticale (organizzazione in microcolonne di qualche centinaia di neuroni: le colonne sono alcune centinaia di milioni in tutta la corteccia, con massicce connessioni ricorrenti e "riverberanti"). Il paradigma di apprendimento adottato sembra essere principalmente quello hebbiano, ossia non supervisionato, indipendentemente dalla funzionalità delle diverse aree. L'architettura ricorrente e la plasticità hebbiana rendono le aree corticali adatte a costruire delle rappresentazioni interne nella forma di "mappe", che imparano e memorizzano un rapporto di "somiglianza" con stimoli esterni multi-modali. In tal modo si può ipotizzare che si costruisca una rappresentazione dello "schema corporeo" e dello "spazio esterno", presumibilmente nelle aree parietali, e che queste mappe sensoriali interagiscono con analoghe mappe task-dipendenti nelle aree pre-rolandiche, ossia mappe che indicano il target da raggiungere o le sequenze di target come anche i punti o le configurazioni da evitare (gli "ostacoli" in senso lato): la pianificazione di traiettorie diventa allora un processo dinamico di interazione tra mappe sensorimotorie con un "priming" di tipo cognitivo (Morasso e Sanguineti, 1997). È utile aggiungere alcune osservazioni per comprendere appieno le implicazioni di questo tipo di architettura neurale. Innanzitutto non è richiesta necessariamente una esecuzione materiale dei movimenti, perché il modello non è in alcun senso una catena sherringtoniana di riflessi; al contrario, il modello permette di immaginare dei movimenti ossia di effettuare delle

"simulazioni mentali" del tutto simili ai movimenti veri e propri, coerentemente a quanto osservato recentemente con registrazioni di risonanza magnetica funzionale (Jeannerod, 1994). La codifica delle variabili cinematicamente rilevanti (velocità, direzione ecc.) non è puntuale ma collettiva, ossia è la dinamica stessa delle mappe che coagula e propaga dei "codici di popolazione". Le mappe si comportano come elementi continui ma in effetti sono costituite da un reticolo di colonne reciprocamente connesse: l'apparente continuità nasce dalle interazioni e quindi dalla natura collettiva dei codici di popolazione che, in senso metaforico, colma i "buchi" del reticolo e lo fa diventare un "foglio" compatto. Occorre però tenere ben presente che le mappe di cui ha bisogno il cervello non sono quelle comuni a 2 dimensioni ma sono mappe a molte dimensioni perché gli spazi sensorimotori devono rappresentare il numero elevato di gradi di libertà del corpo e dello spazio esterno. A titolo di esempio si può pensare alle carte geografiche che possono ospitare informazioni di tipo fisico, politico, industriale, turistico ecc. Mentre nei comuni atlanti queste mappe sono tenute separate, nella corteccia le corrispondenti mappe sensorimotorie sono presumibilmente integrate nella stessa rappresentazione multidimensionale, al fine di poter disporre di quella capacità "associativa" che è uno degli elementi fondamentali dell'intelligenza motoria. Il paradosso che la filogenesi ha dovuto risolvere (la corteccia è prerogativa soltanto di una minima parte delle specie esistenti) è come allocare delle strutture multidimensionali su un supporto "hardware", la sottile "pizza corticale", che per forza di cose non poteva che essere bidimensionale. Un problema simile, ma molto più semplice, lo hanno dovuto risolvere i cartografi del Cinquecento: come ospitare sulla superficie piana di una carta la superficie sferica della Terra. Esistono diverse soluzioni che non sono però ideali e costringono a distruggere, almeno in parte, l'ordine dell'oggetto da rappresentare. In maniera analoga, la "cartografia corticale" non può sfuggire ad un certo grado di apparente disordine. Si può dimostrare, sulla base dei moderni approcci connessionisti, che la soluzione è del tutto compatibile con il paradigma hebbiano sopra ricordato ed implica una specifica organizzazione delle connessioni laterali che legano tra loro le microcolonne corticali. In particolare, emerge dalle simulazioni la necessità di una commistione di connessioni brevi e lunghe, con la formazione di cluster di colonne corticali che sono lontane tra loro sulla superficie corticale ma vicine nel reticolo computazionale. Occorre anche osservare che una conseguenza di questo meccanismo di allocazione è quella di fare apparire le mappe corticali più frammentate di quanto in realtà siano, inducendo alcuni (p.e. Rizzolatti, 1998) a desumere erroneamente che l'apparente frammentazione delle mappe implichi la negazione del concetto di schema corporeo e comunque di mappe di integrazione sensorimotoria.

2. *Cervelletto*. Per questa struttura nervosa, particolarmente in relazione alla parte filogeneticamente più recente legata alla neocorteccia cerebellare ed

alle cosiddette microzone, è stata formulata l'ipotesi che siano caratterizzate da un paradigma di apprendimento (auto)supervisionato (Wolpert e Kawato, 1998; Morasso et al., 1998, 1999), finalizzato ad acquisire dei modelli interni della dinamica dei fenomeni fisici con cui dobbiamo interagire, come la gravità e le altre forze dell'ambiente (Braitenberg et al., 1997). Come in tutti i paradigmi di apprendimento supervisionato, occorre indicare i segnali di ingresso della rete neurale e i segnali di apprendimento. L'ipotesi corrente è che le fibre muschiate convoglino i pattern sensorimotori di ingresso (sia una copia di quelli efferenti sia i corrispondenti segnali ri-afferenti) mentre quelle rampicanti, che hanno una frequenza di sparo molto più bassa, costituiscano il segnale adeguato di addestramento, ossia di codifica dell'entità dell'errore. Rispetto alla Figura 4, questo modello rappresenta il blocco di "dinamica inversa" e, secondo l'ipotesi di Braitenberg, la computazione è organizzata in sequenze temporali. Questo significa che le conoscenze primitive costruite sulla base dell'apprendimento e richiamate durante l'esecuzione corrispondono ad una trasformazione tra sequenze o stringhe temporali: "frammenti" melodici, se vogliamo usare una metafora musicale. Queste sequenze, convogliate alle cellule di Purkinje, tornano in corteccia per modificare, al volo, i pattern spazio-temporali che sono derivati dal processo di formazione di traiettorie, in modo da renderli resistenti ai disturbi dovuti alla dinamica dell'ambiente. Si noti che in mancanza di questo meccanismo di compensazione non è impedita l'esecuzione del movimento ma, come nelle atassie cerebellari, ne è compromessa la capacità di resistere ai disturbi in modo predittivo, ossia sulla base di un meccanismo di controllo di tipo feedforward: i pazienti sono allora costretti a ricorrere al più impreciso ed instabile meccanismo di correzione a feedback.

3. *Nuclei della base.* Di questi elementi nervosi è noto il ruolo nell'apprendimento e nell'esecuzione di movimenti sequenziali, finalizzati ad un obiettivo (Graybiel 1995, Miyachi et al., 1997) ed inoltre è stata verificata la presenza nella sostanza nera di neuroni dopaminergici che sono sensibili ad un segnale di ricompensa inaspettato. Partendo da questi dati sono stati sviluppati modelli basati su meccanismi di apprendimento a rinforzo (Berns e Sejnowski, 1998; Doya, 1999) che sono in grado di apprendere sequenze di movimenti capaci di raggiungere un obiettivo complesso. Per esempio, Doya ha addestrato un robot dotato di "gambe" e di un "tronco" ad imparare in questo modo la sequenza di azioni che gli permettono di stare in piedi a partire da una postura "sdraiata".

Un'architettura computazionale distribuita. La Figura 1.6 riassume molti dei punti precedentemente accennati ed indica in quale direzione ci si può aspettare che si indirizzi la ricerca futura. Occorre comunque mettere in evidenza che, nonostante l'apparente semplicità, il modello schematizzato è estremamente complesso (e dal comportamento "imprevedibile") sotto diversi punti di vista: (*I*)

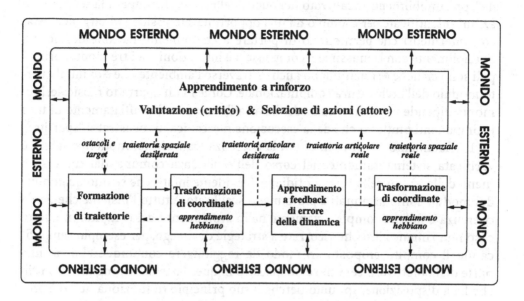

Fig. 1.6. Un modello computazionale di controllo

non è lineare; (*II*) elabora variabili multidimensionali; (*III*) ha una dinamica fortemente accoppiata tra processi interni ed esterni; (*IV*) è adattativo, con processi di apprendimento di natura diversa che evolvono contemporaneamente. Il modello contiene elementi di controllo a feedforward e a feedback, oltre al feedback implicito fornito dalle caratteristiche elastiche dei muscoli. Nessun modello simulativo di questa complessità è stato finora costruito e studiato ma solo parti di esso e, come insegna la biologia, in natura l'insieme è assai più complesso della somma delle parti. Tuttavia, il bisogno di migliorare il livello di conoscenza in questa direzione modellistica non riveste soltanto un interesse teorico poiché questo è l'unico modo per affiancare alla massa di dati di misura derivanti da tecniche diagnostiche sempre più sofisticate, come l'imaging funzionale, un adeguato apparato interpretativo. In effetti, dai tempi di Marey il miglioramento delle tecniche di analisi del movimento si è affiancato a tecniche sempre più raffinate di analisi dei segnali e di modellistica del sistema di controllo. Nella Figura 1.6 il lettore può ritrovare moduli computazionali già presi in esame: "formazione di traiettorie" e "apprendimento a feedback di errore". Il primo corrisponde alle mappe corticali interagenti, nelle aree prefrontali e parietali, che hanno come risultato, insieme al blocco di trasformazione di coordinate, di generare la traiettoria pianificata o desiderata, in coordinate della mano e delle articolazioni, ovvero quello che in senso lato si può identificare come "intenzione motoria". Il secondo modulo, che corrisponde alla circuiteria cerebellare, modifica la traiettoria pianificata in modo da anticipare i disturbi e i carichi dinamici interni ed esterni. Questi moduli interagiscono poi con il modulo di "valutazione e selezione", presumibilmente localizzato nei nuclei della base, che impara la sequenza di azioni (identificate per esempio da una opportuna successione di target ed ostacoli intermedi) che permettono di portare a compimento l'azione desiderata, possibilmente con la massima ricompensa. Le interazioni tra i tre moduli principali sono cicliche e si richiudono anche attraverso l'ambiente, che è quinti il quarto modulo dell'architettura computazionale. Come in un quartetto musicale, l'armonia dipende in modo essenziale dalla calibrazione e dall'affiatamento di tutti i componenti piuttosto che dalla esecuzione meccanica di un astratto "spartito".

L'affiatamento esprime in effetti la coerenza tra i diversi moduli e questa è verificata sistematicamente, nel corso dell'esperienza comune, dal successo o meno delle azioni della vita quotidiana. È evidente infatti che se uno qualunque dei moduli computazionali è più o meno scalibrato, è tutto l'insieme che perde coerenza e fallisce complessivamente nello svolgimento del compito. In questo caso non rimane altro che ricorrere a strategie di ripiego, per esempio semplificando il compito proposto, in modo da raggiungere comunque almeno una parte dell'obiettivo. Il cervello è un maestro in quest'arte di "arrangiarsi" con ciò che ha a disposizione, appunto perché il suo principio di funzionamento è proprio quello di estrarre dai dati sensorimotori, che sono comunque ambigui e rumorosi, il massimo di coerenza.

Se una qualche lezione riabilitativa può essere desunta da queste sommarie considerazioni modellistiche sull'organizzazione computazionale degli atti motori, non è certo nel senso di suggerire specifici esercizi o tecniche riabilitative. Piuttosto, si può riflettere sulla natura ecologica dei processi di apprendimento e adattamento che continuamente plasmano e riplasmano il sistema nervoso anche degli individui normali. Questo carattere ecologico implica l'importanza di stimoli ricchi e naturali, senza i quali è impossibile costruire o "riparare" mappe sensorimotorie e modelli dinamici così come impostare coerenti procedure di addestramento a rinforzo. Se specifiche patologie sono un ostacolo insormontabile per permettere al paziente di autoaddestrarsi ed autoorganizzarsi nel modo naturale, allora un ruolo computazionalmente rilevante del terapista può essere quello di attenuare tali ostacoli e di inventarsi specifici "giochi sensorimotori" che riproducano o surroghino lo schema piagetiano di autoorganizzazione schematizzato nella Figura 1.1.

Cap. 2
Un ponte fra teoria e pratica

I processi di feedback e di feedforward

Il bimbo che nasce si trova improvvisamente in un "mondo nuovo", con caratteristiche che egli conosce molto poco e con le quali deve interagire: ogni suo piccolo successo nella conquista di questo mondo è il risultato di selezioni e scelte per trovare risposte adatte ai tanti problemi che l'ambiente gli pone. Come può stare con la testa dritta se si sente schiacciare dalla gravità? Come può prendere un giocattolo se non riesce a spostarsi su un fianco?

Durante il primo anno di vita il processo di feedback o di retroazione sensoriale gioca un ruolo importante nell'acquisizione e nel mantenimento di competenze antigravitarie, cioè nella conquista di un'autonomia di movimento.

In passato, l'organizzazione del sistema nervoso era intesa secondo un modello gerarchico, il movimento era considerato il risultato di una stimolazione sensoriale basata esclusivamente sul processo di feedback. Secondo l'attuale modello nervoso di tipo multisistemico, invece, viene messo in evidenza il ruolo di unità funzionali che interagiscono fra loro in modo circolare e favoriscono un diverso tipo di apprendimento del movimento.

A fianco del processo di retroazione si attiva quello di anticipazione (feedforward), fondamentale per la preparazione al controllo della postura e del movimento. Attraverso il feedforward il bimbo, prima di iniziare a muoversi, mette in atto una serie di aggiustamenti posturali che gli permetteranno di portare a termine nel modo ottimale la sua sequenza di movimento. Per esempio, un bambino seduto può fornire una risposta corretta di balance quando viene mosso (feedback), ma può dare una risposta ancora più significativa quando, con lo scopo di raggiungere un oggetto, attiva prima un raddrizzamento del tronco e poi si sporge di lato per prenderlo (feedforward). Questa risposta anticipatoria è il risultato di un apprendimento a cui il bimbo è giunto attraverso l'esperienza sensoriale ed è attivata sempre quando il movimento è rivolto ad uno scopo funzionale.

Il controllo del balance, necessario per conquistare e mantenere una postura antigravitaria, non può essere insegnato con degli esercizi specifici, perché è sempre evocato in una situazione contestuale che mira a raggiungere un obiettivo; trattare per esempio un bambino su un pallone di fisioterapia per evocare delle risposte di balance non garantisce che egli sappia poi utilizzarle mentre si sta vestendo, poiché in quest'ultimo caso ci sono molti più elementi da tenere sotto controllo, come afferrare il vestito, continuare a tenerlo mentre lo indossa ecc.

Questo non vuol dire che esercitare il bimbo sul pallone non abbia significato, ma è solo un momento iniziale del cammino che egli deve intraprendere per raggiungere una competenza funzionale, necessariamente messa alla prova "sul campo". Il processo di feedforward, in quanto risultato di un apprendimento, non può quindi essere suggerito dal fisioterapista.

Attraverso la conoscenza dell'ambiente, risultato dello scambio attivo di stimoli e di risposte, il neonato arriva ad una previsione delle sue caratteristiche, con buona probabilità di formulare, di conseguenza, le risposte più adatte per interagire con esso. Lo spazio attorno a lui ha caratteristiche fisiche specifiche, quali gravità, inerzia, attrito, elasticità (sofficità del terreno), viscosità (acqua), alle quali egli, dopo la nascita, è solo parzialmente abile a rispondere nel modo più efficiente. Ogni volta che il bambino tenta di muoversi o è mosso, p.e. quando la mamma lo allatta o lo tiene in braccio, interagisce con il mondo circostante, risponde alle sue sollecitazioni e trova soluzioni.

Anche un bambino patologico fa lo stesso percorso, utilizzando il suo personale bagaglio di esperienze sensoriali per organizzare in modo intelligente il proprio controllo posturale, subito prima di iniziare un gesto. Tuttavia l'esperienza gli ha insegnato ad utilizzare particolari schemi di movimento: questi ultimi, a causa della difficoltà di base, sono ricchi di compensi, sono forse efficienti per raggiungere un obiettivo, ma fisicamente dispendiosi perché fortemente alterati dal punto di vista chinesiologico e, più in generale, biomeccanico.

Se il bimbo continua a muoversi nel modo a lui conosciuto, consolida un feedforward impostato su movimenti anormali, anche se molte volte – in un ambiente conosciuto come, per esempio, la palestra di fisioterapia – egli può mostrare una buona capacità di movimento in modo più corretto.

Nel passato l'impostazione di molte scuole di riabilitazione suggeriva di inibire ogni sequenza motoria che potesse portare all'utilizzo di movimenti chiaramente patologici. Oggi invece, si mette maggiormente a fuoco il ruolo facilitante dell'intervento riabilitativo: per esempio il bimbo può essere sollecitato ad afferrare il suo giocattolo preferito mentre il terapista, inizialmente, lo guida affinché possa fare una scelta di movimento diversa rispetto a quella che farebbe se lasciato a se stesso.

Il trattamento riabilitativo prevede prima di tutto un lavoro preparatorio, attraverso la cura delle parti periferiche (allungamenti muscolari, normalizzazione della tensione del tessuto connettivo e mobilizzazione articolare), mirato ad ottenere un migliore allineamento posturale ed un carico attivo sulle parti del corpo, richiamando un feedback propriocettivo e cinestesico più ricco e potenzialmente funzionale.

Il terapista continua poi a guidare il bimbo verso scelte di movimento alternative e ridurrà progressivamente il suo aiuto quando, all'interno di un'attività funzionale, il bimbo mostrerà la conquista di un feedforward corretto: per esempio, prima di afferrare il suo giocattolo il bimbo raddrizza spontaneamente il tronco con una risposta di balance e si avvicina ad esso allungando il braccio.

Il feedback ed il feedforward continuano ad interagire fra loro ogni qualvolta il bimbo prende l'iniziativa di muoversi. Egli, in base ad una sua precedente conoscenza dell'ambiente, si prepara al movimento utilizzando il feedforward ed usa il feedback per l'eventuale correzione dell'esecuzione; attraverso il canale tattile-propriocettivo riceve informazioni p.e. su dove si trovi la sua mano in un determinato momento (feedback intrinseco) e sulla forma, il peso e la morbidezza del giocattolo che vuole prendere (feedback estrinseco). Infine, venendo a conoscenza del risultato attraverso il feedback estrinseco, il bimbo è in grado di capire se la sua iniziativa di movimento abbia avuto successo o meno.

La risoluzione di problemi

È proprio attorno a questo impegno di "problem solving", cioè di risoluzione di problemi, che si inserisce il fisioterapista (o il genitore o altro riabilitatore) per aiutare il bimbo a ricevere ed elaborare informazioni di tipo percettivo e a dare risposte selettive e mirate per raggiungere un obiettivo. In questo aiuto di rifornimento l'adulto, però, deve rispettare i tempi di lettura degli input sensoriali e di messa a fuoco del problema da parte del bambino. Naturalmente l'interferenza di un riabilitatore maldestro diventa un elemento di disturbo, qualora i problemi posti al bambino siano troppo difficili da risolvere rispetto alle sue potenzialità, o troppo facili per essere interessanti o, ancora, troppo caotici e confusi per venire capiti e risolti.

D'altra parte anche il fisioterapista ha il suo "problem solving": conoscere e comprendere il bimbo che ha di fronte, valutarne le competenze all'interno di situazioni funzionali, capire le strategie utilizzate e chiedersi il "perché" il bimbo non sia in grado di trovarne altre. Ponendosi quest'ultimo interrogativo, il fisioterapista formula un'ipotesi sui problemi del bambino, organizza e attua le proposte atte a facilitare l'acquisizione di ulteriori competenze e ne verifica costantemente la validità. Lo scopo del fisioterapista è quello di ampliare le esperienze del bambino rispetto all'ambiente, facilitandone la comprensione soprattutto attraverso la via sensoriale tattile-propriocettiva; il terapista, in ogni proposta, deve tenere presente il livello di competenza raggiunto dal bimbo, di interesse e di spinta motivazionale nei confronti del contesto, rispettando ovviamente i tempi di risposta del bambino.

Il bambino ed il fisioterapista si trovano ad affrontare entrambi un percorso simile, basato su un problem solving:

1. il bambino deve risolvere un problema, in seguito ad una proposta fatta dal terapista/ambiente;	→ *p.e. mantenere attivamente la postura seduta contro gravità e prendere un oggetto interessante per una attività ludica;*
2. il fisioterapista deve capire quali strategie adattive il bambino stia utilizzando per risolvere il problema e perché faccia alcune scelte e non altre;	→ *p.e. sta seduto con i distretti corporei in flessione e si muove poco: perché ha inadeguate risposte di balance e ridotti movimenti selettivi a livello del cingolo pelvico;*
3. sulla base di quel "perché" il terapista adotta strategie per modificare il rapporto del bimbo con l'ambiente;	→ *p.e. crea una base d'appoggio più ampia (piedi del bimbo appoggiati a terra e/o sedile più grande e/o oggetto posto più in alto ecc.)*
4. il bimbo percepisce i cambiamenti apportati all'ambiente, si adatta ad essi elaborando nuove soluzioni;	→ *p.e. mantiene nuovamente in modo attivo la postura seduta, questa volta in modo più corretto, e prende il gioco;*
5. il terapista riaggiorna la sua "lettura" delle strategie di adattamento del bambino e decide se rimanere sulla proposta iniziale per ampliare la sua esperienza, o se modificarla perché non significativa per un nuovo apprendimento.	→ *p. e. propone al bimbo di prendere oggetti con caratteristiche diverse, o lo stesso oggetto posto in relazione diversa con l'ambiente (più in alto o più in basso, più distante, di lato ecc.).*

Da questo punto di vista non ci sono un fisioterapista che insegna ed un bambino che impara ed esegue; entrambi si trovano contemporaneamente nella condizione di dover "risolvere un problema", cioè quello di rendere possibile o di eseguire un movimento efficiente contro gravità.

Il balance

Per molti anni, nelle discussioni relative allo sviluppo neuroevolutivo, si sono distinte le reazioni di raddrizzamento antigravitario dalle reazioni di equilibrio e da quelle protettive. In effetti, raddrizzamenti ed equilibrio sono entrambi l'espressione di un'unica risposta, che si manifesta con delle variabili in base al problema posto dall'ambiente. Prendendo a prestito il termine anglosassone, che comprende le tre reazioni posturali, è possibile accogliere dentro alla parola "balance" tutte le risposte che mirano allo stesso scopo: muoversi all'interno della gravità.

Balance
- il baricentro oscilla poco all'interno della base d'appoggio = reazioni di raddrizzamento
- il baricentro si sposta molto all'interno della base d'appoggio = reazioni di equilibrio
- il baricentro si sposta ed esce dalla base d'appoggio = reazioni protettive o paracadute

---

Il bambino piccolo, nel suo percorso di maturazione neurologica, affronterà prima la soluzione di un problema semplice (p.e. il mantenimento della postura con base larga e minima oscillazione del baricentro) mentre in seguito darà risposte di balance sempre più complesse (p.e. alzarsi in piedi, rimanere su una gamba, correre ecc.), tali da venire impiegate in modo differenziato, nella vita adulta, in base al contesto ambientale e al compito da superare.

Come avviene il controllo del balance durante il movimento? Il corpo umano, in quanto pendolo invertito, è sempre instabile e deve costantemente risolvere il problema del mantenimento dell'assetto posturale contro e verso gravità. La risposta del corpo a questo problema può concretizzarsi grazie alla componente verticale della reazione al suolo, che - nel caso della stazione eretta - si verifica quando il piede si appoggia a terra.

Il controllo avviene da parte del sistema nervoso centrale, con il concorso di più sistemi, inclusi gli elementi biomeccanici passivi, tutti i sistemi sensoriali disponibili ed i muscoli. In particolare, il sistema muscolare, attraverso le proprietà visco-elastiche dei muscoli, permette di controllare il coefficiente di stiffness muscolare; il sistema nervoso, inoltre, invia comandi di coattivazione, quando è necessaria la stabilizzazione di una parte, e comandi reciproci quando sarà necessario un lavoro di squadra più dinamico, dove un gruppo muscolare si deve allungare, mentre l'altro si deve accorciare.

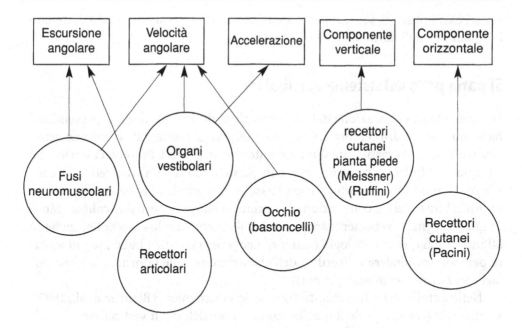

Per dare una buona risposta di balance è necessaria l'attivazione di diversi canali sensoriali:

- visivo
- vestibolare
- tattile
- propriocettivo o somatosensoriale

È ormai riconosciuta l'importanza della vista, quale strumento atto all'orientamento nello spazio, e del vestibolo che, costituendo un riferimento interno influenzato dalla gravità, misura l'orientamento della testa nello spazio (Nashner et al., 1989; Horak et al., 1990). L'informazione principale, però, per raggiungere p.e. la competenza nel cammino, è senza dubbio quella tattile-propriocettiva, che permette di apprezzare il contatto del piede con la base d'appoggio e di orientare il corpo in relazione ad essa.

Il sistema sensoriale tattile-propriocettivo fornisce informazioni sull'ampiezza e la direzione del movimento, sulla posizione del corpo nello spazio, sulle tensioni muscolari e la pressione fisica. Le funzioni del sistema propriocettivo sono in stretta connessione con quelle del sistema vestibolare, poiché entrambi raggiungono il cervelletto e contribuiscono alla regolazione e alla coordinazione del movimento.

Il feedback propriocettivo proveniente dai muscoli e dalle articolazioni viene direttamente influenzato dall'attivazione muscolare. Nelle paralisi cerebrali il reclutamento tonico è troppo alto o troppo basso o di tipo fluttuante, senza essere mai modulato correttamente. Il bambino ha quindi un senso della posizione poco chiaro e non è in grado di identificare esattamente dove sono i suoi arti nello spazio. Il deficit cinestesico è più marcato nei bambini con spasticità o atassia, ma è molto accentuato anche nei bambini con tono fluttuante; in tutti questi casi i muscoli, sensori della propriocezione, non sono in grado di inviare i segnali per un'informazione corretta.

Si parla poco del sistema vestibolare

Le difficoltà di elaborazione delle informazioni di tipo vestibolare, presenti nei bambini con paralisi cerebrale, vengono interpretate molte volte come una generica difficoltà ad organizzare il movimento contro gravità. Problemi a carico del sistema vestibolare si possono notare in persone senza paralisi cerebrale infantile ma con un tono funzionalmente basso, o con problemi nella coordinazione motoria bimanuale, o con reazioni di equilibrio antigravitario difficoltoso. Molti di questi segni sono presenti anche nei bambini con paralisi cerebrale, anche se all'interno di questa patologia è sempre necessario fare una indagine più attenta per non confondere i disordini dell'elaborazione delle informazioni vestibolari con i problemi motori primari.

Nelle paralisi cerebrali infantili si possono distinguere (Blanche et al., 1995):
- disturbi dovuti a problemi della modulazione dell'input vestibolare
  a) reazioni avversive al movimento
  b) insicurezze di fronte al problema gravitazionale
- disturbi causati da una risposta poco valida al movimento e alla gravità.

Le risposte avversive sono il risultato di un danno dei sistemi inibitori interessati alla modulazione del segnale vestibolare e si riscontrano in circa il 30% dei bambini con paralisi cerebrale. Il problema dell'insicurezza si nota immediatamente quando il bambino mostra paura di essere mosso nello spazio aperto o di essere alzato. Naturalmente, per questi bambini non è consigliabile un trattamento basato sulla dinamicità, perché ne sarebbero sconvolti. Per risolvere un problema di insicurezza di fronte alla gravità è bene che il terapista proponga degli ausilii che si muovano solo se azionati dal bimbo (p.e. un dondolo), oppure, che egli stesso, p.e. rimanendo seduto su un pallone, inizi a muoversi lentamente, tenendo il bimbo sulle sue ginocchia.

Risposte ipovalide al movimento e alla gravità si riscontrano anche in bambini con tono fluttuante, che rispondono molte volte al movimento lineare "fissando" la loro postura con un'iperestensione antigravitaria; per questi casi, rispetto a quelli precedenti, potrebbero essere indicati gli ausilii con un certo grado di instabilità/mobilità, ma il terapista deve stare molto attento a non scatenare nel bambino risposte che richiamerebbero un'attivazione tonica eccessiva, con manifestazioni motorie fortemente alterate.

Le strategie di compenso

Come già detto, il balance è una competenza molto raffinata, vincolata al contesto ambientale, che richiede costantemente aggiustamenti dell'attività muscolare e della posizione delle articolazioni. Una risposta di balance non è oggetto di puro apprendimento, bensì si manifesta solo all'interno di una situazione funzionale, che sottende al raggiungimento di un obiettivo.

Nelle paralisi cerebrali infantili non è così facile risolvere il problema degli aggiustamenti posturali, poiché il bambino ha un tono muscolare alterato, a causa di un problema di modulazione della conduzione nervosa conseguente al danno neurologico primario, ed in quanto egli si affida ad un repertorio ridotto di movimenti, ricorrendo a strategie di compenso qualitativamente povere.

Questa condizione di svantaggio non permette al bimbo di rispondere adeguatamente alla gravità, motivo per cui egli adotta delle strategie di semplificazione, non molto differenti da quelle utilizzate da qualunque persona in difficoltà: se i circuiti nervosi non sono in grado di controllare i muscoli e le articolazioni a livello dei vari segmenti corporei, è possibile affrontare il problema riducendo le variabili di movimento nei vari distretti articolari. Si utilizzano quindi dei meccanismi di fissazione (o di coattivazione), validi quali strategie di semplificazione, tali da non poter essere apprezzati come efficienti ed economici in un regime di normalità, ma da considerare intelligenti in condizioni di svantaggio.

Se ha difficoltà, per esempio, nel muovere e nel coordinare i vari segmenti del braccio per prendere un giocattolo, il bambino ha la possibilità di coattivare la muscolatura per bloccare polso e gomito e per controllare i movimenti dell'arto solo a livello prossimale: sebbene il risultato sia certamente meno efficace, egli raggiunge comunque l'obiettivo.

Si riscontra il ricorso a questa strategia nei quadri patologici con un tono di base già sostenuto, oppure in quelli con una fluttuazione di tono tale da interferire con la esecuzione del movimento; è meno apprezzabile nei casi di ipotonia, cioè con una diminuzione dell'eccitabilità dei neuroni motori. Questa strategia viene spesso utilizzata anche nei quadri a distribuzione tonica mista in cui il bimbo coattiva più distretti articolari per supplire ad un reclutamento muscolare insufficiente.

L'utilizzo della coattivazione muscolare per ridurre i gradi di libertà diventa entro breve tempo un meccanismo compensatorio usato dal bambino per affrontare il problema dell'esecuzione del gesto: diviene quindi il suo meccanismo di feedforward che lo prepara al movimento. Se si presentasse qualche variabile ambientale tale da disturbare la previsione dell'esecuzione del gesto, il bimbo avrebbe poche possibilità di modificare, strada facendo, il suo programma. Il tono muscolare anormale influisce sempre sul feedback propriocettivo, condizionando quindi non solo la pianificazione del movimento, ma anche la percezione corretta dello schema corporeo.

Uno sviluppo sensoriale e motorio anormale, impostato sulla riduzione dei gradi di libertà articolare, porta il bimbo a muoversi su un piano rigido, prevalentemente sagittale, con scarsa esperienza sul piano tridimensionale. Ciò riduce l'utilizzo di rotazioni, la coordinazione sulla linea mediana e l'integrazione fra i due emilati.

Inoltre, la povertà di movimento (non solo quella derivante dalla lesione primaria) usata come strategia di movimento, influisce sul feedback/feedforward del bambino, facendolo diventare pauroso ed insicuro ogni volta che si muove nello spazio. Tale disordine secondario di elaborazione sensoriale deve, però, essere distinto dall'insicurezza gravitazionale, come si vedrà in seguito.

La coattivazione muscolare nella distonia

Purtroppo la distonia non è ancora ben compresa. La si considera una patologia sovraspinale, la quale non mostra di per sé cambiamenti anatomici o neurofisiologici molto evidenti (Fahn, 1988; Marsden, 1988), ma è tale da creare, dal punto di vista funzionale, molti problemi sia al bambino sia al fisioterapista: la distonia nei distretti pluriarticolari si manifesta soprattutto nei movimenti con componenti rotatorie, mentre a livello di singole articolazioni mostra oscillazioni lungo le traiettorie del movimento, esitazioni, inversioni ecc.

Latash (1996) ipotizza la distonia come un problema di disequilibrio (imbalance) fra i segnali di controllo discendenti, sì da indurre dei cambiamenti transitori nel guadagno del riflesso tonico di stiramento in certi muscoli, generando alla fine un movimento con caratteristiche anormali. La distonia sarebbe quindi il risultato visibile di cambiamenti secondari del sistema in risposta ad un disordine primario cronico del controllo motorio.

In base a questa ipotesi, una presunta patologia a livello sovraspinale sarebbe accompagnata da un cambiamento sia primario sia adattivo negli schemi di movimento volontario. Il bambino distonico, coattivando "disperatamente" muscoli antagonisti o remoti, cerca di trovare una strategia di compenso – ma inefficace – per rendere più controllata e fluida la traiettoria del suo movimento. Il risultato tuttavia è ogni volta diverso da quanto il bimbo ha progettato: egli quindi, per contrastare il disturbo, continua ad aumentare la cocontrazione a livello degli arti e delle articolazioni, mantenendo quindi lo stato di disequilibrio dei segnali discendenti e la perturbazione di tutto il sistema.

Si osservano pertanto distonie "funzionali", richiamate cioè a priori dal bambino per stabilizzare una situazione che egli prevede poco governabile. Anche le distonie, quindi, rientrano in un circuito a feedforward, senza portare ad un risultato efficiente. Un esempio di distonia funzionale ricorrente si può osservare quando il bambino, seduto, anticipa con una coattivazione muscolare un'ulteriore flessione a livello dell'anca, per potersi muovere con il tronco, le braccia o il capo.

Le parti del corpo in allineamento fra loro

Le varie parti del corpo non si muovono indipendentemente fra loro, bensì collaborano tutte per raggiungere un obiettivo in modo economico, armonico e funzionale. Per esempio, quando si alza un braccio, avviene contemporaneamente una serie di aggiustamenti in altre parti del corpo, le quali si adattano e si preparano a collaborare all'esecuzione del gesto. Questa preparazione al nuovo compito è possibile grazie al processo di anticipazione per cui, in base alle precedenti esperienze sensoriali, si possono prevedere le caratteristiche dell'ambiente e programmare la sequenza motoria ritenuta più idonea.

Non ha senso, per esempio, che il terapista "tratti" solo un emilato in quanto la diagnosi annuncia un'emiparesi, egli dovrà bensì considerare ogni volta l'intero corpo del bambino. I vari distretti si muovono tutti insieme, per cui la ridotta abilità di una parte condiziona le altre circostanti, che mettono in gioco il problema esecutivo e devono adattarsi per superarlo. Di conseguenza, la qualità del movimento dei distretti cosiddetti sani risulta ridotta.

I vari distretti corporei potrebbero essere paragonati ai giocatori di una squadra di calcio, che hanno l'obiettivo di segnare un goal. Se un giocatore si fa male ed esce dal campo, quelli rimasti non possono fare finta di niente e continuare a mantenere rigidamente i loro ruoli, perché in qualche parte della squadra c'è un vuoto d'azione: se si è infortunato un attaccante, la squadra con molta probabilità non farà più goal e, se manca un difensore, sarà forse la squadra avversaria ad andare in rete. L'allenatore dovrà quindi ridistribuire i ruoli, mentre ogni calciatore si farà parzialmente carico delle competenze mancanti.

Osservando ed agendo contemporaneamente su tutte le parti del corpo, il terapista può creare in partenza le condizioni biomeccaniche per facilitare l'esecuzione di un movimento:

> modifica l'allineamento dei distretti corporei fra loro
> modifica il rapporto del centro di massa con la base d'appoggio
>
> ⇩
>
> influenza un diverso reclutamento tonico muscolare
>
> ⇩
>
> facilita l'esecuzione della sequenza motoria

In base a quanto detto sopra, per il terapista diventa solo una necessità convenzionale parlare di tetraparesi, emiparesi ecc., poiché la disabilità funzionale del bambino condiziona ogni parte del suo corpo. Per esempio, la colonna vertebrale non può rispondere con un buon balance senza un valido controllo del capo, mentre le spalle non costituiscono un punto di riferimento stabile per i movimenti selettivi dell'arto superiore se non c'è una coattivazione dei muscoli del tronco per stabilizzare la colonna. Un tronco valido, in quanto sede del centro di massa, permette di mantenere stabilmente la postura quando le parti distali si muovono, oppure asseconda il movimento globale permettendo lo spostamento del bacino sui tre piani.

Prova anche tu!
- stai seduto su un tavolo senza appoggiare i piedi a terra
- fletti il tronco in cifosi
- prova a ruotare il tronco per prendere un oggetto posto di lato
  - ? puoi ruotare facilmente?
  - ? puoi muovere il bacino con facilità?
  - ? puoi alzare il braccio con facilità?
  - ? hai il controllo visivo dello spazio attorno a te?
- prova ora a stare seduto con i piedi appoggiati a terra e con un buon raddrizzamento del tronco
  - ? cosa accade al bacino?
  - ? puoi ruotare meglio il tronco?
  - ? puoi alzare meglio il braccio?

Il benessere dei tessuti periferici

Molte volte la difficoltà d'interazione fra le varie parti del corpo è dovuta anche ad una causa "periferica", per esempio una contrattura muscolare, un'escursione articolare ridotta o uno stato del tessuto connettivo che provoca dolore. Questi problemi insorgono in un secondo tempo, rispetto al danno neurale primario, e si sovrappongono ad esso diventando talvolta il primo sintomo che il terapista deve affrontare durante il trattamento.

La maggior parte delle cause che portano alla sofferenza dei muscoli, delle articolazioni e del connettivo sono: (*I*) un coefficiente di stiffness troppo alto, (*II*) la conseguente riduzione della mobilità e quindi la perdita delle proprietà visco-elastiche del muscolo, (*III*) il ricorso ad atteggiamenti posturali di compenso svantaggiosi dal punto di vista meccanico e tali da creare rapporti articolari alterati, (*IV*) il disturbo – sia in difetto sia in eccesso – dell'entrata sensoriale attraverso la cute.

Le scuole che analizzano gli aspetti neurodinamici del sistema nervoso sottolineano quanto l'apparato neurale sia a stretto contatto con quello muscolo-scheletrico e come ogni alterazione di quest'ultimo vada ad influenzare il sistema nervoso sia periferico che vegetativo. Un intervento di mobilizzazione del sistema nervoso non solo va a beneficio del mantenimento delle caratteristiche intrinseche dei nervi (scorrimento, allungamento, tensione ecc.) ma, soprattutto agisce sullo stato d'innervazione della muscolatura, delle fasce, dei legamenti e dei vasi sanguigni, controllando l'insorgere di complicazioni secondarie quali stasi circolatorie, contratture ecc. (Rolf, 1998).

Per capire la drammaticità di un difficile rapporto fra le parti periferiche e l'ambiente, basti pensare alle condizioni in cui si vengono a trovare i piedi "in equino" dei bambini con paralisi cerebrale: le piante dei piedi, deputate alla ricezione delle informazioni tattili-propriocettive necessarie al controllo della postura eretta, hanno invece un contatto con il terreno ristretto ad aree ridotte e non differenziate, senza alcun adattamento muscolare e articolare rispetto agli spostamenti del baricentro. I piedi di questi bimbi, inoltre, sono spesso disturbati da problemi di tipo vegetativo, p.e. una forte sudorazione che ostacola l'attrito con il terreno.

Un alterato reclutamento tonico muscolare, come si riscontra in tutte le forme di paralisi cerebrale infantile, non solo riduce nel bambino l'espressione del movimento, ma porta anche alla perdita progressiva delle proprietà viscoelastiche del muscolo, alterandone la qualità contrattile. Anche il mantenimento costante di un disallineamento posturale influisce sullo stato del muscolo in quanto richiede a quest'ultimo un lavoro eccessivo per mantenere un assetto antigravitario molto svantaggioso dal punto di vista biomeccanico. È indispensabile quindi che il fisioterapista intervenga direttamente sui muscoli in tensione (con allungamenti o altre tecniche di cui è a conoscenza) per portarli ad uno stato di contrazione più normale e per modificare, subito dopo, l'allineamento dei vari distretti corporei fra loro.

I due interventi sul muscolo e sulla postura devono essere strettamente collegati, poiché l'allungamento di un muscolo ha significato se permette un rapporto diverso della struttura corporea con l'ambiente. Il cambiamento prodotto dal diverso assetto posturale dà nuove informazioni tattili e propriocettive al bambino, il quale, ampliando la sua esperienza sensoriale, potrà fare scelte motorie non possibili in precedenza.

D'altra parte, sarebbe inefficace cercare di modificare una situazione posturale scorretta, p.e. cercando di spostare il carico o di alzare il baricentro, se innanzitutto non si sono create in precedenza condizioni migliori alla periferia, cioè se non si sono modificate alcune delle tensioni muscolari che ostacolano il movimento.

La struttura dei recettori sensoriali di un'articolazione (di tipo I, II, III e IV) è molto simile a quella degli organi di Ruffini, di Pacini e dei tendini di Golgi, e suggerisce come l'informazione sensoriale proveniente dalle articolazioni contribuisca anch'essa al senso di posizione. Una coattivazione muscolare alterata porta, però, ad una riduzione della mobilità articolare e di conseguenza ad una discriminazione insufficiente dei segnali sensoriali che giungono all'articolazione, talvolta così alterati da essere interpretati come segnali di tipo nocicettivo.

Queste alterazioni della periferia mettono ancora in evidenza la necessità di una cura specifica dei tessuti, che potrebbe richiamare alla memoria l'intervento della "vecchia" mobilizzazione passiva da cui, però, si differenzia in quanto prevede di recuperare il vantaggio ottenuto dalla mobilizzazione proponendo subito dopo al bimbo un'attività funzionale.

Il tessuto connettivo è per eccellenza la "porta" aperta alle informazioni sensoriali, l'intermediario più diretto fra la persona e l'ambiente esterno. La pelle rappresenta per il bimbo il confine del proprio corpo, attraverso il quale avvengono importanti funzioni neurovegetative, essenziali per la sua vita (Montagu, 1981):

- adattamento ai cambiamenti ambientali (caldo, freddo ecc.);
- regolazione della temperatura corporea;
- protezione del corpo da aggressioni (sostanze, organismi esterni ecc.);
- scambio metabolico (grassi, acqua, sali ecc.).

La pelle è anche il primo mezzo di contatto relazionale e di scambi significativi di comunicazione: attraverso le mani della mamma il bimbo riceve stimoli tattili accurati ed attenti, la percezione di uno spazio definito e di un contenimento accogliente.

Si tratta di un sistema sensoriale spesso trascurato in riabilitazione, ma che riveste invece un ruolo importante, anche durante il sonno, nello scambio di informazioni con l'ambiente e nella modulazione delle risposte attraverso il processo di feedback. Ad esempio, un bambino che non utilizza, per problemi patologici, il canale sensoriale acustico o visivo, può "farsi un'idea del mondo" attraverso la funzione vicariante della pelle. In base alle informazioni della cute, il sistema nervoso regola le risposte per mantenere la giusta e necessaria stiffness muscolare; questo caso non si verifica nel bimbo floppy, in cui avviene una sorta di "blocco sensoriale", che, unito alla carenza di informazioni propriocettive, impedisce la necessaria risposta di feedback.

Una buona esperienza tattile è in grado di aiutare l'evoluzione del bambino sin dall'inizio della sua vita. Il contatto precoce con mani "buone", che lo sappiano contenere ed accudire, può influenzare i futuri rapporti interpersonali del bimbo. Viceversa, l'esperienza vissuta da alcuni bambini in rapporto ad adulti dalle mani distratte e superficiali condiziona, per lo più negativamente, il loro stato di benessere.

L'attenzione rivolta allo stato del connettivo è senza dubbio un compito del terapista, il quale è portato a predisporre la pelle del bambino ad una ricezione migliore degli stimoli esterni: p.e. tollerare di essere accarezzati, pettinati, spogliati ecc. Sarebbe bene che il terapista aiutasse la mamma ad interpretare i segnali, a volte difficilmente comprensibili, con cui il bambino risponde alle sollecitazioni esterne, p.e. quando la mano dell'adulto si avvicina per accarezzarlo e la sua risposta è un allontanamento dallo stimolo, oppure quando la mamma lo lava, egli piange disperato. Allo stesso modo, la mamma rimane disorientata di fronte al suo bambino floppy quando, nel prendergli la mano, non percepisce alcuna reazione. L'insieme di questi comportamenti, tali da ostacolare la nascita del legame affettivo e l'inizio della comunicazione tra il bambino e la sua mamma, spingono quest'ultima in uno stato di profonda frustrazione ed alla riduzione progressiva degli scambi relazionali.

In un contesto così difficile, il terapista può consigliare alla famiglia le modalità migliori per entrare in contatto con il bambino, ad esempio suggerendo posture diverse o sistemi più indicati per tenere in braccio il bimbo ed, infine, richiamando l'attenzione delle mani della mamma sulla qualità del "tocco" durante l'accudimento del bimbo.

È fondamentale che anche il terapista conosca bene le proprie mani e sappia valutarne il tocco e la capacità di "trasmissione": le mani infatti sono gli strumenti privilegiati per entrare in contatto con il bambino in uno "scambio infinito" (K. e B. Bobath, 1976) di dialogo corporeo.

E. Franklin (1996), danzatore e coreografo, scrive: "Le mani sono delle grandi insegnanti.
[...] Esse possono essere usate in molti modi:
1. per indicare la collocazione di un'immagine, per dimostrare una linea d'azione; [...]
2. per richiamare cinesteticamente l'allineamento corretto;
3. per rilasciare la tensione;
4. per instradare l'inizio corretto di un movimento;
5. per aiutare il corpo a stabilizzarsi in un momento difficile;
6. per influenzare il ritmo del respiro;
7. per aumentare l'attenzione sensoriale in un'area del corpo;
8. per aiutare ad immagazzinare un'immagine tattile-cinestetica nella mente;
9. per aiutare a trovare la corretta immagine cinestetica per un certo passo di danza."

Lo spazio dedicato al trattamento del bambino

L'ambiente in cui si svolge il trattamento riabilitativo dovrebbe avere delle caratteristiche che il bambino possa individuare facilmente e ritrovare nei successivi incontri: aree di riferimento da esplorare e da condividere con il terapista. Per esempio, al momento dell'accoglienza nella stanza, il fisioterapista avrà già preparato la zona di lavoro (una seggiolina particolare, il tavolino con alcuni giocattoli adeguati alle capacità del bimbo, il tappeto colorato ecc.) tutti gli oggetti che verranno riproposti nelle sedute terapeutiche succesive come segnale di definizione e di riconoscimento dello spazio in cui il bimbo condivide il piacere di sperimentare, di imparare nuove abilità, di comunicare e di vivere emozioni. Un ambiente un po' "speciale" dove bimbo e terapista si muovono insieme per pensare, proporre e fare.

Il terapista dovrebbe, inoltre, organizzare nella stanza alcune aree per le attività di gioco strutturato che suscitino nel bimbo l'iniziativa ad organizzare movimenti finalizzati alla risoluzione di un compito (p.e. uno spazio dedicato al gioco dei travestimenti, un altro al gioco delle bambole, a quello della musica ecc.). In questo modo, con un pizzico di fantasia, si incoraggia e si sostiene il bambino ad apprendere dall'esperienza: imparare a fare previsioni, a scegliere un'attività, a muoversi nell'ambiente, ad esplorare visivamente, a manipolare ed a comunicare. Bambino e terapista interagiscono in un'atmosfera di gioia e di significati condivisi: camminare con l'ombrello, stare in piedi per dipingere, aprire la porta per chiamare il fratellino, andare a terra per raccogliere i pupazzi, travestirsi con gli abiti della mamma, ...e tante cose ancora!

Lo spazio dedicato alla riabilitazione dovrebbe dunque essere accogliente, riflettere la personalità del terapista ed anche la sua modalità di lavoro; entrando in una palestra o in un ambulatorio è piuttosto facile intuire, dopo una rapida occhiata, come si svolge il lavoro riabilitativo: è sufficiente, infatti, osservare la suddivisione degli spazi, il numero dei terapisti presenti, la disposizione ed il tipo di attrezzature, l'ordine o il disordine dei giocattoli.

Un importante compito del terapista è quello di suggerire, di volta in volta e in base al progetto riabilitativo, la disposizione delle persone presenti nella stanza, affidando ad ognuna un ruolo ben preciso per tutta la durata del trattamento. Per esempio: il fratellino vivace, può essere il compagno dei giochi con le regole, la mamma è l'adulto da cui essere presi in braccio ogni volta che si rende necessario un "rifornimento" affettivo o, ancora, il nonno è la persona che legge il libro delle favole mentre si sta seduti a tavolino.

È necessario, inoltre, che durante lo svolgimento del trattamento il terapista sappia cogliere ogni spunto derivante da situazioni non previste o l'attimo propositivo utile per introdurre novità, cambiamenti, strategie diverse da quelle programmate. Infatti, la ripetizione delle stesse sequenze di movimento, la rigidità dei programmi terapeutici, il non ascolto dei segnali dell'ambiente, possono trasformare il trattamento in noia, passività, opposizione da parte del bambino e in delusione, mancanza di idee, aggressività da parte del terapista.

La psicologa A. Schiaffino (1998) scrive: "Quella che con i fisioterapisti ho cominciato a chiamare *fisioterapia relazionale* non è solo qualcosa che ha a che fare con l'attenzione alle regole del setting e alla globalità del bambino, è qualcosa che mette in gioco la reciprocità delle percezioni e, richiedendo l'ascolto di sé, più profondamente mette in gioco l'unità mente-corpo sia del bambino sia del terapista".

Cap. 3
Guida alla valutazione del bambino

Le prime sedute di osservazione/trattamento sono dedicate alla conoscenza del bambino e della sua famiglia, all'osservazione delle modalità interattive del bimbo con l'ambiente, delle sue capacità di guardare, muoversi, ascoltare, mettersi in relazione con una persona sconosciuta e adottare modalità consolatorie.

Prendere in carico il bambino significa per il terapista chiedere alla famiglia il "permesso" di entrare in un contesto relazionale privilegiato, per accompagnare e sostenere il bimbo nel suo processo neuroevolutivo. Il fisioterapista non dovrebbe mai imporsi in maniera invasiva nei confronti della coppia mamma/bambino, ma dovrebbe conquistarsi, sul campo, un "mandato di fiducia" per iniziare un percorso riabilitativo caratterizzato dalla condivisione degli obiettivi da raggiungere (Fig. 3.1).

Il terapista che ha di fronte, per la prima volta, un bambino patologico, anche se molto piccolo, non può ignorare gli eventi da lui già vissuti. Le relazioni con l'ambiente e con le persone hanno già influito, spesso negativamente, sulla breve esperienza di vita del bimbo e della sua famiglia: per esempio, un lungo ricovero in terapia intensiva neonatale, la permanenza nell'incubatore, le indagini strumentali diagnostiche possono aver creato attorno al bambino un'atmosfera avversa, invasiva e non rispettosa dei suoi ritmi biologici e dei suoi bisogni di rifornimento affettivo. La famiglia stessa esce provata da una nascita problematica e manifesta frequentemente ansia per la salute del bambino e per il suo futuro con un senso generale di smarrimento.

Il terapista si impegna a pensare positivamente alle potenzialità del bambino, cercando di comprendere e di valorizzare l'unicità della persona: la sua sensibilità, il suo stile percettivo, il comportamento adattivo e le difficoltà motorie. Alcuni enunciati, che definiscono il lavoro riabilitativo secondo il concetto Bobath, mettono bene in luce questo tipo di impostazione: *"Approccio olistico alla risoluzione di un problema, attraverso la valutazione e il trattamento [...]. Il trattamento è un processo interattivo tra bambino e terapista..."*.

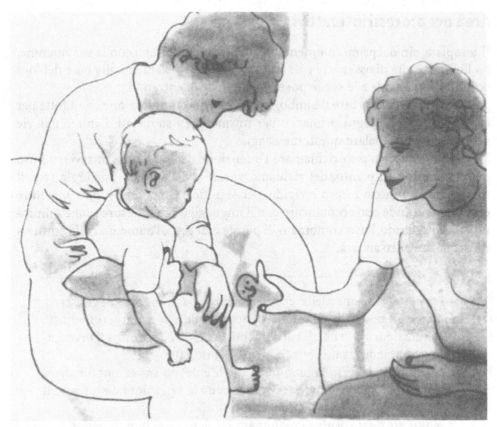

Fig. 3.1. L'incontro con la coppia mamma-bambino

Il terapista inizia a mettere a fuoco alcuni elementi del bimbo: inizialmente lo osserva nel suo insieme e, successivamente, andrà alla ricerca del particolare (vedi: osservazione motoscopica di Milani Comparetti, 1971), mettendo in relazione situazioni e comportamenti, e ponendosi alcune domande:

- che tipo di rapporti il bambino stabilisce con gli altri? Ha dei riferimenti privilegiati?
- quali "contatti" gradisce e richiede? Quali non tollera e ne è infastidito?
- quali strategie di comunicazione ha imparato ad utilizzare?
- che stile percettivo adotta per conoscere l'ambiente?
- quali funzioni ha già appreso e sa utilizzare al momento giusto?
- che possibilità di autonomia ha già acquisito?

B. Bobath ha insegnato che il trattamento riabilitativo è come la risoluzione di un problema: il terapista deve porsi tutti i "perché" che sorgono dall'osservazione attenta del bambino, investendo tutta la capacità e la creatività della propria mente nella ricerca della soluzione possibile.

Le domande formulate dal terapista possono indirizzarsi verso due aree di ricerca: *area dei processi interattivi; area della motricità spontanea e delle funzioni.*

Area dei processi interattivi

Il terapista, sin dal primo momento in cui incontra il bimbo con la sua mamma, ha l'opportunità di osservare e di mettere a fuoco gli elementi alla base del loro scambio relazionale e le scelte posturo/cinetiche di entrambi.

Guarda che cosa sa fare il bimbo, le strategie di comunicazione che adotta per esprimere i suoi bisogni primari o per trasmettere i suoi stati d'animo e le vie utilizzate per incanalare questi messaggi.

Il bimbo piccolo può richiamare l'attenzione della mamma attraverso l'uso dello sguardo, del pianto, del richiamo vocale e della scelta posturale (p.e. il bimbo sta in braccio esteso e rigido, per significare "no, non voglio"), mentre quello più grande può comunicare con il linguaggio orale, l'espressione mimica unita allo sguardo, l'uso combinato di parole e di gesti, l'aumento della stiffness muscolare, e altro ancora.

Per l'osservazione della coppia mamma/bambino, si suggerisce la modalità proposta da Crittenden (1981) al fine di evitare al terapista interpretazioni superficiali sulla qualità delle cure materne ed eventuali proiezioni indirizzate verso la figura genitoriale:

- *espressione dei visi:* la mamma è sorridente? ha variazioni d'espressione? il bimbo risponde al sorriso? evita lo sguardo? ha espressioni serie e concentrate sull'attività proposta?
- *manifestazioni vocali:* la mamma si rivolge al suo bimbo parlando o canticchiando, con dolcezza e continuità? la proposta è adeguata all'età, allo stato e all'umore del bambino? il bambino risponde con vocalizzi? è attento?
- *posizione e contatto corporeo:* com'è tenuto in braccio il bimbo? ha il viso rivolto verso l'interlocutore o è tenuto come un bimbo molto piccolo in un abbraccio avvolgente? esiste un reciproco adattamento corporeo o il bimbo è molto rigido? la mamma riesce ugualmente a contenerlo?
- *espressioni affettive:* la mamma esprime piacere nel tenere in braccio il bimbo? lo tocca, gli parla sottovoce? il bimbo partecipa a questa gioia prolungando il contatto visivo, tattile o vocale?
- *ritmo dei turni di ruolo:* la mamma dà il tempo al suo bimbo di organizzare una risposta prima di stimolarlo di nuovo? lo incoraggia alternando con armonia i turni? il bimbo accetta le proposte dell'adulto ed è capace di iniziare il turno?
- *scelta dell'attività:* quale attività o gioco propone la mamma al suo bimbo? è adatto all'età? è piacevole per il bimbo? il bambino risponde accettando il gioco? dimostra interesse?

È importante che il terapista si ponga sempre, nei confronti del bambino, come con "un interlocutore che, per quanto compromesso, è persona capace comunque di tessere, con i propri segnali anche minimi, un processo interattivo" (Palazzolo Selvini, 1987). Il fisioterapista, nel momento della valutazione e durante i trattamenti successivi, deve essere consapevole dell'interazione con la mamma ed il bambino, attento a cogliere ogni spunto comunicativo, pronto a facilitare non solo la conquista di funzioni ma anche l'accesso alla comunicazione e al dialogo espressivo. "Il suo agire non è solo un agire tecnico, ma anche, e simultaneamente, un agire relazionale" (Palazzolo Selvini, 1987).

Inoltre, le modalità di relazione utilizzate dal terapista ed il rispetto che questi rivolge al bimbo possono diventare un suggerimento anche per la famiglia che, disorientata dai numerosi problemi, perde la spontaneità del rapporto, pensando spesso che il figlio sia incapace di comunicare.

Il colloquio con il bambino e la sua famiglia diventa un momento di scambio, di conoscenze, d'informazioni e di emozioni molto significativo. Non sempre, però, è facile impostare il dialogo, stabilire la comunicazione, saper ascoltare e fare in modo che l'informazione circoli nei due sensi.

Il terapista fa un'analisi dei mezzi di comunicazione verbale e non verbale che il bimbo utilizza, ne scopre l'intreccio, l'evoluzione e li colloca in relazione alla cultura di provenienza della famiglia. È inoltre attento a riconoscere tutte le informazioni con valore di messaggio che il bambino trasmette, e cerca di coglierne il legame con l'ambiente.

Comunicazione non verbale

La comunicazione non verbale è intesa come importante strumento di espressione di emozioni, di atteggiamenti, di conflitti.
Questo tipo di comunicazione ha funzione di:
1. controllo immediato sull'ambiente sociale (p.e. il terapista capisce immediatamente se il bimbo è annoiato o in disaccordo con lui, osservandone il viso, la posizione del corpo, i sospiri ecc.; allo stesso modo, anche il bimbo capisce dalle espressioni facciali e dallo sguardo "cosa passa per la testa del terapista"!);
2. sostegno della comunicazione orale, come ulteriore appoggio alla parola (p.e. il terapista che annuisce con il movimento della testa alle proposte del bimbo, comunica non verbalmente la sua approvazione);
3. sostituzione della comunicazione orale, che permette un modello alternativo alla "parola parlata".
I segnali utilizzati:
- *lo sguardo*: svolge un ruolo importante nel comunicare atteggiamenti interpersonali e nell'instaurarsi di relazioni, è strettamente collegato alla comunicazione orale e gestuale, viene utilizzato per avere informazioni di ritorno sulle reazioni dell'altra persona o come segnale per salutare, per entrare in

contatto o, ancora, per dimostrare che si è capito quello che l'altro ha espresso. Il terapista osserva l'uso che il bambino fa di questo segnale: lo scambio di sguardi come condotta relazionale del dialogo "viso a viso", il richiamo, la fuga, la cattura visiva, la coorientazione, la sintonia ecc. Il bimbo patologico spesso non guarda o ha importanti disturbi visivi, trasmettendo un'impressione di rifiuto o di indifferenza verso gli altri.

È di fondamentale importanza che il terapista approfondisca l'analisi della funzione visiva (Sabbadini et al., 1986), completata dai dati clinici forniti dalla visita specialistica dell'oculista.

Valutazione della funzione visiva:

1. Fissazione
2. Inseguimento
3. Convergenza
4. Arrampicamento
5. Movimenti saccadici
6. Campo visivo
7. Visione periferica - Attenzione visiva

Parametri:

1. Distanza
2. Piano orizzontale
3. Piano verticale

- *le espressioni mimiche-facciali:* fare un sorriso, una "faccia brutta", mostrare paura o un leggero spavento, esprimere un'emozione, sono tutte manifestazioni che si possono cogliere nelle espressioni del volto del bimbo e che sono in grado di catturare immediatamente l'attenzione dell'adulto. Nella normalità si osserva un gioco complesso di espressioni altamente differenziate, rese possibili dall'attività dei muscoli mimici del viso, mentre in patologia, spesso, si riscontra amimia o espressioni facciali poco modulate, che la famiglia difficilmente riesce ad interpretare come segnale.
- *i gesti:* il movimento delle mani è altamente espressivo, ma il bimbo patologico spesso non ha movimenti selettivi delle dita e libertà articolari. I gesti sono collegati a stati emotivi e possono avere un particolare significato in relazione alla comunicazione orale; questi segnali hanno un significato preciso (p.e. fare "ciao", chiamare qualcuno con un cenno ecc.) o possono illustrare le parole (p.e. raccontare la favola di "Pinocchio" e descriverne con un gesto il naso!), possono anche esprimere uno stato d'animo (p.e. mostrare il pugno come segno d'ira, toccarsi la guancia con un dito per significare "che buono!").

- *la postura:* può variare anche in base allo stato emotivo del bimbo ed il terapista deve saper leggere la modulazione tonica, come espressione sia affettiva che motoria. Spesso, nel bimbo patologico, l'obbligatorietà di un'unica postura rende difficile la lettura dell'intenzione comunicativa: per esempio, il bimbo in carrozzina che si estende con un eccessivo reclutamento tonico può comunicare tanto gioia quanto dolore, manifestare un assenso oppure un diniego, creando nell'interlocutore grande confusione nella decodifica del messaggio.
- *lo spazio corporeo:* il modo in cui una persona occupa lo spazio o interviene nello spazio dell'altro ha un significato. Per esempio, se tra il bimbo e il terapista non c'è simpatia o non si è creata una sintonia relazionale, i due "manterranno le distanze"! L'orientazione dei corpi nello spazio indica i rapporti della coppia interagente: collaborazione, confidenza, gerarchia ecc. Il terapista che inizia la seduta terapeutica posizionando sempre il bambino supino, dovrebbe chiedersi il perché di questa scelta!

Comunicazione verbale

Il linguaggio è un mezzo di comunicazione che assolve a due importanti funzioni:
1. comunicazione reciproca, se chi parla e chi ascolta danno alle parole lo stesso significato;
2. facilitazione del pensiero e del comportamento.

Le parole hanno un significato, servono per indicare diversi tipi di oggetti, per comunicare un insieme di sentimenti e di idee ad essi correlate. In patologia le parole spesso sono schermi vuoti o vengono usate in maniera eccessiva per sfuggire al compito richiesto o perché il linguaggio orale è l'unico canale di trasmissione che il bimbo organizza e controlla in modo soddisfacente. Anche il terapista, a volte, utilizza in eccesso le parole per riempire il silenzio o per dare comandi, dominando lo spazio della comunicazione.

L'approfondimento di quest'ultima area di lavoro porta il terapista a stretto contatto con altri riabilitatori, che si occupano di favorire la comunicazione. L'obiettivo comune del progetto di lavoro è quello di evitare che, nel bambino patologico, la disabilità comunicativa comporti una riduzione delle possibilità di partecipazione sociale, condizionando sfavorevolmente lo sviluppo cognitivo e della personalità (Fronticelli e Sarti, 1997).

La Comunicazione Aumentativa e Alternativa, come specifico settore di studio e di intervento, nasce in Nord America nel 1983 con la costituzione dell'International Society of Augmentative and Alternative Communication (ISAAC). Per Comunicazione Aumentativa e Alternativa (CAA) si definisce l'insieme di conoscenze, tecniche, strategie e tecnologie che è possibile attivare per facilitare la comunicazione con persone che presentano una carenza o un'assenza, temporanea o permanente, nella comunicazione verbale.

Area della motricità spontanea e delle funzioni

Nel neonato

In questi ultimi venti anni molti sono stati gli autori che hanno osservato e descritto la ricchezza e la variabilità del comportamento del neonato (Als, 1982; Amiel-Tison e Grenier, 1986; Brazelton, 1973; Brazelton e Nugent, 1997; Prechtl, 1990). In particolare, Brazelton e Prechtl hanno contribuito, in modo significativo, alla valutazione personalizzata del neonato: il primo attraverso l'impiego della scala di valutazione del comportamento del neonato (Neonatal Behavioral Assessment Scale = NBAS), l'altro attraverso la precoce e non invasiva osservazione della motricità spontanea del neonato e del lattante.

Brazelton (1997) parte dal concetto che il neonato sia competente e dotato di un complesso repertorio comportamentale; l'autore ha quindi concepito la NBAS come un esame interattivo in cui l'adulto esaminatore, interagendo con il neonato, ne facilita le prestazioni e le capacità d'organizzazione. L'utilizzo di questa scala ha ampliato le conoscenze delle caratteristiche comportamentali del neonato, ne ha messo a fuoco le competenze sociali, le relazioni con l'ambiente e con le persone di riferimento; inoltre ha promosso la comprensione, da parte dei genitori, del comportamento del figlio rendendo più facile la relazione e promuovendone la salute.

Tale valutazione è effettuata più volte durante i primi dieci giorni di vita del neonato, mettendo a fuoco l'integrazione gerarchica tra i diversi sistemi e valutandone i cambiamenti:

- sistema nervoso autonomo: valutazione della presenza o assenza di tremori, sussulti, cambiamenti del colorito cutaneo;
- sistema motorio: valutazione del tono del neonato, del grado di attività motoria, dell'integrazione di comportamenti motori, dei riflessi;
- sistema degli stati comportamentali: valutazione della labilità degli stati, l'eccitazione, l'irritabilità, la consolabilità e l'autoconsolabilità;
- sistema di attenzione-integrazione: valutazione dello stato di all'erta, delle risposte a stimoli animati e inanimati, visivi e uditivi.

Prechtel (1990) propone la valutazione del neonato basata sull'osservazione della motricità spontanea endogena ed in particolare sulla qualità e quantità dei "general movements" (GMs) considerati importanti elementi per il controllo dell'integrità del sistema nervoso del feto e del neonato. Questo approccio ha il vantaggio di indagare sin dalla nascita le funzioni neurali del neonato, senza l'interferenza o la manipolazione diretta dell'esaminatore, utilizzando videoregistrazioni periodiche che permettono l'elaborazione di una traiettoria evolutiva della motricità spontanea (osservazione longitudinale). L'osservazione della normale o anormale qualità dei GMs avviene attraverso la percezione visiva gestaltica dell'esaminatore, che coglie l'insieme del movimento.

L'esaminatore osserva la presenza dei movimenti spontanei del neonato e ne apprezza:

- il percorso ontogenetico: dall'osservazione di movimenti con caratteristiche di tipo contorsivo (writhing movements) al passaggio verso movimenti di tipo circolare, continui (fidgety movements);
- la complessità: i GMs possono cambiare la direzione, avere componenti rotatorie, essere sovrapposti;
- la variabilità: la sequenza è sempre diversa all'interno di un GM, ma anche tra GMs diversi;
- la fluidità, l'eleganza e l'armonia: il movimento è continuo, non spezzettato, ma armonioso.

Se l'esaminatore evidenzia elementi di anormalità nei GMs, deve presupporre una situazione di patologia, generalmente di paralisi cerebrale infantile. Gli elementi di anormalità possono essere:

- ipocinesia: riduzione della durata e dell'ampiezza dei GMs;
- "poor repertoire": riduzione di libertà, monotonia e povertà del movimento.
- movimenti "cramped synchronized": presenza di rigidità, simultanea contrazione e decontrazione dei muscoli degli arti e del tronco, prevalenza dell'aspetto crampiforme o di quello sincrono del movimento;
- assenza o anormalità dei fidgety movements: l'anormalità si manifesta per l'ampiezza, la velocità e la qualità del movimento.

Nel bambino più grande

Il terapista deve valutare un bambino per il quale, con molta probabilità, è già stata definita la diagnosi; osserva le modalità relazionali, i canali di comunicazione, le strategie cognitive utilizzate dal bimbo, il comportamento posturocinetico, le capacità prassiche-manipolatorie e la qualità del gioco in relazione all'ambiente. La valutazione inizia osservando una situazione funzionale (p.e. il bimbo mangia un biscotto, si toglie il maglione, si lava le mani ecc.), oppure un momento di gioco libero (p.e. il bambino vede una bambola nella stanza, la osserva, la prende, la mette a nanna ecc.); il terapista annota la qualità, la ricchezza e le possibilità combinatorie del repertorio di movimenti che il bambino utilizza e i processi mentali che sottendono l'azione.

È necessario, dunque, che egli abbia la conoscenza del bimbo sia attraverso l'osservazione diretta sia tramite la raccolta di informazioni indirette (p.e. famiglia e insegnanti) per valutare il suo comportamento in diverse situazioni ambientali. Ovviamente nell'ambito della valutazione, il fisioterapista, dovrà tenere presente non tanto l'età reale del bimbo quanto il repertorio di abilità funzionali già apprese, in atto o mancanti.

Esistono alcune aree privilegiate di osservazione, utili per una più approfondita conoscenza del bambino e per la formulazione del progetto di trattamento.

☞ *Abbigliamento*

Si osservano quali e quante componenti di funzione sono già acquisite dal bimbo e come vengono combinate nell'attuazione prassica-motoria (p.e. il bambino è capace di sfilarsi una o tutte e due le maniche del maglione? ha bisogno di aiuto per farlo passare dalla testa? È in grado di togliersi le scarpe? ecc.) Bisogna ricordare che, normalmente, questa è una funzione che viene acquisita verso i quattro-cinque anni, quando il bimbo è capace di vestirsi e di spogliarsi da solo di tutti i suoi capi di abbigliamento (con qualche problema per le stringhe delle scarpe e i bottoni delle camicie!). Tale abilità funzionale è strettamente legata all'impostazione educativa della famiglia che, facendo riferimento a propri modelli educativi, decide quando un bimbo è sufficientemente grande per vestirsi da solo! Il terapista suggerisce, con gradualità, le differenti sequenze prassiche per indossare o per togliersi ogni singolo capo di abbigliamento, in rapporto alla postura scelta (p.e. il bimbo può togliersi o mettersi i pantaloni sia da seduto sia in piedi o da supino, può sfilarsi le scarpe sia da seduto che in stazione eretta ecc.).

ꕤ *Igiene*

• *cura di sé:* il bimbo impara ad avere cura della propria persona e apprende le regole del vivere sociale rinforzato anche dalla frequenza in strutture educative (nido, scuola, comunità di gioco ecc.). L'acquisizione di compiti complessi quali lavarsi il viso, i denti, fare il bidet, fare la doccia ecc. richiede tempi lunghi e prevede un graduale utilizzo di abilità intermedie (p.e. il bimbo inizialmente impara a lavarsi le mani con una modalità molto semplice che non comporta movimenti di rotazione degli arti superiori; soltanto in un secondo tempo, attorno ai quattro anni, si lava il viso e i denti, riuscendo a controllare meglio i movimenti selettivi di prono-supinazione dell'avambraccio ecc.).

• *controllo sfinterico:* questa è un'area molto delicata da affrontare; il terapista deve infatti conoscere e rispettare i modelli educativi di riferimento della famiglia. Per alcune mamme, il controllo sfinterico deve essere una conquista precoce (mettono il bimbo sul vasino quando non ha ancora un anno), mentre per altre è un controllo più tardivo; per tutte, però, l'ingresso del bimbo alla scuola materna segna il confine per l'acquisizione di tale abilità, anche se inizialmente è tollerato qualche piccolo errore! Normalmente, attorno ai quattro anni, il bimbo è in grado di andare autonomamente al bagno; con il bimbo patologico, si valuta non soltanto l'acquisizione del controllo sullo stimolo, ma anche l'assetto posturale più corretto da indicare alla famiglia per lo svolgimento della funzione stessa (p.e. scelta di vasini con base d'appoggio ampia o con schienale, utilizzo di ausilii che modifichino l'ambiente rendendolo più accessibile, riduttori di WC ecc.).

☕ *Alimentazione*

È utile che il terapista osservi le modalità scelte dalla mamma per alimentare il suo bimbo piccolo, chiedendole di portare qualche volta, durante il trattamento, il cibo abituale. Egli potrà così valutare la situazione posturale del bambino, il suo comportamento oro-buccale, la coordinazione occhio-mano-bocca, i giochi e i riti proposti dalla mamma e condivisi dal bimbo ecc. Con un bimbo più grande, la scuola rappresenta un buon osservatorio durante l'ora della refezione; il terapista valuta la correttezza della postura mantenuta dal bimbo, il tipo di seggiola, le misure del tavolo, la tenuta del cucchiaio, il controllo motorio del gesto, l'attività bimanuale differenziata, la durata del pasto ecc. È importante anche osservare la qualità del cibo in relazione al gusto, all'olfatto e alla sua presentazione, in quanto frequentemente ai bambini, soprattutto a quelli con grave disabilità, vengono preparati piatti unici mescolando ingredienti dai sapori, dagli odori e dai colori indefinibili! Anche la consistenza del cibo è un elemento da valutare: cibi troppo liquidi possono creare difficoltà al bimbo che inizia ad alimentarsi da solo, mentre quelli troppo solidi non facilitano la deglutizione. Durante il trattamento riabilitativo, il terapista promuove l'acquisizione della funzione alimentare scomponendo e ricomponendo insieme al bimbo, attraverso il gioco, gli elementi prassici propri della funzione (p.e. il bimbo impara a tenere in mano il cucchiaio dando da mangiare alle bambole, facendo finta di mangiare lui stesso ecc.).

Normalmente, il bambino è autonomo nell'alimentazione attorno ai tre anni, eccetto per l'abilità di tagliare la carne impugnando forchetta e coltello, che richiede un alto grado di controllo dei movimenti selettivi degli arti superiori.

🚶 *Mobilità nell'ambiente*

Il bambino, nella sua crescita neuroevolutiva, acquisisce gradualmente le abilità necessarie per muoversi in autonomia. Attraverso il movimento riceve informazioni sensoriali che lo portano alla comprensione delle caratteristiche dell'ambiente, alla conoscenza del proprio schema corporeo e dei rapporti spazio-temporali tra sé e il mondo esterno, favorendo in tal modo l'indipendenza dall'adulto. Nell'arco di un anno il bimbo affronta una vera e propria "maratona": alla nascita si trova sdraiato senza alcuna risposta antigravitaria e velocemente impara a muoversi strisciando, rotolando, spostandosi carponi e, finalmente, camminando in piedi. In seguito sarà anche in grado di salire e scendere le scale, saltare e correre.

Il terapista osserva le modalità di spostamento del bambino patologico: il rapporto con l'ambiente attraverso le informazioni sensoriali, l'utilizzo di strategie motorie e cognitive per raggiungere lo scopo, la conquista dell'autonomia emotiva/affettiva nei confronti dell'adulto. La mobilità funzionale può dirsi conquistata anche attraverso l'utilizzo di un ausilio: alcune volte è l'unico mezzo per ottenere uno spostamento, altre volte è una delle risorse possibili a cui il bimbo può ricorrere per risolvere un problema ambientale specifico (p.e. andare allo stadio spostandosi in carrozzina).

Il terapista prende in considerazione:

a) il livello di organizzazione antigravitaria (balance), cioè quali sono i passaggi posturali che il bimbo è in grado di effettuare (da solo o con aiuto), che tipo di spostamento ha organizzato per muoversi, come cambia l'attività tonica muscolare nelle diverse posture antigravitarie e in situazioni di maggiore o minore azione;

b) le capacità adattive all'ambiente, cioè come il bimbo modifica la propria motricità di fronte a più variabili ambientali, per esempio in uno spazio ampio, rumoroso, affollato, su un terreno accidentato o in una situazione atmosferica particolare (pioggia, vento ecc.). Inoltre, il terapista osserva come il bimbo sia in grado di rallentare o di fermare la marcia, di cambiare la direzione, superare gli ostacoli ecc.

Traccia per la valutazione del bambino con paralisi cerebrale infantile

Scelta della funzione condivisa. Il terapista formula al bimbo una richiesta legata ad una sua concreta situazione di vita, oppure la mamma o l'ambiente stesso possono richiamare una funzione. Per esempio: "Ti puoi togliere il maglione?."

Il terapista osserva:

- *"che cosa fa"* il bimbo

> *Esempio:*
> - *capacità cognitivo-relazionale:* il bambino ha compreso il linguaggio orale? ha bisogno di enfasi gestuale, mimica-espressiva? ha associato la parola "maglione" al capo di abbigliamento che indossa? anticipa il gesto con lo sguardo? richiede aiuto? ecc.
> - *capacità adattive:* il bimbo trova una/più soluzioni per risolvere il compito? riesce a semplificarlo? sceglie una situazione posturale vantaggiosa? è in grado di modificare la strategia in presenza di variabili ambientali? ecc.

- *"come fa"* il bambino a svolgere il compito, considerando la tipologia dell'ambiente, l'interazione tra bambino/ambiente ed il repertorio di movimenti utilizzati

> *Esempio:*
> - *scelta posturale:* il bimbo si è messo seduto da solo? che caratteristiche ha la base d'appoggio? il bimbo è in piedi? quali caratteristiche presenta il terreno? ecc.
> - *relazione fra i distretti corporei fra loro e con la base d'appoggio:* il bambino appoggia i piedi per terra? le parti del corpo sono allineate fra loro? ci sono risposte di balance? ha movimenti selettivi del bacino? ha rotazione fra i cingoli? ecc.
> - *utilizzo dei canali sensoriali:* il bimbo mantiene il controllo della postura senza il controllo visivo (quando il maglione passa dalla testa)? ha paura di cadere? ecc.
> - *utilizzo degli arti superiori:* il bimbo ha un sufficiente controllo a livello prossimale? come si avvicina agli oggetti? è presente la coordinazione occhio-mano? è presente l'esplorazione bimanuale? ha movimenti selettivi distali? quali? ha un'organizzazione prassica adeguata all'età? ecc.

Il terapista, conoscendo le caratteristiche della patologia, si domanda:
- *"perché"* il bimbo ha fatto alcune scelte e ne ha escluso altre

Esempio: il bimbo si è tolto il maglione rimanendo seduto, con scarso utilizzo delle risposte di balance (non ha raddrizzamento del tronco, sposta il baricentro indietro e non mantiene il carico sui piedi).
Possibili "perché":
a) disturbi visivi e/o vestibolari?
b) inadeguato reclutamento tonico?
c) scarsi movimenti selettivi del bacino?
d) disturbi propriocettivi (p.e. alla pianta dei piedi)?
e) contratture/retrazioni/alterazioni di strutture periferiche?
f) presenza di movimenti involontari?
g) ....

Arriva il momento della sintesi: il terapista analizzando i dati dell'osservazione, svolta in una o più sedute, definisce il problema attorno al quale impostare subito il lavoro riabilitativo. Il problema è il *perché* evidenziato, cioè l'ostacolo che in quel momento condiziona e frena il bimbo nelle sue acquisizioni funzionali, vincolandolo a scelte stereotipate che rinforzano la patologia. Certamente il bambino avrà tanti problemi, su più fronti, ma il terapista deve riuscire a identificare il *perché* da affrontare "con urgenza", durante il trattamento, per dare al bimbo la possibilità di risolvere nuovi problemi funzionali. Senza dubbio la risoluzione del problema principale procurerà vantaggi anche in altre aree in cui il bimbo si trova in difficoltà.

Obiettivi del progetto riabilitativo

La definizione del problema porta il terapista a formulare gli obiettivi di lavoro, cioè cosa farà "domani" durante il trattamento del bambino. Naturalmente il progetto riabilitativo prevede la stretta collaborazione e la condivisione degli obiettivi da parte di: bambino, famiglia (o chi si prende cura di lui), fisioterapista (e altri professionisti di diverse discipline).

Ognuno svolge un ruolo ben preciso: il bimbo deve crescere cercando di superare le difficoltà legate alla sua patologia, la famiglia ha il compito di accudire, allevare, educare un bimbo con problemi, e il terapista è il "facilitatore" che modifica i rapporti bambino/ambiente e promuove nuovi adattamenti ed abilità. I protagonisti del sistema riabilitativo, ognuno mantenendo il proprio ruolo ma interagendo costantemente, tendono al raggiungimento di un obiettivo lontano nel tempo: acquisire il più alto livello possibile di autonomia della persona-bambino. Questa è la linea-guida del progetto, che va riempita di contenuti per evitare che resti solamente una dichiarazione d'intenti o una generica futura speranza.

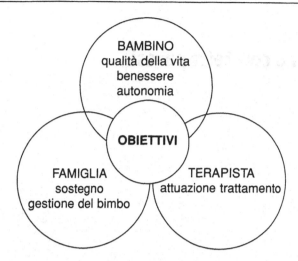

Gli obiettivi del trattamento riabilitativo devono avere una previsione temporale di realizzazione, e per questo si possono così distinguere:

- *obiettivi a breve termine*: in base al problema principale ipotizzato, il terapista attua subito un trattamento personalizzato, per ottenere un cambiamento nel comportamento adattivo del bambino;
- *obiettivi a lungo termine*: in base alla valutazione prognostica, gli operatori del progetto riabilitativo elaborano un "tracciato" personale del bimbo, prevedendo gli appuntamenti più importanti (accesso alle istituzioni scolastiche e ricreative, scelta di ausilii, necessità di chirurgia ortopedica ecc.).

Gli obiettivi di lavoro prefissati, per poter essere realizzati nel tempo, devono essere:

- *funzionali:* mirano a risolvere un'esigenza del bimbo, legata al contesto quotidiano; le abilità acquisite saranno utilizzate anche in altri tempi e in ambienti diversi, con un risultato molto significativo per il bambino;
- *realistici:* sono adeguati alle reali potenzialità del bimbo; non troppo facili perché, se un'abilità è già appresa, è inutile insistere sulla sua monotona ripetizione, ma neppure troppo difficili, per non creare nel vissuto del bimbo un senso d'incapacità e di frustrazione.
- *modificabili:* possono essere ricalibrati o variati dal terapista in base alla continua verifica dei risultati ottenuti ed alla costante rilettura della situazione funzionale del bimbo. Il fisioterapista che non osserva alcun tipo di miglioramento nelle risposte del bimbo deve essere pronto a rivedere sia l'impostazione del proprio trattamento sia la formulazione degli obiettivi, in quanto può non aver messo a fuoco correttamente il problema principale o può essere sopraggiunta una variabile nel percorso evolutivo del bambino.

Cap. 4
Il bambino con tetraparesi

Con il termine tetraparesi si indica per lo più una compromissione ai quattro arti, anche se non esiste mai un coinvolgimento limitato ad un'area circoscritta che non influenzi tutti gli altri distretti corporei. Se è vero che gli arti sono gli attori principali di ogni gesto, il movimento però avviene con la partecipazione di tutte le parti del corpo, che non possono rimanere indifferenti o neutrali fra loro. Per esempio i segmenti distali non sono in grado di agire utilizzando le variabili di movimento più adeguate al compito da svolgere, se vengono a mancare il supporto e la collaborazione delle parti prossimali, in particolare del distretto centrale composto dalla colonna vertebrale e dai due cingoli. Ugualmente una maggiore compromissione di un emilato limita le potenzialità dell'altro, anche se questo è meno colpito.

Caratteristiche generali

Movimento:
- difficoltà ad acquisire competenze antigravitarie (balance) → "povertà" del movimento;
- scarsa modulazione del movimento a seconda del compito → stereotipia del movimento;

Stiffness muscolare:
- alterazione grave, con ipertono presente in tutti i distretti corporei;
- alterazione moderata, con ipertono: a) in tutti i distretti corporei
                                          b) nei distretti distali.

Nelle forme miste (spastico-distoniche) sono presenti distonie.

Distribuzione:
- in tutte le parti del corpo, compromissione non omogenea.

A. Il bambino con alterazione grave della stiffness muscolare

Questo quadro si distingue dalle altre forme di paralisi cerebrale infantile non solo per la notevole povertà di movimento, ma soprattutto per l'incapacità di acquisire una competenza antigravitaria e di mantenere correttamente delle posture con un baricentro alto. La compromissione nervosa si manifesta con una stiffness eccessiva e costante, dovuta inizialmente al danno neurale e, in seguito, alla difficile interazione del bambino con l'ambiente. Il reclutamento tonico alterato, come pure gli altri problemi associati che spesso caratterizzano il quadro patologico, non permettono al bimbo di valutare criticamente le informazioni provenienti dal contesto attorno a lui e di compiere un'operazione di adattamento e di modulazione delle sue risposte in base alle richieste esterne. Il bimbo è costretto a "subire" gli stimoli sensoriali esterni, in quanto è in grado di interagire con l'ambiente soltanto con un repertorio limitato di movimenti; impara ad ascoltare e a rispondere costantemente a delle tipologie ridotte di informazione, rinforzando un circuito sempre più chiuso e stereotipato. Enfatizza a poco a poco canali d'ascolto di tipo tattile e propriocettivo circoscritti in aree fisse del corpo, le quali porteranno entro breve tempo delle informazioni poco significative dal punto di vista qualitativo. Ben presto, il bambino inizia a sovrautilizzare il canale uditivo, mentre si avvale poco di quello visivo (non solo a causa di problemi primari, ma anche per il fatto che il capo spesso è tenuto fermo per stabilizzare la postura) e di quello tattile (perché le mani non sono strumenti di esplorazione). La stereotipia dei canali informativi, la conseguente povertà di risposte, compresa la mancanza di movimenti ritmici (p.e. lo sgambettio nel bambino piccolo) conducono ad un repertorio personale composto da strategie motorie con componenti di variabilità molto scarse.

Sarebbe d'altra parte un errore "bombardare" terapeuticamente questo bambino, così povero di risorse, con stimoli troppo numerosi, in quanto egli non potrebbe percepirli e selezionarli correttamente.

Queste difficoltà d'interazione con l'ambiente sono comuni non solo nel bambino con tetraparesi grave, ma in qualsiasi quadro con caratteristiche di povertà di movimento, ad esempio nel bimbo floppy, molto ipotonico, come si vedrà più avanti.

Caratteristiche del quadro motorio

L'eziopatogenesi si riferisce al periodo prenatale, più frequentemente per un'alterazione della sostanza bianca a livello periventricolare e sottocorticale e conduce ad una situazione caratterizzata non solo da un'importante compromissione delle competenze motorie, ma anche dalla presenza di altri problemi associati, quali microcefalia, comizialità, problemi visivi e cognitivi.

La diagnosi può essere fatta precocemente, poiché la presenza costante di un repertorio motorio molto povero e stereotipato, con un'attività tonica di fondo molto alta, dà immediatamente la percezione "gestaltica" di un comportamento inadeguato. Prechtel (Prechtel et al., 1993) parla della presenza, in questi bambini, di movimenti poco eleganti, con caratteristiche di asperità che l'occhio dell'esaminatore capta quasi istintivamente.

La prognosi per l'autonomia non è favorevole perché, pur programmando tempestivamente un intervento riabilitativo, la compromissione è comunque destinata ad aumentare con il passare del tempo. Nonostante ciò, sarà necessario continuare a trattare questi bambini per molti anni, al fine di ritardare l'instaurarsi di contratture muscolari e di deformità a livello articolare. Infatti, il coefficiente di stiffness muscolare è eccessivo in tutti i distretti corporei, in particolare a livello prossimale, ed aumenta quando il bambino viene manipolato o è emotivamente disturbato (Fig. 4.1). Ogni tentativo di movimento del bimbo è ostacolato non solo dalla stiffness, ma anche dalla presenza di reazioni stereotipate: le risposte tonico-labirintica e tonico-simmetrica (legate ai movimenti del capo), la reazione di startle (che ostacolerà in futuro l'organizzazione antigravi-

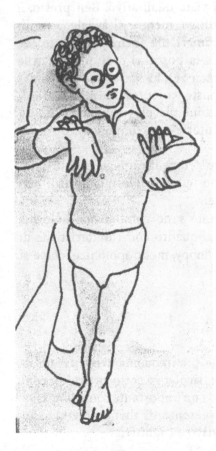

Fig. 4.1. Bambino con un alto coefficiente di stiffness muscolare

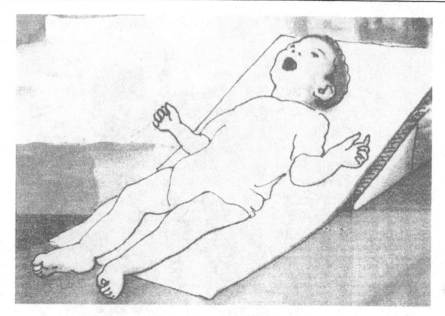

Fig. 4.2. Bambino con sinergia estensoria

taria), la risposta tonico-asimmetrica del collo (che favorisce nei bambini con distonie l'instaurarsi di disallineamenti posturali e di future deformità, come p.e. la sublussazione dell'anca).

I bambini con grave tetraparesi presentano un assetto posturale molto semplificato, cioè all'interno di sinergie massive, con poche variabili:

- atteggiamento dominante in *sinergia estensoria* (Fig. 4.2):
    capo esteso e bocca aperta;
    cingolo scapolare in estensione, mani ad artiglio;
    tronco esteso, in inspirazione forzata, talvolta in opistotono;
    arti inferiori estesi e piedi supinati e vari oppure pronati e valghi.

Il tentativo del bimbo di rispondere alla gravità avviene in modo esagerato, talvolta con un'estensione del capo e di tutti gli arti così forte da essere presente anche nella postura prona (reazione propulsiva). L'espressione motoria è spesso condizionata da risposte riflesse (RTAC ecc.).

- atteggiamento dominante in *sinergia flessoria* (Fig. 4.3):
    spalle anteroposte, gomiti flessi, mani semiaperte;
    capo reclinato e bocca aperta, se supino;
    capo e tronco flessi in avanti, se seduto;
    arti inferiori flessi, spesso "a colpo di vento".

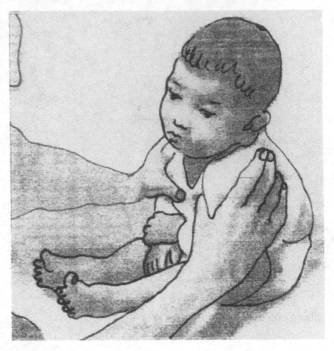

Fig. 4.3. Bambino con sinergia flessoria

Questo bambino si presenta molto fermo, come racchiuso in un bozzolo, con scarsissimi tentativi di uscire da questo atteggiamento e di interagire con l'ambiente. La sua iniziativa di movimento è molto povera.

Appunti

Nella storia della riabilitazione, le varie scuole di pensiero hanno classificato in maniera diversa questa forma di paralisi cerebrale infantile; alcune di esse hanno messo a fuoco la situazione tonica, altre l'organizzazione delle competenze antigravitarie, altre ancora la distribuzione della patologia o la caratteristica del movimento.

Esempi:

Bobath (1975) e Hagberg (1989): tetraplegia spastica grave;

Ferrari (1997): aposturale (b. in flessione)/tetra con antigravità orizzontale (b. in estensione);

Michaelis (1988): sindrome spastica grave → tetraparesi ai quattro arti;

Milani Comparetti (1971): povertà del movimento – forma 2 (AGQ).

Che fare?

Nei quadri di **tetraparesi grave** gli obiettivi principali del lavoro riabilitativo non prevedono l'acquisizione di competenze antigravitarie, bensì mirano al raggiungimento del benessere fisico e psicologico del bambino e delle persone che lo accudiscono. L'obiettivo primario è senza dubbio quello di migliorare il più possibile la qualità di vita del bambino.

Prima di tutto sarà necessario risolvere insieme alla mamma i problemi pratici legati all'accudimento quotidiano del bimbo, p.e. come alimentarlo, vestirlo, tenerlo in braccio o seduto correttamente quando è piccolo, oppure come trasportarlo o lavarlo, quando sarà più grande. Gli obiettivi di lavoro saranno realizzabili solo attraverso un trattamento legato alla risoluzione di problemi funzionali pratici, piuttosto che alla conquista di abilità motorie.

Obiettivi di lavoro per il bambino (autonomia/qualità della vita):
• raggiungimento di un migliore controllo autonomico (alternanza dei ritmi sonno-veglia, stato di quiete-attività, temperatura corporea ecc.)
• migliore funzione respiratoria;
• controllo delle funzioni orali (deglutizione, masticazione, chiusura delle labbra ecc.);
• alimentazione: accettazione di cibi di diversa consistenza e sapore ecc.;
• aumento dell'iniziativa nell'interazione con l'ambiente;
• adattamento a situazioni posturali antigravitarie diverse, rispetto a quella supina;
• utilizzo di strategie per la comunicazione verbale/non verbale.

Obiettivi di lavoro per il genitore (gestione del bambino):
• consigli/verifiche per una migliore manualità nella gestione quotidiana del bambino (p.e. cure igieniche, abbigliamento, trasferimento da una situazione posturale all'altra ecc.);
• utilizzo di ausilii per il corretto posizionamento del bambino, durante la permanenza in un ambiente interno o per il transito all'esterno;
• prevenzione di atteggiamenti per lui ergonomicamente scorretti durante l'accudimento del bambino (p.e. per evitare l'insorgere del mal di schiena);
• consigli/verifiche per alimentare il bimbo con più facilità e per favorirgli alcune funzioni basilari (p.e. masticazione/deglutizione) entro i primi 3 anni di vita;
• individuazione di condotte per facilitare la comunicazione duale (p.e. utilizzo dello sguardo, della mimica, della voce, del tatto ecc.).

Obiettivi di lavoro per il fisioterapista (trattamento):
• promozione dell'iniziativa del bimbo;
• individuazione di condotte motorie semplici e finalizzate;
• posizionamento corretto e diversificato;
• mantenimento delle caratteristiche intrinseche dei muscoli, delle articolazioni e del connettivo;
• attenzione e cura del cavo orale per migliorare la funzione respiratoria ed alimentare;
• individuazione di ausilii/ortesi specifici;
• individuazione di strategie per migliorare la comunicazione verbale/non verbale.

bambino supino

Quando il quadro motorio globale è molto compromesso ed il trattamento ruota attorno alla postura supina, gli obiettivi di lavoro sono principalmente:

- la prevenzione di complicanze fisiche sia interne (es. bronchiti) che esterne (es. retrazioni);
- il raggiungimento/mantenimento di una qualità di vita migliore per il bambino.

☺ *proposta*

→ creare una condizione ambientale che non esasperi la patologia, bensì la controlli/contenga:
  — *superficie d'appoggio stabile, di consistenza né troppo dura né esageratamente morbida, che dia al bambino riferimenti sensoriali precisi;*
  — *cuscino o altro appoggio che riduca l'estensione del capo, ma ne eviti anche l'eccessiva flessione, in quanto quest'ultima ostacolerebbe qualsiasi movimento spontaneo;*
  — *selezione attenta dei "rumori di fondo" (tattili, visivi, sonori ecc.) per facilitare al bambino l'ascolto e la comprensione delle informazioni ambientali.*

→ introdurre degli elementi alternativi alla sinergia estensoria:
  1. *decontrarre ed allungare i muscoli della catena posteriore, per ridurre l'estensione a livello della colonna e per correggere il disallineamento fra i due cingoli;*
  2. *preparare gradualmente alla flessione gli arti inferiori, lasciando al bimbo il tempo di adattarsi al cambiamento posturale (Fig. 4.4).*

→ facilitare il ritmo respiratorio, enfatizzando l'espirazione rispetto all'inspirazione:
  1. *porre le mani sulle coste del bambino e facilitare il movimento ritmico respiratorio attraverso una leggera pressione, che si orienta verso l'ombelico;*
  2. *accompagnare la respirazione del bimbo (Fig. 4.5), in quanto la ritmicità della sequenza contribuisce alla riduzione della stiffness muscolare (soprattutto a livello dei distretti prossimali) e rende di conseguenza più probabili l'orientamento del capo sulla linea mediana e l'uscita di movimenti distali (es. mani alla bocca, sul viso, eventuale aggancio visivo ecc.);*
  3. *stimolare il bambino ad abbinare l'espirazione con l'emissione vocale (p.e. in un gioco di relazione che preveda l'alternanza di attività espressive e pause).*

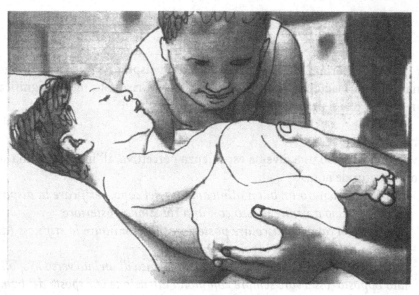

Fig. 4.4. Allungamento della catena muscolare posteriore

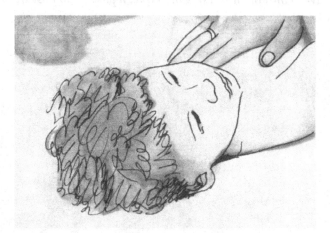

Fig. 4.5. Favorire un buon ritmo respiratorio

bambino supino (sinergia estensoria)

Poter ricevere informazioni sensoriali differenti rispetto a quelle usuali, grazie ad una postura mantenuta in modo diverso, è un risultato molto significativo per un bimbo che si muove poco.

☺ *proposta*

→ favorire nel bimbo una diversa esperienza percettiva, all'interno di una situazione posturale nota:

1. *una volta ottenuto un buon allineamento del capo, verificare la disponibilità del bacino a venire mosso con una rotazione posteriore;*
2. *allungare la catena muscolare posteriore, per diminuire la stiffness (anche a livello del collo e del cingolo scapolare);*
3. *sollevare il bacino e portare gradualmente l'anca di un lato verso la spalla del lato opposto (osservare sempre con molta attenzione le risposte del bambino ed essere pronti, se necessario, a riprendere la sequenza dalle fasi precedenti);*
4. *l'allungamento della muscolatura posteriore e l'esperienza propriocettiva del carico riducono la tensione sulla spalla e creano le condizioni favorevoli per un'iniziale coordinazione occhio-mano verso lo spazio laterale;*
5. *la traslazione di carico sul cingolo scapolare non deve avvenire con un avvicinamento dell'anca con la spalla dello stesso lato ma le parti devono rimanere correttamente distanziate fra loro, in modo da favorire eventuali iniziative di movimento spontaneo (p.e. il passaggio posturale sul fianco)* (Fig. 4.6).

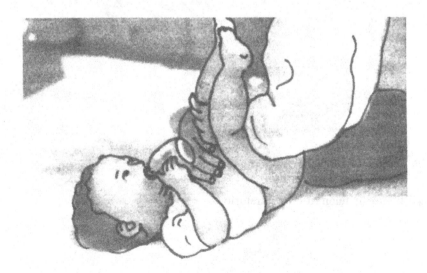

Fig. 4.6. Enfatizzazione del carico sul cingolo scapolare

★ Per favorire la relazione con l'adulto di riferimento, è molto importante stimolare l'interesse del bambino verso lo spazio anteriore, proponendo delle situazioni ludiche che prevedano il coinvolgimento di:
— funzione visiva (aggancio visivo su persona/oggetto, inseguimento ed esplorazione dell'ambiente);
— conoscenza corporea (scoprire parti del proprio corpo e di un'altra persona);
— comunicazione (giochi di suoni, alternanza di vocalizzi con codici di pausa ecc.);
— movimento (gioco corporeo, piacere a venire mosso ecc.).

bambino supino (sinergia flessoria)

Come il bambino con sinergia estensoria, anche il bimbo "flesso" trae beneficio dall'uscire dal suo atteggiamento coatto. In questo caso è importante portarlo in situazioni posturali con articolazioni più estese.

☺ *proposta*

→ mobilizzare il bambino, per fargli sentire più distretti articolari in estensione:
1. *adagiare il bambino supino, utilizzando un cuscino a cuneo nel caso il bimbo fosse molto flesso;*
2. *mobilizzare il cingolo scapolare:*
   — *valutare le tensioni muscolari che riducono l'ampiezza dei movimenti nel distretto del cingolo;*
   — *decontrarre ed allungare i muscoli pettorali, per ottenere abduzione ed extrarotazione a livello dell'articolazione gleno-omerale;*
3. *mobilizzare il capo sulle spalle:*
   — *decontrarre il muscolo trapezio superiore e i muscoli del collo;*
   — *allungare il tratto cervicale ed imprimere una leggera trazione a livello della nuca;*
   — *muovere il capo con rotazioni, inclinazioni e flessioni;*
4. *facilitare la tenuta in chiusura della bocca (possibilmente con un controllo attivo del bambino), mantenendo l'allungamento del tratto cervicale;*
5. *cercare una maggiore espansione della cassa toracica per facilitare la respirazione (in questo quadro viene enfatizzata la fase inspiratoria);*
6. *mobilizzare il cingolo pelvico e gli arti inferiori:*
   — *valutare le tensioni muscolari presenti e decontrarre/allungare i muscoli ischio-crurali, gli adduttori, il retto femorale e l'ileo-psoas;*
   — *facilitare l'estensione delle anche con l'abduzione e l'extrarotazione dei femori;*
   — *decontrarre/allungare i muscoli della gamba e della pianta del piede, in particolare il tricipite surale e il tibiale anteriore.*
→ proporre il passaggio sul fianco (destra e/o sinistra), ricercando una partecipazione attiva – anche minima – del bambino:
1. *mobilizzare la scapola in tutte le direzioni:*
   — *osservare il rapporto fra la scapola e l'omero durante l'esecuzione di semplici movimenti dell'arto superiore, e decontrarre i muscoli in eccessiva tensione che limitano i movimenti in abduzione e in flessione del braccio;*
   — *una volta ottenuta una migliore disponibilità dell'arto al movimento (attivo o passivo), sollecitare la mano a compiere esperienze di tipo sensoriale tattile e propriocettivo (evitare il ritorno all'eccessiva contrazione dei muscoli pettorali).*

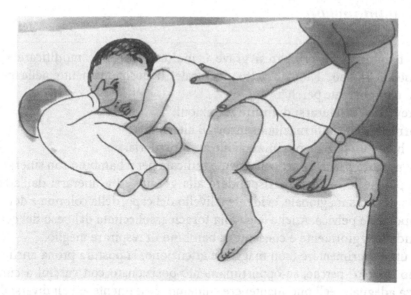

Fig. 4.7. Il bimbo si porta sul fianco con un'anca estesa

2. *controllare che l'anca dell'emilato sotto carico rimanga estesa e l'altra anca sia pronta ad un'iniziale tenuta in abduzione-estensione dell'arto inferiore mobile;*
3. *sollecitare infine la rotazione del bacino verso lo spazio anteriore (Fig. 4.7).*

★ La mobilizzazione, anche se passiva, prepara il bambino non solo ad un eventuale passaggio posturale (p.e. verso la postura prona), ma costituisce anche il presupposto indispensabile per mantenere più a lungo le proprietà visco-elastiche dei muscoli sempre in contrazione, e quindi per prevenire l'insorgere di retrazioni o per ritardarne l'aggravamento. Inoltre la mobilizzazione, grazie alla sua influenza sul sistema neurovegetativo, torna a vantaggio di quei bambini che presentano frequenti problemi di circolazione e di termoregolazione. Infine, attraverso l'abitudine al contatto fisico, il bambino arriva a tollerare meglio gli stimoli tattili che altrimenti il suo sistema nervoso potrebbe interpretare come nocicettivi.

La mobilizzazione è un compito che può essere affidato anche ai genitori a casa, favorendo tra l'altro la relazione e la comunicazione con il loro bimbo.

bambino prono

Per i bambini con tetraparesi grave è molto importante modificare spesso, durante il giorno, il loro assetto posturale. Il posizionamento nella postura prona è importante perché:

- previene l'instaurarsi di future retrazioni;
- fornisce delle informazioni sensoriali alternative;
- richiede un'iniziale organizzazione antigravitaria.

La postura prona è particolarmente indicata per il bambino con sinergia flessoria poiché lo impegna a rispondere alla gravità ed a liberarsi dall'atteggiamento di chiusura globale, evidente a livello del capo, della colonna e dei cingoli scapolare e pelvico. Anche la gabbia toracica, sollecitata dal peso del corpo, si espande maggiormente e consente al bambino di respirare meglio.

È utile sperimentare (con maggiore attenzione) la postura prona anche per il bimbo "esteso" perché, se opportunamente posizionato con cuscini a cuneo di altezza adeguata, egli può mantenere contemporaneamente angoli diversi di flessione e di estensione nei vari distretti articolari (es. cingolo scapolare in flessione e cingolo pelvico in estensione, con abduzione-extrarotazione degli arti inferiori).

☺ *proposta*

→ far mantenere la postura prona con il capo sollevato, la colonna e il bacino estesi, gli arti inferiori estesi ed abdotti, ma anche con le spalle flesse e l'appoggio sugli avambracci. L'estensione della colonna facilita il raddrizzamento del capo del bambino, mentre la presenza di elementi in flessione contrasta l'emergere di un atteggiamento sinergico esasperato.

1. *mettere il bimbo prono, su un cuscino a cuneo di altezza appropriata (corrispondente alla distanza fra cavo ascellare e gomito)* (Fig. 4.8);

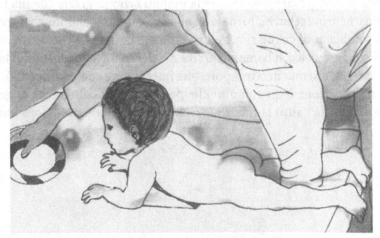

Fig. 4.8. Il bimbo prono con appoggio sugli avambracci

2. *flettergli le spalle e portargli le braccia in avanti, in modo che gli avambracci appoggino sul piano orizzontale, anteriormente al cuneo;*

3. *enfatizzare l'informazione propriocettiva attraverso un leggero carico sulla parte anteriore del corpo del bimbo, curando in particolare il contatto degli avambracci e delle mani aperte sul piano d'appoggio;*

4. *controllare che le anche siano mantenute in estensione;*

5. *abdurre ed extraruotare leggermente gli arti inferiori ponendo eventualmente fra le gambe del bimbo un cuscinetto o un asciugamano arrotolato, per contrastare la sinergia massiva in estensione degli arti inferiori, indotta probabilmente dall'estensione delle anche;*

6. *facilitargli il controllo del capo contro gravità, sollecitando l'aggancio visivo (sguardo rivolto al viso della mamma, al suo giocattolo preferito ecc.) e l'esplorazione dell'ambiente (attenzione visiva verso le persone che si spostano nella stanza, ricerca di un oggetto ecc.). È importante valutare la distanza e l'altezza degli stimoli proposti, per evitare un'indesiderata iperestensione del capo;*

7. *aiutare il bimbo a traslare il carico su un emilato in modo da favorire un uso differenziato degli arti superiori (p.e. un arto prova a muoversi per raggiungere, toccare, esplorare, mentre l'altro continua a sostenere il carico).*

Un gioco, utilizzato dall'adulto per coinvolgere il bimbo nella risoluzione di un compito motorio/cognitivo, deve rimanere uno stimolo "attraente" e quindi non può essere monotono (come p.e. un sonaglino agitato in modo ripetitivo dall'adulto) o caotico (p.e. un gioco che si muove in continuazione, senza lasciare al bimbo il tempo di metterlo a fuoco). Il bimbo può diventare un attore curioso e propositivo, all'interno della situazione ludica, solo se il suo interesse rimane sufficientemente alto.

bambino sul tavolo/prono

Per rendere più facile il mantenimento della postura prona è molto spesso utile l'uso di una struttura inclinabile (tavolo-prono) (Fig. 4.9): il diverso assetto in cui il bambino viene a trovarsi non solo gli fornisce nuove informazioni tattili-propriocettive, visive e vestibolari, ma richiede anche una risposta antigravitaria del capo e favorisce il coinvolgimento degli arti superiori per attività semplici. Inoltre, l'impiego del tavolo-prono aiuta a mantenere un migliore allineamento ed a prevenire l'insorgenza di retrazioni a livello dei vari distretti articolari.

☺ *proposta*

→ preparare il bambino all'uso del tavolo-prono:
1. *mobilizzare il bimbo (supino, prono sulle gambe del terapista ecc.) per aumentare l'escursione articolare (vedi proposte precedenti);*
2. *avvicinare lentamente il bimbo al tavolo-prono, lasciandogli il tempo per comprendere le caratteristiche di ciò che dovrà affrontare: è infatti importante rassicurare il bimbo preannunciandogli il cambiamento di postura e lasciandogli una breve pausa di adattamento;*
3. *durante il passaggio posturale, sostenere il bimbo in modo tale da non fargli perdere l'assetto globale in estensione, ottenuto precedentemente;*

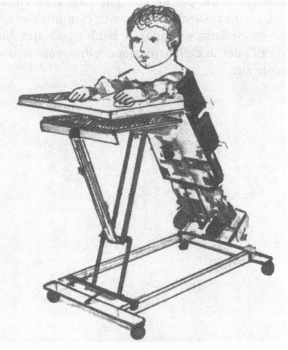

Fig. 4.9. Il tavolo-prono

4. *l'inclinazione ottimale del tavolo-prono è quella che non scatena sinergie scorrette (o le contiene in gran parte) e permette alcune risposte motorie attive: un tavolo troppo inclinato può creare una condizione ambientale difficile da risolvere per il bambino, il quale continuerà a rimanere flesso e, nella situazione opposta, un tavolo poco inclinato propone spesso una verticalità impossibile da controllare;*

5. *porre una fascia o una pelota a livello del bacino per contrastare la flessione e dare una spinta in estensione all'anca; ridurre al minimo necessario i vari supporti (in base a quanto consente la gravità del quadro patologico), per non creare eccessivi punti di sostegno, che difficilmente solleciterebbero delle risposte antigravitarie;*

6. *verificare che il piano d'appoggio anteriore per il tronco (di solito a forma trapezoidale) non superi l'altezza dello sterno, in modo da favorire l'estensione del cingolo scapolare e lasciare liberi il capo e l'articolazione gleno-omerale;*

7. *posizionare gli arti inferiori in estensione, leggera abduzione ed extrarotazione (ma lasciare alcuni gradi di flessione alle ginocchia); la posizione può essere mantenuta utilizzando le pelote d'appoggio a livello delle ginocchia e le guide ai lati dei piedi, evitando le cinghie ferma-piedi;*

8. *in questa postura si possono evidenziare contratture a livello delle scapole e delle spalle: mobilizzare per prima cosa tutta l'area del cingolo, per ottenere maggiore mobilità fra omero e scapola, estendere gli arti superiori, favorire il raddrizzamento del capo e della colonna.*

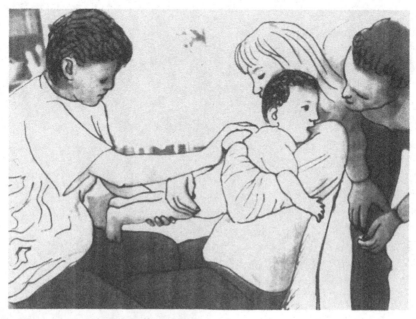

Fig. 4.10. Fisioterapia in braccio alla mamma

➡ cercare un coinvolgimento occhi-capo-arti superiori:

1. *porre un piano orizzontale davanti al tavolo-prono, in modo che il bimbo possa appoggiarvi gli avambracci e sollevare il capo;*
2. *la presenza di un adulto o di un giocattolo davanti al bambino può attrarre il suo interesse e stimolarlo a muovere gli arti superiori verso lo spazio anteriore.*

⏰ Se il bambino è molto compromesso e la proposta del tavolo-prono non è ancora opportuna, è meglio che il fisioterapista gli lasci più tempo per adattarsi alla postura: p.e. può portarlo ad un atteggiamento più in estensione, adagiandolo trasversalmente sulle proprie gambe o lasciandolo in braccio alla mamma (Fig. 4.10).

| *bambino sul fianco* |

Raggiungere e mantenere la postura sul fianco è il risultato di un'esperienza molto conflittuale con l'ambiente, perché richiede al bambino un controllo fra la postura supina e quella prona, cioè fra le due sinergie in estensione ed in flessione. Per questa ragione bisogna creare con particolare attenzione le condizioni ambientali che permettano al bimbo di affrontare attivamente questa situazione, trovando la strada più semplice ed economica.

Dopo aver valutato, ed eventualmente corretto, i rapporti fra i due cingoli, è inoltre importante proporre al bimbo di rotolare su entrambi i lati, in modo che possa ricevere delle informazioni sensoriali specifiche ottenendo due differenti risultati: il fianco in appoggio, che prende contatto con la superficie, sente il peso del corpo durante il rotolamento, assumendosi il compito di parte stabilizzante, mentre l'altro, può sentirsi più libero e leggero, partecipando attivamente al movimento.

È altrettanto importante il ritorno dal fianco alla posizione supina.

Può essere molto facile, per il terapista, portare il bambino sul fianco agendo con movimenti passivi di flessione dell'anca e dell'arto inferiore, e con passaggi veloci da un lato all'altro; in questo modo, però, il terapista non lascia al bambino il tempo per comprendere il compito e per provare a risolverlo, anche solo con piccoli tentativi di collaborazione.

☺ *proposta*

→ preparare il passaggio supino→sul fianco:
1. *prima di iniziare la sequenza insieme al bimbo, verificare che non presenti un'eccessiva stiffness muscolare a livello delle spalle e del tronco (vedi: preparazione da supino) (Fig. 4.11);*
2. *allungare la muscolatura del suo emitronco, che avrà funzione di perno nel passaggio in laterale; è necessario che l'anca sia in estensione, per non ostacolare la futura rotazione su questo perno (pivoting);*
3. *porre una mano a livello della scapola e, con l'altra mano, far sentire al bimbo una leggera pressione sullo sterno;*
4. *lasciare al bimbo il tempo di adattarsi alle nuove informazioni sensoriali;*
5. *motivare il bimbo allo spostamento (p.e. raggiungere la mamma, un giocattolo ecc.) ed aspettare un suo tentativo di rotazione del capo e del cingolo scapolare;*
6. *facilitare il cingolo pelvico a continuare la rotazione, controllando il corretto pivoting dell'anca che riceve il carico e l'avanzamento dell'altra.*

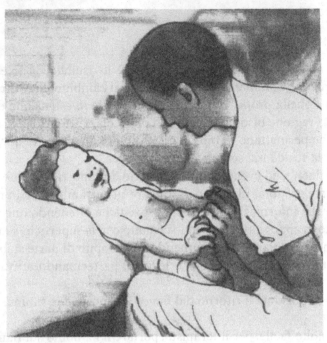

Fig. 4.11. Verificare che il bimbo sia pronto a muoversi

È probabile che un bimbo con un quadro molto flesso utilizzi, nel tentativo di muoversi, una flessione massiva di tronco ed arti. In questo caso è bene che il terapista non faciliti una flessione (come suggerito sopra) bensì una maggiore estensione a livello del cingolo scapolare, per fare in modo che gli arti superiori si portino più liberamente in avanti (Fig. 4.12).

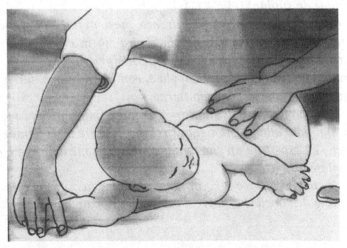

Fig. 4.12. Il passaggio su un fianco senza sinergie in flessione

bambino che ritorna supino

Il bimbo normale è in continuo movimento e durante le sue attività ludiche sperimenta i percorsi più svariati. La stessa varietà di scelte e di situazioni posturali – sempre tenendo conto del grado di eccitabilità della patologia – deve essere proposta dal fisioterapista, soprattutto in un bimbo con poca iniziativa.

☺ *proposta*

→ preparare il bimbo al ritorno sul fianco ↔ supino:

1. *prima di intraprendere il passaggio per ritornare supino, fare attenzione che il tronco del bimbo sia attivo, cioè senza un reclutamento tonico muscolare in eccesso o in difetto, che non permetterebbe l'inizio del movimento. Il tronco attivo è il presupposto necessario affinché l'arto inferiore sia pronto a muoversi ed a spostarsi indietro;*
2. *sollecitare il bimbo a prendere l'iniziativa del movimento con gli arti inferiori, mentre il resto del corpo seguirà subito dopo;*
3. *fare attenzione che il movimento avvenga con abduzione dell'arto inferiore ed estensione dell'anca; se necessario, guidare e correggere la sequenza.*

🕭 Il passaggio dal fianco verso la posizione supina è molto critico perché il bimbo, tornando indietro, può iniziare il movimento utilizzando un'estensione massiva del capo, con probabile uscita della reazione di startle (o di trasalimento) (Fig. 4.13).

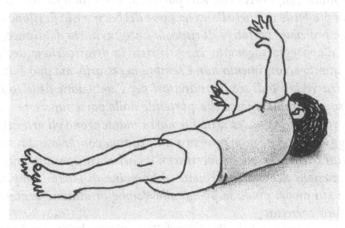

Fig. 4.13. Il ritorno verso la postura supina, con sinergia in estensione

bambino in estensione: la sedia

Con molta probabilità, un bambino con tetraparesi grave riuscirà solo a mantenere la postura seduta, mentre non sarà in grado di raggiungerla in modo attivo o di muoversi liberamente. È comunque fondamentale che egli sperimenti questa situazione antigravitaria per diverse ragioni:

- il capo è un "contenitore" in cui risiedono due importanti sensori, gli occhi ed il vestibolo, i quali, nella postura seduta, con un baricentro più alto, sono stimolati diversamente, e devono quindi dare una nuova risposta antigravitaria;
- attraverso il contatto con il terreno ed il carico, i piedi ricevono delle afferenze tattili e propriocettive specifiche, diverse da quelle percepite nelle posture orizzontali;
- la conoscenza dell'ambiente e la relazione fra le persone e le cose avviene in una condizione più stimolante e quindi sollecita maggiormente la sfera cognitiva e relazionale;
- i cambiamenti di postura nell'arco della giornata favoriscono il miglioramento delle funzioni autonomiche del bambino.

☺ *proposta*

→ caratteristiche della sedia (Fig. 4.14):
— *profondità pari alla lunghezza del femore del bambino;*
— *larghezza del piano d'appoggio pari alla larghezza del bacino del bambino (+ i vestiti): un piano di misura giusta dà al bambino sensazioni di "confine" sicuro; è meglio non ricorrere a cuscini "riempitivi" posti in modo provvisorio, che danno informazioni di stabilità poco affidabili;*
— *piano d'appoggio con inclinazione (regolabile) discendente verso la parte anteriore della sedia: con questo accorgimento il baricentro cade più centralmente sulla base d'appoggio formata dal bacino e dagli arti inferiori: in tal modo i rapporti delle vari parti del corpo sono fra loro più stabili; è inoltre più facile ottenere l'antiversione del bacino e la flessione delle anche con un probabile tentativo di risposta antigravitaria del tronco;*
— *piano d'appoggio sagomato, che favorisce la divaricazione degli arti inferiori: questo accorgimento non è sempre necessario, ma può evitare l'uso di fasce trasversali o di scomodi divisori per l'abduzione delle cosce; talvolta sono soddisfacenti le fasce che, partendo dalla parte superiore interna delle cosce, spingono verso l'esterno i femori e mantengono gli arti in abduzione;*
— *appoggio dei piedi a terra o su una pedana, con pelote davanti al terzo superiore della gamba, se necessario: il baricentro spostato più avanti dall'inclinazione del sedile permette al bambino di tenere con più facilità il carico sui propri piedi; le pelote alle gambe lo aiutano a non perdere la posizione corretta;*
— *schienale che non supera l'altezza delle spalle: molto spesso il capo è attrat-*

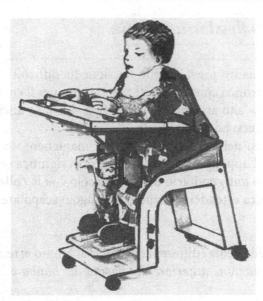

Fig. 4.14. Il posizionamento corretto sulla sedia

to dallo stimolo tattile costante alla nuca, provocato da uno schienale molto alto, portando il bambino ad un'eccessiva estensione; se è necessario un contenimento del capo, usare una pelota che sostenga la parte posteriore alta dell'occipite, e non di quella inferiore;

— *tavolo anteriore con incavo o superficie d'appoggio orizzontale, davanti alla sedia: un piano d'appoggio per gli arti superiori è sempre utile perché:*

- *gli arti sono posizionati con una flessione a livello delle spalle, in modo opposto a quello indotto dalla patologia, e possono sentire il contatto col piano o tentare qualche movimento semplice, ma attivo (es. spostamento in senso latero-laterale);*
- *le mani possono essere aperte e guidate per esperienze di contatto e di manipolazione;*
- *con gli arti superiori in avanti, il baricentro cade ancora più anteriormente dentro la base d'appoggio di bacino-gambe, rendendo più probabile il mantenimento corretto dell'assetto posturale.*

Un posizionamento corretto prevede una sedia con confini e spinte adeguate, in base alle caratteristiche del bambino. Per i bambini molto estesi si adottano sedie che contrastino la patologia ed inducano una flessione a livello dei due cingoli, p.e. sedie a tramoggia con schienale angolato, usate spesso molto reclinate. Ausilii con queste caratteristiche si utilizzano quando l'obiettivo da raggiungere è soprattutto il contenimento posturale, senza alcuna risposta antigravitaria; queste sedie infatti non richiedono un vero appoggio sugli arti inferiori e quindi la pianta dei piedi non riceve informazioni tattili-propriocettive di carico.

bambino in flessione: la sedia

Il bambino con un quadro prevalente in flessione ha difficoltà a mantenere un raddrizzamento del tronco contro gravità, soprattutto per il coefficiente di stiffness articolare troppo alto attorno ai cingoli (Fig. 4.15). Le anche non possono né estendersi, né flettersi adeguatamente.

Mettere il bambino nelle condizioni di poter mantenere stabilmente il baricentro entro la base d'appoggio bacino-arti inferiori significa rendergli possibile un raddrizzamento antigravitario del tronco; solo con la collaborazione della colonna il bimbo potrà estendere il capo ed il cingolo scapolare.

☺ *proposta*
→ caratteristiche della sedia (differenze rispetto al bimbo esteso):
— *ricercare la rotazione anteriore del bacino del bimbo e la flessione delle anche;*
— *con un cuscino modellato e fissato con velcro, creare una "spinta" a livello del tratto lombare della colonna, per favorire il mantenimento della curva lordotica (già cercata con la rotazione del bacino e parzialmente indotta dal piano d'appoggio reclinato);*
— *appoggiare gli arti superiori del bimbo su un tavolo anteriore con incavo, di altezza tale da facilitare il raddrizzamento della colonna e contenere le eventuali cadute con inclinazione laterale del tronco;*

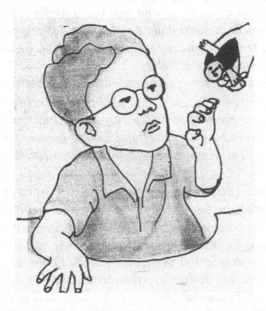

Fig. 4.15. Difficoltà al raddrizzamento del tronco e al buon uso degli arti superiori

— *controllare che il tavolo con incavo non sia troppo accostato al bambino, per non spingerlo all'indietro, in contraddizione con la spinta lombare che lo aiuta a mantenere il baricentro in avanti;*

— *se il bimbo ha una risposta antigravitaria molto precaria, utilizzare una fascia a pettorina – preparata anche artigianalmente – che lo aiuti a rimanere con il tronco più dritto e con il cingolo scapolare più esteso, senza però sostenerlo passivamente.*

bambino in stazione eretta

Nella patologia con tetraparesi grave, la proposta della postura eretta non ha come obiettivo il raggiungimento di una competenza antigravitaria funzionale, ma soprattutto quello di mettere il bimbo in una condizione afferenziale diversa rispetto a quella in cui si viene a trovare abitualmente, in modo da sollecitare alcune risposte alternative a quelle del suo repertorio abituale.

Ovviamente il terapista ha la probabilità di ottenere una risposta qualitativamente diversa, solo se ha preparato opportunamente il bambino: prima di proporre un cambiamento deve modificare lo stato delle parti periferiche (connettivo, muscoli, articolazioni), per renderle più "disponibili" ad adattarsi alla situazione posturale nuova.

☺ *proposta*

→ preparare il bambino al passaggio posturale:
   1. *valutare la resistenza all'escursione articolare che si riscontra durante la mobilizzazione dei vari distretti e capire quali sono i gruppi muscolari che presentano una stiffness troppo alta;*
   2. *allungare i muscoli contratti (qualsiasi "tecnica" va bene, se applicata dopo un esame attento e non generico) in modo da estendere i cingoli e gli arti inferiori.*

→ portare il bambino nella postura verticale:
   1. *mantenendo il vantaggio raggiunto dopo l'allungamento muscolare e l'estensione articolare, portare il bimbo in posizione eretta, direttamente dalla posizione in cui si è effettuato l'allungamento. Il passaggio dalla postura supina (o prona) a quella eretta è un trasferimento molto drastico, motivo per cui bisogna usare tutti gli accorgimenti necessari per non provocare nel bambino uno sconvolgimento percettivo (vedi proposte per mettere il bambino sul tavolo-prono);*
   2. *porsi dietro al bimbo e verificare il mantenimento dell'estensione a livello del cingolo scapolare e pelvico;*
   3. *controllare il mantenimento in estensione degli arti inferiori del bimbo e dargli delle informazioni di carico sulla pianta dei piedi (Fig. 4.16);*
   4. *proporre un piano d'appoggio anteriore per gli arti superiori, sollecitando il bimbo ad eventuali semplici movimenti attivi (p.e. indicazione su una tabella di comunicazione).*

⏰ È molto importante decidere esattamente l'altezza del tavolo o del piano d'appoggio. Per un bambino molto flesso il tavolo deve essere leggermente alto e inclinato, per favorire soprattutto la risposta antigravitaria del capo e del tronco, in quanto un tavolo troppo basso assecondarebbe l'atteggiamento verso gravità.

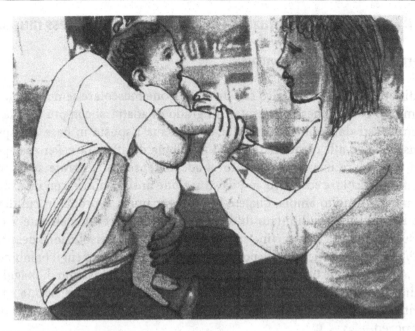

Fig. 4.16. Il bimbo grave, in piedi davanti alla mamma

Al contrario, per un bimbo prevalentemente esteso, un tavolo leggermente più basso del normale può contrastare la risposta massiva in estensione.

★ Questa situazione di lavoro rappresenta una buona preparazione per portare il bambino sullo standing, cioè l'attrezzo che, con contenimenti e spinte opportune, lo aiuta a mantenere la stazione eretta. Come nel caso del tavolo-prono, anche questo ausilio non è uno strumento da utilizzare durante il trattamento, a meno che il fisioterapista non intenda lavorare con il bimbo con attività specifiche degli arti superiori, per la coordinazione occhio-mano o per l'individuazione di strategie di comunicazione. Lo standing è infatti un supporto statico che, in quanto stimolo monotono e ripetitivo, non sollecita per lungo tempo l'organizzazione antigravitaria. Il suo utilizzo, però, è un'alternativa al solito assetto posturale e può quindi essere proposto per favorire l'interazione del bimbo con l'ambiente e le persone in determinanti contesti (familiari, ludici, educativi ecc.).

B. Il bambino con alterazione moderata della stiffness muscolare

Ipertono in tutti i distretti corporei

A differenza del tetraplegico con un'attivazione muscolare sempre molto alta, il bambino con stiffness moderata è in grado di adattarsi con più facilità ai problemi posti dall'ambiente, modificando la sua risposta in base all'esperienza sensoriale ed alle caratteristiche del problema da affrontare. Per esempio, gli è più facile dare una risposta motoria adeguata, senza ricorrere ad un reclutamento muscolare eccessivo, in una situazione antigravitaria con una superficie d'appoggio molto ampia, quale è la postura supina o prona, in cui deve controllare un numero limitato di distretti corporei (prevalentemente il capo, in flessione quando rotola, o in estensione da prono). La risoluzione del problema può essere più difficile nella postura intermedia seduta in cui il bambino, avendo a disposizione una base d'appoggio più piccola, ha bisogno di maggiore stabilità/mobilità del tronco, o nella postura eretta, dove la base ridotta ed il baricentro più alto richiedono un controllo maggiore delle oscillazioni dell'asse corporeo.

Il passaggio da una postura all'altra è condizionato dall'abilità del bambino a muoversi stabilmente contro gravità, utilizzando le informazioni provenienti soprattutto dal canale visivo, labirintico e tattile-propriocettivo. In particolare, quest'ultimo è indispensabile per fargli capire dove egli sia in un dato momento e in quale rapporto si trovi rispetto all'ambiente circostante. In base a queste informazioni il bimbo con un aumento moderato della stiffness è in grado di modificare la sua risposta tonica qualora le caratteristiche ambientali con cui deve interagire – di tipo fisico-meccanico ed emozionale – siano a lui più o meno favorevoli, o siano da lui già conosciute e previste. Per adattare il suo comportamento motorio a queste situazioni è fondamentale la sua conoscenza dell'ambiente: attraverso il meccanismo di feedforward, egli può crearsi un "bagaglio" di esperienze sensoriali e, in base alle sue risposte, accrescere il suo repertorio di strategie di movimento. A questa crescita contribuiscono soprattutto le esperienze significative portate dall'interazione con i problemi della vita quotidiana, e per questa ragione le proposte del riabilitatore devono essere mirate, tenendo presenti i problemi, gli interessi e la curiosità del bambino.

Questo quadro patologico si riscontra più frequentemente nei bambini nati a termine, quale esito di una sofferenza prenatale di tipo leucomalacico subcorticale o periventricolare. L'interessamento dell'area subcorticale è strettamente legata alla dilatazione degli spazi subaracnoidei, così come la dilatazione dei ventricoli o la riduzione della sostanza bianca portano con sé la displasia del corpo calloso (Di Paco et al., 1993).

Appunti

Classificazione secondo le varie scuole:

Bobath (1975): tetraplegia spastica moderata;

Ferrari (1997): tetraplegia con antigravità verticale / doppia emiplegia;

Michaelis (1988): sindrome spastica moderata → tetraplegia;

Milani Comparetti (1971): povertà del movimento – forma 1 (AGV).

Evoluzione naturale del quadro motorio

Supino. Il riabilitatore può avere i primi dubbi su una possibile patologia già quando il bimbo ha un'età di circa 2-3 mesi; il piccolo, infatti, potrebbe mostrare movimenti lenti e monotoni, oppure bruschi e caotici, senza rimpiazzarli con movimenti più rapidi ed armonici di tipo fidgity, indicatori di un'avvenuta riorganizzazione nervosa a livello spinale e sovraspinale (Prechtel et al., 1993).

Lo sgambettio del bimbo patologico è poco ritmico, all'interno di schemi difficilmente variabili e con sinergie in estensione o in flessione.

Il bambino ha difficoltà a variare il suo comportamento motorio, prediligendo in principio un atteggiamento massivo in estensione, spesso condizionato dalla risposta tonico-asimmetrica del collo (Fig. 4.17). Questa condizione accentua il disallineamento fra i segmenti corporei ed altera la percezione dello schema corporeo.

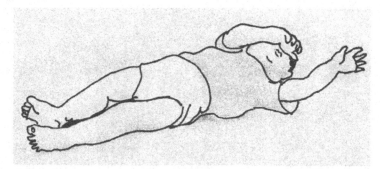

Fig. 4.17. Poca variabilità nel movimento

Inizialmente il cingolo scapolare è retratto, le spalle sono anteroposte ed i distretti articolari dell'arto superiore si presentano in flessione. L'organizzazione funzionale degli arti avviene utilizzando la flessione, con movimenti di afferramento e di avvicinamento verso il corpo, invece che di allontanamento.

Sul fianco. Il bambino è molto più propenso all'iniziativa del movimento, rispetto al quadro di tetraparesi grave, ma la qualità dei suoi passaggi posturali è pregiudicata dall'aumento della stiffness, che si accentua ogni qualvolta egli tenti di fare qualcosa. Nel mettersi su un fianco, ha difficoltà a svincolare un cingolo rispetto all'altro, a flettere le spalle in avanti ed allungare le braccia verso la linea mediana, e gli arti inferiori escono con difficoltà dagli schemi ripetitivi di flesso-estensione (Fig. 4.18). Spesso il bambino più piccolo prova a mettersi su un fianco indirizzando il corpo verso la direzione desiderata, ma purtroppo il capo e gli arti inferiori non si allontanano con facilità dal piano su cui sono appoggiati. Il bimbo più grande, invece, sfrutta una strategia per lui più economica, che prevede il passaggio posturale "en bloc" (Fig. 4.19), utilizzando una flessione massiva indotta dal capo.

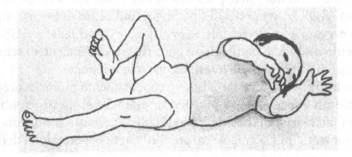

Fig. 4.18. Pattern ripetitivi di flesso-estensione degli arti inferiori

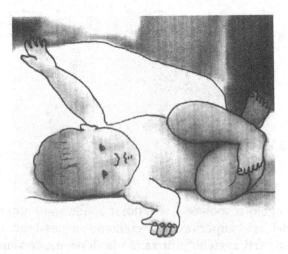

Fig. 4.19. Il passaggio "en bloc" sul fianco

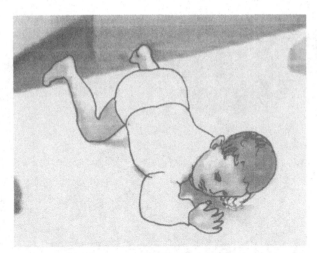

Fig. 4.20. Postura prona senza un buon appoggio sugli arti superiori

Prono. Questa posizione, rispetto a quella supina, piace poco al bambino perché gli richiede un maggiore impegno nell'affrontare il problema della gravità. Il capo, quando tenta di sollevarsi, non trova una buona collaborazione da parte del cingolo scapolare e gli arti superiori non riescono a portarsi efficientemente in avanti ed a sostenere bene il peso del corpo (Fig. 4.20). Il grande impegno nell'eseguire il compito può provocare un aumento della stiffness in tutti i distretti corporei, ostacolando così l'iniziativa e la fluidità del movimento.

Il cingolo scapolare, imbrigliato dalla situazione tonica, ha un'escursione ridotta fra scapola e braccio ed il lavoro dei muscoli rotatori risulta inefficace (perdita del ritmo scapolo-omerale). Se il capo e le spalle non sono sufficientemente estesi, non può esserci una buona risposta di balance: non vengono coinvolti la colonna ed il cingolo pelvico e gli arti inferiori non sperimentano l'abduzione, l'extrarotazione e la flessione, necessarie in seguito per gli spostamenti di carico da un emilato all'altro.

Seduto. Arriva il momento in cui il bambino viene messo seduto, sia per motivi pratici (p.e. per essere alimentato), sia perché egli cresce e va favorita la sua interazione con l'ambiente. I bambini meno compromessi si adattano abbastanza facilmente alla nuova situazione antigravitaria, mentre altri hanno maggiori difficoltà.

Tutti comunque devono risolvere il problema di come affrontare la nuova postura abbandonando l'atteggiamento in estensione, a loro noto ma ora inefficace, e cercandone un altro più vantaggioso: così imparano presto a stabilizzare la loro postura seduta portando il baricentro più avanti dentro la base d'appoggio, attraverso la protrazione del capo e delle spalle, la flessione del tronco superiore e l'intrarotazione e adduzione degli arti inferiori (Fig. 4.21). Questa strate-

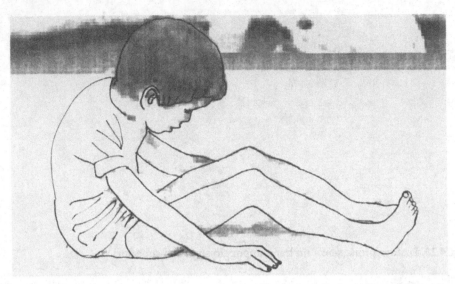

Fig. 4.21. Postura seduta con baricentro retroposto all'interno della base d'appoggio

gia permette loro di non cadere, ma la postura rimane precaria, in quanto il bacino non riesce a modulare i diversi gradi di rotazione rispetto al sacro, e quindi non permette un valido raddrizzamento della colonna. Il compromesso funzionale porta presto il bambino ad un atteggiamento obbligato in semiflessione globale, limitando il suo repertorio motorio e condizionando sia la funzione visiva sia l'esplorazione dell'ambiente.

Ogni spostamento del capo, od il semplice tentativo di afferrare qualcosa, provocano delle perturbazioni del baricentro a cui il bimbo non è in grado di far

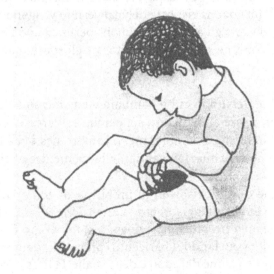

Fig. 4.22. Difficoltà alla manipolazione bimanuale

fronte con adeguate ed immediate risposte di balance: egli sceglie allora di "non rispondere", rimanendo il più fermo possibile. Diventa per lui critico alzare la testa anche solo per guardare, per mettere a fuoco od osservare una persona che si sposta nella stanza.

Gli arti superiori diventano degli strumenti non per afferrare, bensì per afferrarsi a qualcosa, in modo da tenere fermo il tronco e non spostare il baricentro. Un altro compromesso per non cadere è quello di tenersi con una mano (talvolta ai propri pantaloni!), mentre l'altra afferra un oggetto; naturalmente questa modalità limita fortemente l'esperienza della manipolazione bimanuale e la formazione di competenze prassiche (Fig. 4.22).

👍 *Vantaggi*
— prima esperienza di verticalizzazione
— migliore partecipazione alla vita di relazione

👎 *Svantaggi*
— consolidamento di strategie di compenso
— aumento della stiffness muscolare (soprattutto ai cingoli)
— ulteriore riduzione dell'escursione articolare

In ginocchio. Il bambino con tetraparesi moderata raggiunge una postura in ginocchio funzionalmente efficiente, ma con variabili molto ridotte: sta seduto tra i talloni per contenere le oscillazioni del baricentro dentro una base d'appoggio più ampia e dà risposte di balance coinvolgendo solo la parte superiore del corpo (Fig. 4.23). In questo modo egli riduce la possibilità di rotazione fra i due cingoli, ma può liberare le braccia dalla funzione di sostegno, riuscendo ad usare le mani per compiti prassici.

👍 *Vantaggi*
— miglioramento dell'esplorazione visiva (capo più libero)
— esperienze di attività bimanuali
— miglioramento delle funzioni prassiche
— esperienze di organizzazione spaziale

👎 *Svantaggi*
— lunga permanenza in una postura povera di variabili
— consolidamento di strategie di compenso
— aumento della stiffness muscolare (soprattutto al cingolo pelvico e agli arti inferiori)
— ulteriore riduzione dell'escursione articolare (soprattutto al cingolo pelvico e agli arti inferiori)

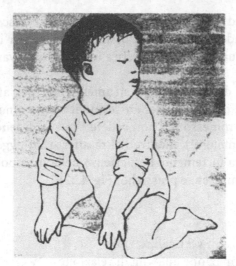

Fig. 4.23. Bimbo in ginocchio, con anche flesse e poca rotazione fra i cingoli

Carponi. Dalla postura seduto fra i talloni, il bimbo organizza uno spostamento a saltelli, con anche flesse: appoggia in avanti gli arti superiori e procede enfatizzando movimenti di flesso-estensione del capo. I bambini più abili riescono a spostarsi senza sostenersi sugli arti superiori. Senza la rotazione fra i cingoli, inoltre, il bimbo non utilizza alcuna sequenza motoria ritmica e alternata. A causa di queste condizioni dominanti, i distretti articolari delle anche e delle ginocchia si fissano ulteriormente in flessione ed i piedi rimangono in flessione plantare; inoltre si riscontra un aumento della stiffness in tutti i gruppi muscolari dell'arto inferiore, in particolare al muscolo tricipite surale.

👍 *Vantaggi*
— esperienze di movimento autonomo
— promozione dell'iniziativa
— migliore organizzazione spaziale
— migliore partecipazione alla vita di relazione

👎 *Svantaggi*
— consolidamento di strategie di compenso
— aumento della stiffness muscolare e presenza di contratture/retrazioni in flessione
— ulteriore riduzione dell'escursione articolare

In piedi. Il bambino deve ricorrere a delle strategie alternative e a dei "trucchi" per mettersi e per stare in piedi, in quanto il tronco ed il bacino non hanno con-

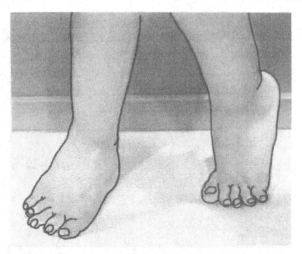

Fig. 4.24. Base d'appoggio ridotta, su piedi digitigradi

quistato una buona competenza per il balance ed i piedi non sono in grado di percepire correttamente il contatto con il terreno. Egli ricorre agli arti superiori per aggrapparsi e per eseguire i vari passaggi verso la postura eretta, la quale, una volta raggiunta, viene mantenuta sfruttando l'appoggio del tronco o delle mani ad un supporto.

In questo modo il bimbo arriva alla verticalizzazione, e più tardi anche allo spostamento, senza avere costruito una valida risposta al problema della gravità. Tutta la sequenza al fine di "stare su" avviene con una serie di passaggi che mantengono il bambino dentro una sinergia flessoria verso gravità. A sequenza terminata, le anche, il tronco e gli arti non hanno le caratteristiche necessarie per rispondere con un buon balance.

L'insicurezza posturale porta il bambino a trovare delle strategie alternative per stare in piedi, a scapito della variabilità del movimento: egli cerca di stabilizzarsi ricorrendo alla semiflessione delle anche che, a sua volta, accentua la flessione-adduzione degli arti inferiori e l'appoggio anteriore sui piedi digitigradi (Fig. 4.24).

Nel tentativo di appoggiare al suolo tutta la pianta dei piedi, le probabili retrazioni già presenti del tricipite surale e la mancanza di movimenti selettivi alla caviglia obbligano il bimbo a flettere ulteriormente le anche e ad iperestendere il ginocchio dell'arto che sostiene il carico maggiore.

🖫 *Svantaggi*
— aumento della stiffness (probabile retrazione) a livello dei muscoli antigravitari dell'arto inferiore (tricipite surale, ischio-crurali, adduttori, ileo-psoas)

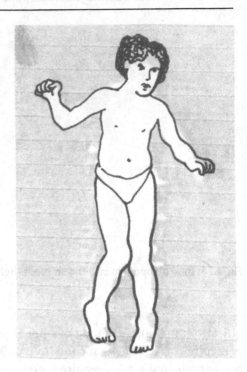

Fig. 4.25. Cammino con anche flesse e senza
rotazioni

Cammino. Pochi bambini riescono a camminare appoggiandosi su due "veri"
piedi. I piedi digitigradi, infatti, oltre a ridurre le dimensioni della base d'appoggio che dovrebbe contenere gli spostamenti del baricentro, non sono diven-
tati buoni recettori sensoriali in grado di adattarsi alle variabili del terreno e di
rispondere in modo selettivo alle oscillazioni dell'asse corporeo.

L'insufficiente repertorio di movimenti alle anche e fra i due cingoli condiziona ulteriormente la sequenza del cammino: mentre un arto inferiore ha la
funzione di supporto, l'altro fa un trasferimento veloce "en bloc" in avanti, senza
rotazioni a livello delle anche (Fig. 4.25). Il bimbo procede enfatizzando le traslazioni da un lato all'altro, soffermandosi poco sulla fase del carico.

La strategia per affrontare un problema così complesso prevede una riduzione
dei gradi di libertà nei vari distretti articolari e l'uso di una velocità poco modu-
lata: ne consegue un livello elevato di stereotipicità e quindi di inaccuratezza.

Che fare?

Nei quadri di **tetraparesi moderata** gli obiettivi possono prevedere l'acquisizione di una buona autonomia posturale e di uno spostamento funzionale in stazione eretta, anche se, naturalmente, il progetto prognostico sarà differenziato, in seguito all'attenta valutazione delle potenzialità di ogni bambino.

È molto importante far sperimentare precocemente al bambino le diverse situazioni posturali che prevedono una verticalizzazione, anche quando egli non ha ancora tutti i requisiti necessari per affrontarla in autonomia. Infatti, è importante che il bimbo abbia, sin dal primo anno di vita, l'opportunità di ricevere e di elaborare informazioni sensoriali di tipo visivo e vestibolare, ed in particolare di tipo tattile e propriocettivo, soprattutto dalla pianta dei piedi.

Inoltre, all'interno del progetto riabilitativo, il terapista deve condurre il bambino verso un obiettivo specifico procedendo lungo percorsi differenziati: p.e. imparare a camminare in modo autonomo in ambienti facili ed utilizzare un bastone od una carrozzina in ambienti più difficili.

Obiettivi di lavoro per il bambino (autonomia/qualità della vita):
- acquisizione di abilità adattive diversificate in base alle richieste ambientali, con competenze integrate di balance;
- miglioramento dell'attenzione percettiva ed elaborazione delle informazioni sensoriali;
- autonomia funzionale nelle attività quotidiane;
- autonomia nella vita di relazione (p.e. modalità di comunicazione, partecipazione scolastica ecc.).

Obiettivi di lavoro per il genitore (gestione del bambino):
- riconoscimento delle potenzialità del proprio bambino, delle sue difficoltà e dei problemi attuali;
- apprendimento di modalità per l'accudimento corretto del bambino, in particolare quando è piccolo;
- sostegno alla crescita del bambino verso l'autonomia, anche attraverso la condivisione di appropriate scelte riabilitative (p.e. ortesi, interventi chirurgici, ausilii specifici ecc.).

Obiettivi di lavoro per il fisioterapista (trattamento):
- adattamento posturale del bambino nelle diverse situazioni antigravitarie (in base al progetto prognostico formulato), con particolare enfasi sulle proposte di mobilità;
- attenzione all'integrazione fra problemi motori e sensoriali/percettivi;
- organizzazione delle competenze prassiche e gnosiche;
- mantenimento delle buone condizioni delle articolazioni, del connettivo e dei muscoli, enfatizzando la funzione di questi ultimi anche come recettori;
- pianificazione, all'interno delle diverse competenze professionali, di eventuali correzioni chirurgiche e delle prescrizioni di ortesi/ausilii;
- valutazione funzionale degli arti superiori per l'avvio alla comunicazione scritta;
- individuazione di strategie funzionali per l'autonomia quotidiana.

bambino in braccio alla mammma

È importante che la mamma tenga in braccio il suo bambino perché, attraverso questo gesto così semplice,

- suscita in lui benessere, attraverso il tatto;
- facilita l'adozione di modalità consolatorie;
- facilita l'adattamento posturale corporeo di entrambi;
- contiene la patologia del bimbo;
- facilita il contatto occhi negli occhi, fra lei e il bambino;
- filtra la relazione con il mondo esterno.

☺ *proposta*

→ suggerire alla mamma vari modi per tenere in braccio il bambino:

— *tenuto raccolto, con flessione alle spalle e agli arti inferiori, sul fianco della mamma (se è un bimbo in estensione);*

— *come sopra, con il bimbo rivolto verso l'esterno (Fig. 4.26);*

— *tenuto con gambe flesse e abdotte, il bimbo guarda verso l'esterno;*

— *bimbo in posizione "koala", con gambe abdotte attorno al fianco della mamma;*

— *bimbo rivolto verso la mamma, appoggiato alla sua spalla, tenuto con gambe abdotte (ciò promuove il raddrizzamento del capo);*

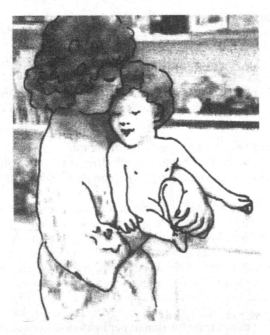

Fig. 4.26. Il bambino è in braccio alla mamma, rivolto verso l'esterno

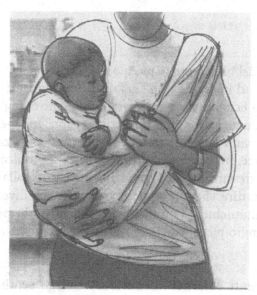

Fig. 4.27. Bimbo dentro al marsupio

> — *la mamma è seduta, il bimbo guarda verso l'esterno senza appoggiarsi a lei con la schiena, e la mamma lo aiuta a tenere il tronco in raddrizzamento;*
> — *il bimbo è tenuto a cavalluccio sulle spalle, la mamma lo tiene per le braccia o per le mani.*

★ Per facilitare il contatto corporeo mamma-bambino, e per contribuire inoltre al benessere della mamma, si può suggerire l'utilizzo di fasce o di marsupi particolari, reperibili in commercio o confezionati in modo artigianale (Fig. 4.27).

★ Se un bimbo è molto piccolo, è consigliabile iniziare il progetto riabilitativo lasciandolo nella situazione per lui più naturale, cioè in braccio alla sua mamma. Il fisioterapista si inserisce con delicatezza in questa relazione privilegiata e, contemporaneamente, indica alla mamma le modalità per tenere il bimbo nel modo più corretto; cerca inoltre l'aggancio con il bambino, lavorando per esempio sul contatto visivo, sul raddrizzamento capo-tronco, sull'orientamento degli arti superiori verso al linea mediana, sul contatto mano-mano ecc.

bambino supino

La postura abituale del bimbo molto piccolo è quella supina ed è da questa situazione che egli inizia ad interagire con l'ambiente (p.e. dormire, andare a passeggio, essere cambiato ecc.). In un trattamento riabilitativo, la postura supina ha particolare significato in quanto situazione "di preparazione" per un passaggio ad altre posture: p.e. il bambino che si muove o si esprime utilizzando uno schema massivo in estensione, probabilmente con una risposta tonico-asimmetrica del collo, ha bisogno di trovare una o più modalità per uscire dalla sua stereotipia.

Questo non vuol dire che la posizione supina debba diventare la partenza obbligata per il trattamento, ma è forse la condizione più probabile in cui si viene a trovare il bimbo piccolo all'inizio di una seduta di fisioterapia.

☺ *proposta*
→ allineare i segmenti corporei del bambino e fargli sentire una situazione diversa da quella usuale, in estensione:
   1. *trazionare delicatamente la nuca del bambino ed allineargli il capo sulla linea mediana;*
   2. *portargli in flessione gli arti inferiori e le anche, ruotare posteriormente il bacino;*
   3. *allungare la muscolatura del dorso, per fargli sentire il peso del proprio corpo sulle spalle, prima da un lato e poi dall'altro; in questo modo la stiffness muscolare a livello del cingolo scapolare diminuisce ed il bambino può portare le braccia in avanti con più facilità.*

→ proporre "percorsi" diversi, alternativamente o contemporaneamente:
   1. *enfatizzare le informazioni sensoriali attraverso gli arti superiori e preparare la coordinazione occhio-mano-bocca-piede.*
      A seconda dell'età del bimbo:
      * *toccare il viso della mamma o di qualcuno davanti a lui (Fig. 4.28);*
      * *portare le mani alla bocca, al viso, toccarsi la pancia;*
      * *raggiungere con la mano un giocattolo posto davanti a lui;*
      * *tenere con una mano un giocattolo, scuoterlo e muoverlo;*
      * *tenere con due mani un giocattolo ed esplorarlo;*
      * *scoprire e toccarsi i piedi "in aria", portarli alla bocca (Fig. 4.29).*
   2. *ricercare movimenti ritmici degli arti inferiori, sollecitando lo sgambettio:*
      — *controllare l'allineamento fra i segmenti, in modo che la libertà di movimento del cingolo pelvico non sia ridotta da un'eventuale asimmetria;*
      — *sollecitare movimenti ritmici in flesso-estensione degli arti inferiori.*

★ Inizialmente il terapista può suscitare nel bambino la voglia di muoversi, accompagnando il movimento dello sgambettio ed enfatizzandone il ritmo. È

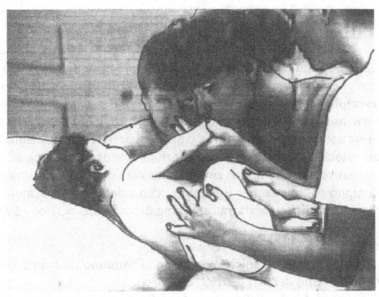

Fig. 4.28. Ruotare su un fianco per andare a toccare la mamma

facile che, subito dopo, il bambino stesso si impadronisca del movimento, utiliz-
zandolo come espressione di gioia, come manifestazione per richiamare l'attenzione o per entrare in relazione con l'adulto.

Quest'esperienza è molto importante perché lo schema ritmico dello sgambettio è il prerequisito per la futura acquisizione del cammino.

Inoltre, il movimento continuo degli arti inferiori favorisce l'instaurarsi dei
corretti rapporti dell'articolazione coxo-femorale, prevenendo future sublussazioni dell'anca.

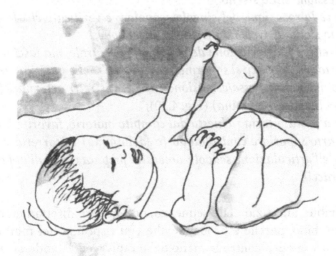

Fig. 4.29. Scoprire e toccarsi i piedi

bambino verso il fianco/prono

Nello sviluppo della motricità normale, il trasferimento su un fianco è il primo spostamento che il bimbo effettua spontaneamente; le prime volte accade per caso, per esempio perché gli arti inferiori si muovono in aria ed un disallineamento del bacino li porta di lato, verso gravità. Più tardi il bimbo riuscirà a compiere una rotazione completa fra i due cingoli ed arriverà in posizione prona, facendo un rotolone. Sebbene queste variazioni avvengano in una situazione ambientale relativamente semplice, cioè con una base d'appoggio molto grande, sono un compito complesso per il bambino con ridotte capacità motorie che richiede movimenti differenziati fra capo, cingoli scapolare, pelvico ed arti.

☺ *proposta*

→ creare le condizioni meccaniche che diano al bambino maggiore libertà di movimento a livello dei vari distretti del corpo.
  1. *far sentire al bimbo l'allungamento della catena muscolare posteriore, come nella proposta precedente;*
  2. *verificare che l'emitronco sia pronto a diventare un buon perno su cui ruotare; l'anca che sostiene il carico deve essere in estensione per non ostacolare il movimento.*

→ aspettare che il bimbo sperimenti attivamente il movimento verso il fianco, e poi assecondarlo quanto basta affinché compia il passaggio in modo più corretto:
  1. *verificare che la sequenza inizi con la flessione anteriore e la rotazione del capo; se necessario, facilitare il bimbo imprimendogli con la mano una leggera pressione sullo sterno;*
  2. *attendere la rotazione del cingolo scapolare e verificare che le gambe del bambino siano attive e non ferme in adduzione;*
  3. *non affrettare la conclusione del passaggio posturale, ma lasciare che l'anca e l'arto senza carico si soffermino a "giocare" nelle posizioni intermedie, con movimenti di flesso/estensione ai vari distretti articolari (eventuale ritorno alla postura supina) (Fig. 4.30);*
  4. *in base alla traiettoria richiesta dal compito motorio, favorire il movimento dell'arto superiore controllando (o facilitando) la corretta rotazione a livello dell'articolazione scapolo-omerale (preparazione all'appoggio sugli avambracci).*

⏰ È consigliabile, all'inizio della sequenza, non flettere direttamente in avanti il capo del bambino, perché è probabile che egli risponda nel modo opposto: potrebbe puntare la nuca contro la mano del terapista ed estendersi. Per questo motivo è meglio sollecitare l'iniziativa motoria del capo e del cingolo scapolare

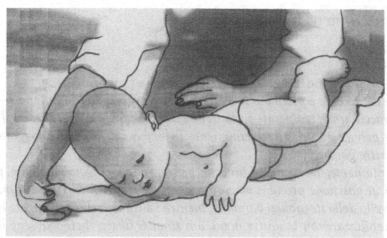

Fig. 4.30. Giocare a muoversi su un fianco

(o del cingolo pelvico) e poi aspettare che il bimbo prenda l'iniziativa del movimento.

★ Il terapista cerca di "cogliere al volo" le intenzioni del bambino nella sua interazione con l'ambiente, assecondandone il progetto e modificando le condizioni ambientali per facilitare il successo dell'iniziativa. È inutile, perciò, che il riabilitatore intervenga muovendo passivamente il bambino da un lato all'altro senza rispettare i tempi di cui ha bisogno per formulare un progetto e trovare le strategie adattive per eseguirlo.

bambino in braccio, prono

☺ *proposta*

→ aiutare il bambino, tenuto in braccio, a passare prono:

1. *se il bambino è piccolo o se le dimensioni corporee lo consentono, porre un braccio trasversalmente sotto il suo cingolo scapolare, l'altro sotto il cingolo pelvico ed adagiare lentamente il bimbo sul fianco, appoggiato sulle nostre gambe;*

2. *lentamente, muovendo il braccio che controlla il cingolo scapolare, portarlo in posizione prona: una nostra gamba deve trovarsi trasversalmente a livello dello sterno del bambino, mentre l'altra a livello del cingolo pelvico;*

3. *mobilizzare con le nostre mani, ora rimaste libere, il cingolo scapolare, la colonna ed il cingolo pelvico del bambino, inducendo contemporaneamente traslazioni di carico, rotazioni sui diversi assi ecc.*

★ La situazione posturale con il bambino prono sulle gambe del terapista (o della mamma) è un punto di partenza per:

• passare direttamente in stazione eretta;
• passare in posizione seduta, con rotazione fra i due cingoli;
• essere vestito e svestito (Fig. 4.31).

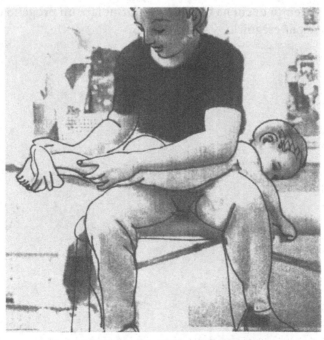

Fig. 4.31. La mamma può svestire il bambino tenendolo prono

tetraparesi moderata

bambino prono

Proporre al bambino la postura prona vuol dire chiedergli di risolvere il problema della gravità. Infatti egli deve trovare una soluzione per tenere su la testa, per appoggiarsi sugli avambracci, per spostare il carico da un emilato all'altro e per liberare un arto. Tale postura richiede inoltre la tenuta in estensione di molti distretti (in particolare le anche) fondamentali per la futura acquisizione della stazione eretta.

☺ *proposta*

→ preparare il bimbo ad un appoggio in avanti sugli avambracci, in modo che possa tenere su la testa con le spalle abbassate ed il cingolo scapolare aperto.
1. *mobilizzare le scapole facendole scorrere in ab-adduzione lungo la gabbia toracica;*
2. *valutare se è presente un soddisfacente ritmo scapolo-omerale;*
3. *allungare i muscoli rotatori, se necessario.*

→ proporre attività che richiedano una distribuzione alternata del carico, un pivoting sull'addome od una rotazione fra i due cingoli.
1. *verificare che inizialmente il cingolo scapolare, la colonna ed il bacino siano estesi, gli arti inferiori abdotti ed extraruotati, in modo che il bimbo si senta stabile;*
2. *effettuare, se necessario, una leggera pressione verso l'avambraccio del bimbo, per enfatizzare l'informazione di carico; fare attenzione che la sua mano sia aperta e disponibile a "ricevere" l'informazione sensoriale;*
3. *enfatizzare la stessa sensazione di carico a livello delle anche estese.*

→ fare proposte funzionali che richiedano risposte di stabilità/mobilità.

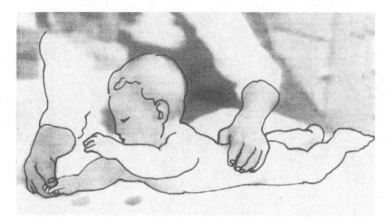

Fig. 4.32. Appoggiarsi su un braccio ed allungare l'altro per prendere un giocattolo

Esempi di risposte:
— *allungare un braccio in avanti per toccare un giocattolo* (Fig. 4.32);
— *spostarsi di lato, facendo perno sull'addome (pivoting);*
— *portarsi verso la postura seduta (e ritorno), con raddrizzamento della colonna e rotazione del tronco, utilizzando diverse modalità d'appoggio sugli arti superiori.*

★ Quando il fisioterapista esercita una pressione leggera e continua su un distretto corporeo del bambino, richiama l'attenzione percettiva su "quella" parte, che diventa un punto stabile per mantenere con sicurezza la postura e per sperimentare delle attività in altri distretti (Affolter e Bischofberger, 1993). Questo tipo di manualità è diversa dalla tecnica del tapping pressorio che, invece, sollecita un reclutamento tonico ed è utilizzata nei bimbi con caratteristiche di ipotonicità.

> ## *bambino seduto*

La postura seduta è una situazione antigravitaria intermedia, che richiede competenze di balance maggiori rispetto alle posture orizzontali poiché la base d'appoggio è meno ampia ed il baricentro è più alto. Il bimbo, in base all'età ed alle competenze acquisite, può arrivare alla postura seduta passando attraverso vari passaggi posturali:

- da supino, con rotazione e raddrizzamento del tronco, gambe abdotte ed appoggio su un braccio;
- da prono, raddrizzando il capo e la colonna, con appoggio su un braccio e rotazione del tronco;
- da quadrupede, con raddrizzamento rotazione del tronco e passaggio seduto in laterale (Fig. 4.33);
- in ginocchio, poi in half-kneeling, (semi-in ginocchio) con rotazione del tronco (p.e. per sedersi su una panchetta);
- in piedi, sedersi (o accovacciarsi) con o senza rotazione del tronco, in base alla posizione del piano d'appoggio;
- seduto su una panchetta, spostarsi verso il suo angolo, o mettersi a cavalcioni, o trasferirsi su un'altra seggiolina;
- ....

Dal punto di vista funzionale, essere messi seduti e rimanervi più o meno correttamente (obiettivo giusto, in certi quadri molto compromessi) è molto

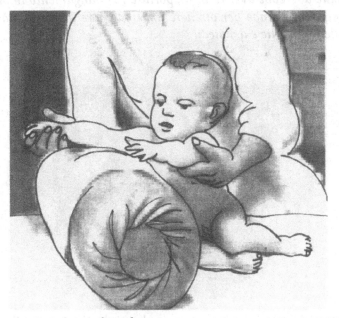

Fig. 4.33. Il passaggio seduto in laterale

diverso dall'avere un reale controllo della situazione seduta, cioè potersi muovere liberamente ed agire contro gravità. Per fare questo occorre avere un sufficiente controllo dei movimenti selettivi al tronco ed al bacino.

☺ *proposta*

→ creare le condizioni ambientali adatte per mantenere la postura seduta:
   Esempi:
   — *superficie d'appoggio ampia, non scivolosa e moderatamente rigida (nel bambino piccolo);*
   — *panchetta o sgabello di altezza pari alla distanza fra cavo popliteo del bimbo e terreno; pavimento non troppo freddo e non sdrucciolevole (nel bambino più grande).*

→ ricercare gli elementi-base per mantenere stabilmente la postura:
   — bacino con disponibilità all'antero/retroversione;
   — capo e tronco in raddrizzamento antigravitario;
   — piedi (scalzi) con un buon contatto al suolo (se il bimbo è seduto su una panchetta).
1. *verificare che il baricentro cada stabilmente dentro la base d'appoggio e che la colonna ed il capo rispondano alla gravità con un raddrizzamento (Fig. 4.34);*
2. *se questo non avviene, cercare una maggiore mobilità del bacino (soprattutto con rotazione anteriore) ed una migliore distribuzione del peso;*
3. *controllare il grado di stiffness dei muscoli degli arti inferiori (che l'azione precedente dovrebbe aver ridotto), portare in allungamento in particolare i muscoli delle gambe per ottenere una maggiore disponibilità al movimento delle caviglie e dei piedi;*

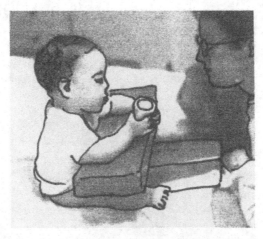

Fig. 4.34. La postura seduta con flessione dell'anca e buon raddrizzamento del tronco

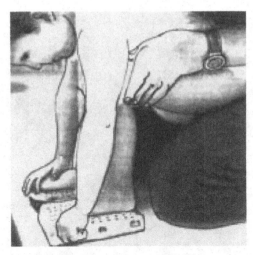

Fig. 4.35. Piedi e mani ricevono informazioni sensoriali diverse

4. *se il bambino è seduto su una panchetta, far sentire su un'area più ampia possibile il contatto della pianta dei piedi con il suolo, dando informazioni di carico differenziate su parti diverse (mediale, laterale, anteriore ecc.);*
5. *soffermarsi a lungo sulle informazioni sensoriali di tipo tattile, proponendo al bimbo il contatto dei piedi con superfici dalle caratteristiche diverse (liscio/ruvido, bagnato/asciutto, caldo/freddo, morbido/duro, con/senza spigoli ecc.) (Fig. 4.35).*

→ proporre al bambino il controllo della postura seduta in contesti ambientali diversi:

Esempi:

a) *sedersi su panchette di altezze diverse;*
b) *sedersi su superfici più larghe o più strette;*
c) *sedersi su superfici di consistenza diversa (più o meno cedevole);*
d) *sedersi su piani d'appoggio con contorni diversi (dritti, arrotondati, spigolosi ecc.; p.e. su uno sgabello o a cavalcioni della gamba del terapista);*
e) *sedersi su superfici con base instabile (es. rotolo o dondolo) (Fig. 4.36);*
f) *sedersi su oggetti che il bimbo può muovere o spostare (es. dondolo o baby-go);*
g) *............*

Se si evidenziano disturbi del sistema vestibolare, è importante che il fisioterapista faccia delle proposte mirate, tali da tenere conto dei problemi specifici del bambino, e che sappia creare una situazione ambientale che non scateni la patologia. P.e. il fisioterapista può scegliere se muovere direttamente il bambino a cavalcioni di un rotolo, evocando delle risposte di balance, oppure invitare il bimbo stesso a fare piccole traslazioni, per adattare il sistema vestibolare allo spostamento (Fig. 4.37).

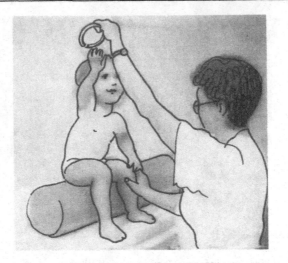

Fig. 4.36. Risposte di balance su una superficie instabile

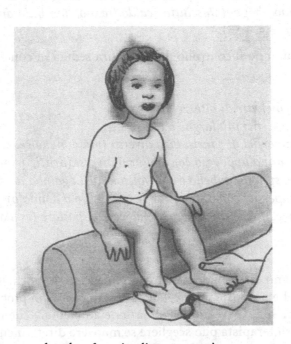

Fig. 4.37. Il bimbo prova da solo a fare piccoli spostamenti

> ## *bambino seduto*

Se il bambino ha i piedi appoggiati per terra, il suo baricentro è stabile dentro una base d'appoggio ampia; senza alcun appoggio, invece, il suo baricentro oscilla dentro una base più ristretta, richiedendo risposte di balance più dinamiche.

☺ *proposta*

➔ cercare risposte di balance in condizioni di maggiore mobilità (p.e. il bimbo è seduto su una superficie stabile, con i piedi che non toccano per terra):

— *indurre mobilità al bacino sul piano sagittale e sul piano frontale, lasciando al bambino il tempo di percepire le nuove informazioni e di adattarvisi posturalmente;*

— *proporre attività che richiedano il movimento delle parti distali, cioè del capo, degli arti superiori ed inferiori (p.e. prendere e tenere un giocattolo con due mani, porgerlo a qualcuno posto di lato ecc.).*

➔ proporre situazioni dinamiche che richiedano una risposta attiva di balance. *Esempi:*

— *ruotare il capo per osservare;*

— *muovere un braccio per prendere (Fig. 4.38);*

— *sporgersi in avanti per toccare;*

— *sollevare e spostare un piede;*

— *..........*

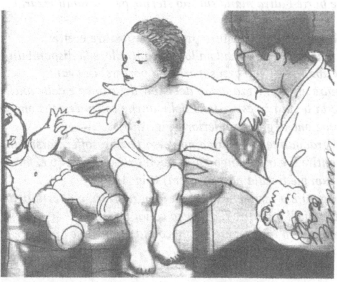

Fig. 4.38. È difficile allungare un braccio, senza spostare il peso sull'anca dello stesso lato

bambino sul pallone

Se il bambino si diverte con la palla grande, il terapista può proporne l'utilizzo in diverse situazioni posturali, sempre però in un contesto di gioco, di novità e di curiosità. Nel caso il bimbo fosse impaurito dall'instabilità della palla e piangesse, il suo utilizzo sarebbe invece inutile e dannoso.

☺ *proposta*

→ muovere il bimbo supino sul pallone:
1. *mettere il bambino supino sulla palla grande ed aiutarlo con le mani a mantenere le anche estese e gli arti inferiori in estensione, abduzione ed extrarotazione;*
2. *muovere la palla con tranquillità e con piccoli spostamenti in tutte le direzioni; le nostre mani sono inizialmente sullo sterno del bimbo, per rassicurarlo ed abituarlo agli spostamenti; in un secondo tempo possono portarsi ai lati del suo tronco;*
3. *controllare sempre che gli spostamenti non inducano un aumento indesiderato del reclutamento muscolare;*
4. *preparare la discesa a terra del bimbo, che si ritroverà verticalizzato con la parte posteriore del corpo appoggiata alla palla e con il terapista davanti a sé;*
5. *tenere le mani sulle ginocchia del bimbo e portarlo verso terra controllando l'estensione delle anche, l'estensione-extrarotazione-abduzione degli arti inferiori ed il buon appoggio sui piedi;*
6. *se necessario, controllare con un braccio entrambi gli arti inferiori del bimbo e porre l'altra mano sul suo sterno, per tranquillizzarlo.*

→ portare il bambino dalla postura prona alla postura eretta:
1. *adagiare il bimbo prono sul pallone e controllare la disponibilità delle scapole ad abdursi e degli arti superiori a portarsi in avanti;*
2. *richiamare un raddrizzamento del capo, del tronco e delle anche;*
3. *favorire la tenuta in estensione delle anche con un'estensione-abduzione-extrarotazione degli arti inferiori (Fig. 4.39);*
4. *portare gradualmente il bambino verso terra e soffermarsi ogni tanto per fargli sentire il carico lungo l'asse degli arti inferiori (p.e. facendo appoggiare i suoi piedi sulla nostra coscia) (Fig. 4.40);*
5. *far appoggiare a terra entrambi gli arti inferiori, o alternativamente, preparando i piedi a sentire il contatto con il terreno;*
6. *portare il bimbo in stazione eretta, con la protezione anteriore del pallone.*

tetraparesi moderata

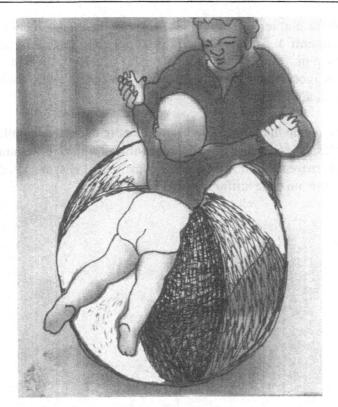

Fig. 4.39. Facilitare l'estensione delle anche sul pallone

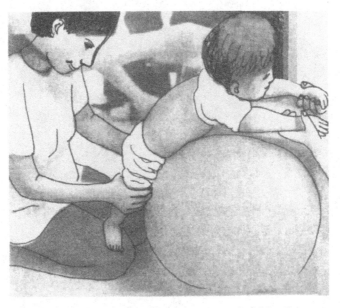

Fig. 4.40. Far sentire gradualmente il peso del corpo sui piedi del bimbo

★ L'uso del pallone è utile per i bambini che hanno un atteggiamento posturale con molti elementi di flessione. Fra questi, i più abili accettano con tranquillità di stare supini, mentre quelli con maggiori problemi, specialmente di tipo percettivo, traggono vantaggio dalla postura prona, che è più "protettiva" rispetto agli stimoli ambientali.

🕭 Durante il passaggio in piedi, il terapista deve assicurarsi che la palla grande sia sufficientemente stabile, appoggiata contro il muro o tenuta dalla mamma, per non creare nel bimbo situazioni di paura e di allarme, tali da provocare un forte aumento della stiffness muscolare.

bambino in ginocchio

Una buona postura in ginocchio richiede un controllo delle anche in estensione, contemporaneamente la flessione delle ginocchia e l'appoggio del piede sul piano orizzontale. Questa postura è difficile anche per il bambino piccolo senza problemi motori, poiché mantiene anch'egli, a lungo, le anche leggermente flesse.

Nel caso di un bambino con tetraparesi moderata (o con diplegia) si propone la postura in ginocchio per:

- ottenere risposte di balance con un baricentro più alto, richiamando in particolare delle strategie d'anca;
- ricercare un allineamento posturale globale con differenti angoli di flessione/estensione a livello articolare;
- preparare il passaggio in half-kneeling per raggiungere la postura eretta.

☺ *proposta*

→ cercare risposte di balance:
1. *lasciare i piedi del bimbo fuori dal piano d'appoggio (tavolo basso), per coinvolgere nel movimento l'articolazione tibio-tarsica;*
2. *verificare la presenza di un buon allineamento posturale iniziale;*
3. *proporre attività che richiedano movimento degli arti superiori, per ottenere risposte di balance sui tre piani (p.e. cercare con lo sguardo un oggetto nella stanza, colpire con le mani un palloncino leggero, prendere al volo un foulard ecc.) (Fig. 4.41).*

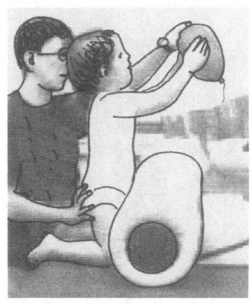

Fig. 4.41. Risposte di balance mentre si muovono gli arti superiori

⏰ Spesso la postura in ginocchio non è ben tollerata dai bambini che hanno problemi di risalita della rotula, dovuti a una stiffness eccessiva del muscolo quadricipite.

⏰ Il bimbo che ha difficoltà a controllare i suoi spostamenti all'interno della base d'appoggio blocca le anche in semiflessione e mantiene i femori in intrarotazione, come strategia per ridurre le oscillazioni dell'asse corporeo, abbassare il baricentro e rendere in tal modo stabile la postura.

bambino verso la postura eretta

L'azione di alzarsi e sedersi, compiuta così frequentemente nel corso della giornata deve rispettare delle caratteristiche biomeccaniche molto precise, sulle quali però si possono articolare variabili del tutto personali. È quindi molto utile "allenare" il bimbo a compiere tale trasferimento posturale in differenti contesti funzionali affinché possa trovare le strategie più economiche per affrontare le diverse variabili ambientali.

Questo passaggio posturale non deve diventare un "esercizio" con delle regole da ricordare, col rischio che venga eseguito bene solo all'interno di un contesto con caratteristiche conosciute, quale è la palestra di fisioterapia. Più che sollecitare il ricordo delle regole giuste per sollevarsi in piedi, è importante far svolgere la sequenza passo dopo passo, dando enfasi alle informazioni sensoriali che il bimbo può percepire e soffermandosi in particolare sulle fasi intermedie del passaggio.

☺ *proposta*
→ preparare la base d'appoggio fra i piedi:
  1. *verificare che l'altezza del piano su cui sta inizialmente seduto il bambino permetta un appoggio degli arti inferiori a terra e che la distanza fra i piedi corrisponda alla larghezza del bacino;*
  2. *preparare gli arti inferiori del bambino a ricevere il carico, modificando le eventuali tensioni muscolari presenti su entrambi gli arti;*

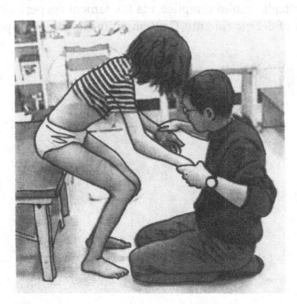

Fig. 4.42. Il passaggio seduto-in piedi, con il baricentro dentro la base d'appoggio

3. *controllare, attraverso lo spostamento del baricentro, la disponibilità del bacino a muoversi, ricercando soprattutto la rotazione in antiversione rispetto al sacro;*

4. *controllare che l'angolo di dorsiflessione della caviglia sia inferiore a 90°;*

5. *verificare che il bimbo abbia delle buone risposte contro gravità a livello del capo e della colonna;*

6. *proporre uno spostamento in avanti del baricentro, attraverso una traslazione del tronco o richiedendo un'attività degli arti superiori verso lo spazio anteriore (Fig. 4.42);*

7. *soffermare il bimbo nella posizione intermedia seduta-eretta, cioè quando il baricentro è entrato nella nuova base d'appoggio fra i due piedi ed il bacino è in grado di sollevarsi senza difficoltà;*

8. *cercare, all'interno di questa situazione, delle risposte di balance, p.e. proponendo al bambino delle attività che richiedano piccole traslazioni di carico.*

→ preparare le condizioni più facili per sollevare il baricentro:

1. *richiamare nel bimbo l'estensione delle anche, coinvolgendo contemporaneamente l'estensione del capo e della colonna (e degli arti superiori, in base all'attività funzionale richiesta) (Fig. 4.43);*

2. *verificare l'estensione delle ginocchia;*

3. *riproporre movimenti del bacino sul piano frontale, attraverso attività che richiedano traslazioni di carico.*

🕒 Durante il passaggio posturale verso la stazione eretta, il terapista talvolta dimentica un dettaglio molto semplice, ma fondamentale, per non ostacolare la corretta meccanica del movimento. Contemporaneamente allo spostamento del

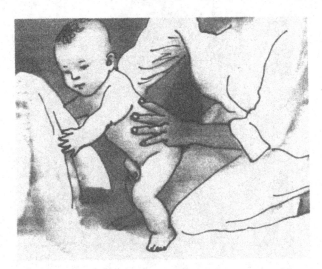

Fig. 4.43. Verso la stazione eretta, con estensione delle anche e raddrizzamento del tronco

baricentro nella nuova area compresa fra i piedi, le ginocchia del bimbo devono avere spazio sufficiente per traslare in avanti; può capitare invece che il terapista, preoccupato di mantenere il corretto allineamento degli arti inferiori, blocchi manualmente le ginocchia del bambino, che si trovano impedite nello spostamento e libere soltanto di estendersi. In questo modo il baricentro rimane collocato posteriormente, al di fuori della base d'appoggio, motivo per cui il bimbo cade all'indietro; invece, con il baricentro correttamente all'interno della base d'appoggio, gli arti inferiori vengono stabilizzati dal peso stesso del bambino.

bambino verso la postura eretta

☺ *proposta*

→ proporre al bimbo situazioni diverse per arrivare alla postura eretta:
  — *alzarsi da piani d'appoggio di altezza, larghezza e consistenza diversa;*
  — *sollevarsi in piedi dalla postura seduto sul rullo, sul pallone o su altre superfici mobili;*
  — *scendere in piedi da un tavolo o altra superficie alta (Fig. 4.44 e 4.45);*
  — *alzarsi dalla posizione accovacciata;*
  — …………

🕐 L'utilizzo di ausilii per mantenere la stazione eretta (stabilizzatori, tavoliproni, tavoli da statica ecc.) deve essere proposto e valutato con molta attenzione poiché rischia di essere un'esperienza con pochi elementi di variabilità e scarse risposte adattive da parte del bambino. Tali ausilii sono però molto utili per fronteggiare la probabile formazione di retrazioni articolari in bambini con una stiffness molto sostenuta o con un quadro globale caratterizzato da più distretti articolari in flessione.

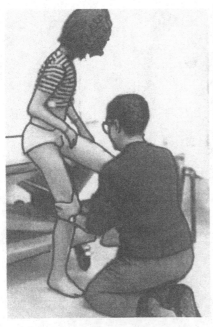
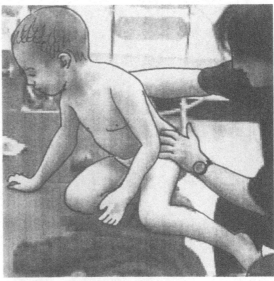

Figg. 4.44 e 4.45. Si può arrivare alla stazione eretta in modi diversi

bambino in piedi

Il fisioterapista che ha l'obiettivo di portare il bambino in piedi, deve prestare particolare attenzione a che il bimbo affronti la postura in stazione eretta tenendo i due cingoli estesi e la colonna raddrizzata. È invece molto probabile che, nella sua storia passata, il bimbo abbia fatto ricorso – per ridurre gli spostamenti del baricentro – alla strategia di "stare fermo", adottando un atteggiamento con i due cingoli flessi.

☺ *proposta*

→ se il bambino arriva in piedi da una postura con alcuni distretti articolari in flessione, ricercare per prima cosa l'estensione a livello delle anche:

— *prima di proporre al bimbo il passaggio posturale, verificare l'effettivo suo carico sulla pianta dei piedi, cioè con un contatto su una superficie più ampia possibile;*

— *verificare la modalità del bacino, l'estensione delle anche ed il conseguente raddrizzamento della colonna;*

— *se è necessario correggere l'atteggiamento del bacino, coinvolgere il bimbo nella ricerca di movimenti selettivi di anti-retroversione; in caso di difficoltà di esecuzione del movimento, le mani del terapista si portano sulle creste iliache e posteriormente all'articolazione coxo-femorale, per facilitare l'estensione delle anche;*

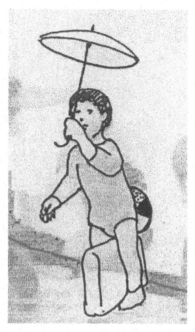

Fig. 4.46. Imparare a mantenere la postura eretta facendo delle attività con gli arti superiori

— *verificare il raddrizzamento del tronco del bambino, con l'estensione del cingolo scapolare;*

— *se è necessario correggere l'atteggiamento delle spalle, proporre un appoggio laterale o posteriore degli arti superiori, con extrarotazione, gomiti estesi e mani aperte.*

➜ chiedere al bimbo attività funzionali e traslazioni di carico, mantenendo il controllo posturale raggiunto:

— *proporre traslazioni attraverso spostamenti del bacino (senza appoggio) sul piano frontale;*

— *proporre traslazioni di carico attraverso attività degli arti superiori (Fig. 4.46);*

— *richiedere attività degli arti superiori, senza perdere l'allineamento raggiunto (p.e. prendere bolle di sapone, tenere un ombrellino aperto ecc.).*

tetraparesi
moderata

bambino in piedi

Per aiutare il bimbo a mantenere la stazione eretta in modo più sicuro e corretto, si possono trovare piccoli accorgimenti od apportare alcune modifiche all'ambiente in modo che egli possa risolvere con maggiore facilità il nuovo problema antigravitario.

☺ *proposta*

→ proporre al bimbo situazioni "facilitanti", che richiedano movimento con piccole traslazioni di carico, mantenendo sempre l'estensione a livello dei cingoli:

Esempi:

— *appoggiare la schiena del bambino, con arti superiori extraruotati e dorso delle mani disponibile a sentire ed esplorare la superficie del muro (p.e. per scoprire – non per prendere – giochi a ventosa appesi, pongo attaccato alla parete ecc.);*

— *appoggiare il bacino del bimbo ad un tavolo che arrivi all'altezza dei glutei e richiedere spostamenti latero-laterali, mantenendo costante l'informazione percettiva attraverso il contatto con il bordo del tavolo (Fig. 4.47);*

— *come nella situazione precedente, il bimbo perde e ritrova il contatto con il bordo del tavolo attraverso spostamenti del bacino sul piano sagittale;*

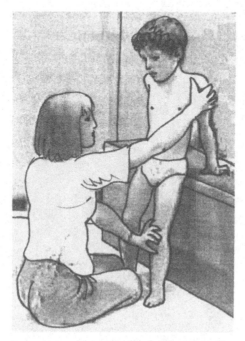

Fig. 4.47. La postura eretta con estensione a livello dei due cingoli

— *se il bimbo ha problemi percettivi, creargli ulteriori confini attorno al corpo, p.e. due tavoli posti lateralmente, entro i quali egli stia con appoggio delle mani aperte;*

— *porre ai lati del bimbo due lunghe corde (tipo roccia), attaccate alle pareti, in modo da fornire un supporto relativamente mobile ma sicuro, al quale il bambino possa tenersi, e suggerire varie attività;*

— *.........*

🕐 Il terapista che prepara il bambino alla stazione eretta, deve evitare di proporre un appoggio anteriore (p.e. un tavolo, la spalliera di una sedia ecc.). Certamente il bimbo si sente più sicuro con un tavolo davanti, perché la base d'appoggio diventa più ampia: il baricentro però si sposta troppo anteriormente rispetto ai suoi piedi, senza permettergli un raddrizzamento spontaneo contro gravità. In questo modo il bimbo rimane con tutti i distretti corporei in flessione e non può perfezionare il suo balance.

bambino che cammina

Il cammino funzionalmente autonomo è un traguardo al quale giungono i bambini che hanno a disposizione un ricco repertorio di movimenti e sono in grado di rispondere in maniera diversificata alle varie richieste ambientali; questi bimbi possono affrontare con più sicurezza il problema del movimento contro gravità perché hanno a disposizione buone risposte di balance.

Il bambino con tetraparesi moderata, arrivato al cammino, presenta molte caratteristiche in comune con il bimbo diplegico, per cui si suggerisce anche la lettura delle proposte successive, che riguardano quel quadro. Il terapista deve però considerare che, rispetto al diplegico, il bambino con tetraparesi ha un coinvolgimento diverso del tronco superiore: minore mobilità e maggiore flessione globale.

Appunti sul cammino:
   a) sul piano orizzontale: la rotazione fra i due cingoli non viene enfatizzata durante lo spostamento lento;
   b) sul piano frontale: all'inizio della fase oscillante dell'arto, l'emibacino si inclina verso gravità (4°-9°); al contrario, in patologia, si osserva un'elevazione per attività dei muscoli del tronco inferiore;
   c) sul piano sagittale: la rotazione del bacino è minima (3°-6°) e poco significativa da proporre durante il trattamento.

☺ *proposta*
→ verificare che nel bimbo vi siano i presupposti per un buon inizio al cammino; in particolare:
   1. *allineamento reciproco dei vari segmenti corporei;*
   2. *estensione a livello dei due cingoli (vedi precedenti proposte per la stazione eretta);*
   3. *appoggio sulla pianta dei piedi sufficientemente valido per sentire e ricevere il carico;*
   4. *presenza di risposte di balance a piccole traslazioni.*

→ preparare il bimbo alla sequenza del passo:
   1. *traslare il peso del bambino su un arto inferiore e preparare l'anca ipsilaterale a sostenere il carico, rimanendo in estensione: la nostra mano va nella regione del medio gluteo ed aiuta l'anca a stabilizzarsi;*
   2. *portare indietro l'arto controlaterale, con estensione dell'articolazione coxo-femorale (Fig. 4.48);*
   3. *verificare che il livello di stiffness presente all'emilato con minor carico*

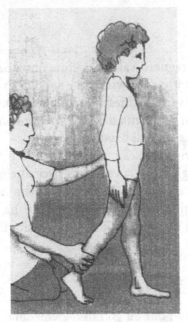
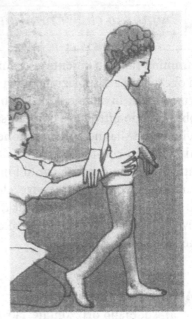

Fig. 4.48. Preparare l'anca in estensione, prima dell'avanzamento dell'arto inferiore

Fig. 4.49. L'arto inferiore avanza utilizzando l'inerzia

consenta la rotazione del bacino sul piano orizzontale e l'avanzamento dell'arto.

→ con entrambe le mani poste dietro l'articolazione coxo-femorale del bambino, facilitare la sequenza del cammino in avanti:

1. *far compiere il primo mezzo passo con l'oscillazione dell'arto rimasto precedentemente indietro; durante l'avanzamento dell'arto, non sollecitare una flessione attiva ma utilizzare il più possibile l'inerzia (Fig. 4.49);*
2. *facilitare la rotazione del bacino e dell'anca che avanza, verificando che ci sia una rotazione controlaterale del cingolo scapolare;*
3. *contemporaneamente all'attacco del tallone al suolo, preparare l'anca del bimbo a ricevere il carico e a sostenerlo in completa estensione;*
4. *ripetere dal lato opposto il ciclo del mezzo-passo, preparando l'arto che precedentemente aveva funzione portante a diventare arto mobile, pronto all'oscillazione.*

È improbabile – o comunque molto difficile – che un bimbo impari a camminare sulle proprie gambe passando attraverso l'uso di quadripodi o di girelli tipo roller. Infatti questi ausilii non richiedono un adattamento posturale antigravitario, bensì inducono un appoggio ed un aggrappamento anteriore, ben lontani da un vero raddrizzamento (Fig. 4.50). Abituano inoltre a muoversi den-

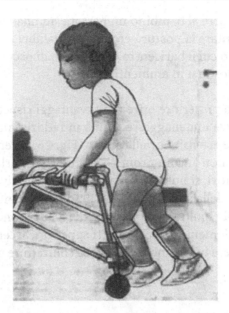

Fig. 4.50. L'uso del girello anteriore provoca uno spostamento del baricentro troppo in avanti

tro una base d'appoggio molto ampia, a compiere una traslazione in avanti poco controllata, ad ignorare il mantenimento del baricentro entro l'area circoscritta dai due piedi.

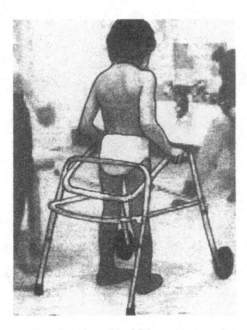

Fig. 4.51. Il girello posteriore favorisce il raddrizzamento antigravitario ma anche il reclutamento tonico

Si può invece proporre al bambino un bastone ad una punta, quando egli ha già imparato ad affrontare la postura eretta sulle gambe; infatti l'uso del bastone allarga la base entro cui il baricentro è più libero di oscillare e può dare maggiore sicurezza per spostarsi in ambienti difficili.

⏰ L'uso di un girello posteriore offre molti vantaggi rispetto a quello anteriore, in particolare induce una maggiore tenuta in raddrizzamento antigravitario e quindi una maggiore estensione delle anche (Fig. 4.51). Però, se il girello è proposto ad un bambino non ancora pronto a sentire ed a traslare correttamente il carico sugli arti inferiori, si nota una risposta poco selettiva in estensione globale, con un aumento della stiffness ed una perdita delle informazioni percettive a partenza dai piedi. Inoltre, se le risposte di balance sono deficitarie, il bambino si sostiene prevalentemente con gli arti superiori, accentuando l'anteroposizione delle spalle che, a lungo andare, provoca contratture muscolari molto difficili da affrontare.

bambino che cammina

È meglio porsi di fronte o dietro al bimbo, che sta imparando a muoversi in stazione eretta? Per trovare la soluzione più corretta è opportuno valutare:

- la sinergia utilizzata prevalentemente:
  il bambino con stiffness moderata che arriva al cammino presenta con maggiore frequenza una sinergia flessoria, per cui il terapista potrà influenzare meglio l'assetto posturale ponendosi dietro di lui;
- i problemi percettivi presenti:
  il bimbo con problemi spaziali e/o di origine vestibolare ha paura di affrontare lo spazio anteriore e si sente più sicuro quando il terapista è davanti a lui.

☺ *proposta*

→ proporre al bimbo "problemi" che richiedano il mantenimento di un atteggiamento posturale in estensione, alternativo a quello in sinergia flessoria:
  — *portare entrambe le mani al cingolo scapolare (area posteriore), richiamando l'adduzione delle scapole, l'estensione delle spalle, l'extrarotazione degli arti superiori e, di conseguenza, un'estensione generalizzata contro gravità;*
  — *proporre al bimbo di tenere in mano un oggetto con gli arti superiori extraruotati (p.e. un vassoio su cui sono appoggiati degli oggetti) (Fig. 4.52).*

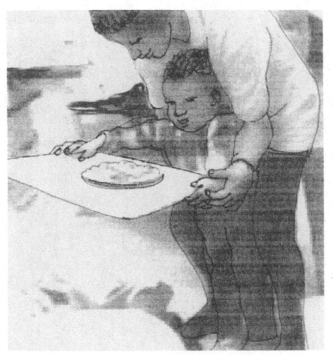

Fig. 4.52. Camminare tenendo un oggetto con entrambe le mani

→ modificare le caratteristiche ambientali per controllare la sinergia flessoria e per dare al bimbo maggiore sicurezza a livello percettivo:

Esempi:

— *porre due tavoli a contatto dei fianchi del bimbo e chiedergli di camminare appoggiando le mani aperte sulla loro superficie; il bambino si sentirà più sicuro fra i confini dei tavoli e manterrà con più facilità l'estensione antigravitaria;*

— *come nella situazione precedente, proponendo il trasferimento indietro, con rotazione controlaterale dei cingoli;*

— *proporre di camminare in ambienti caratterizzati da confini (p.e. in corridoi lunghi e stretti, dentro contenitori con sponde o scatoloni, lungo percorsi fra sedie ecc.);*

— *proporre al bimbo di camminare tenendosi ad un sostegno che lo aiuti a stabilizzarsi, ma che non gli permetta di aggrapparsi: p.e. due corde (tipo roccia), tese lungo i suoi fianchi;*

— ....

tetraparesi moderata

Ipertono nei distretti distali

Nei bambini con una storia di prematuranza si riscontra molto frequentemente una notevole difficoltà a mantenere un'attivazione tonica muscolare sufficiente a sostenere a lungo il raddrizzamento della colonna.

La stabilità del tronco, in questi bimbi, rimane di conseguenza molto deficitaria: ogni volta che provano a "stare su", sembrano esaurire in pochi secondi la forza per rispondere alla gravità. Comunque, non essendo la loro compromissione molto grave, riescono a muoversi nelle varie situazioni posturali, a costo però di impiegare delle strategie ausiliarie, quali aggrapparsi e/o tenersi a qualcosa o a qualcuno. Questa motivazione al movimento, accompagnata dal deficit percettivo causato dall'esauribilità tonico muscolare dell'area centrale del corpo, favoriscono in questi bimbi un aumento della stiffness distale, che ne caratterizzerà in seguito il quadro patologico.

Evoluzione naturale del quadro motorio (differenze specifiche rispetto al quadro con ipertonia moderata presente in tutti i distretti corporei).

Supino. Il bambino, non potendo attivare un adeguato reclutamento muscolare, ha difficoltà a percepire correttamente il contatto tra il suo tronco e la superficie su cui sta sdraiato. Quando si muove, non è in grado di controllare in modo ottimale gli spostamenti del baricentro, che si trova nella parte centrale del suo corpo. Inoltre, non potendo utilizzare con vantaggio i muscoli addominali, trova difficoltà p.e. nel portare verso di sé gli arti inferiori e nello scalciare con una buona sequenza ritmica.

Di conseguenza, qualsiasi tentativo di movimento, privo di una soddisfacente stabilità prossimale, richiede al bambino un impegno maggiore rispetto alla norma ed aumenta la stiffness a livello distale.

Seduto. Non avendo un chiaro riferimento percettivo, il bambino fa fatica a sostenere a lungo la colonna con un raddrizzamento antigravitario: il bacino non risponde alla gravità con una buona anteroversione, il baricentro rimane arretrato all'interno della base d'appoggio, mentre le anche si fissano in semiflessione per stabilizzare la postura e la colonna si atteggia in cifosi (Fig. 4.53). Le risposte di balance si esauriscono anche quando il bimbo è seduto su una seggiolina con schienale, a cui egli tenterà di appoggiarsi immediatamente. Poiché il mantenimento della postura seduta richiede costantemente molti punti di appoggio, egli non potrà usare in modo efficiente gli arti superiori e non sarà in grado di trasferire bene il carico su quelli inferiori (Fig. 4.54). I segmenti distali vengono utilizzati come bilancieri o come strumenti di ancoraggio, invece di essere coinvolti nell'esplorazione manuale e nel contatto con il terreno.

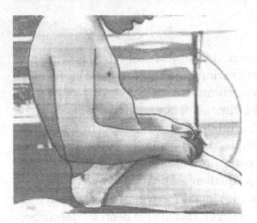

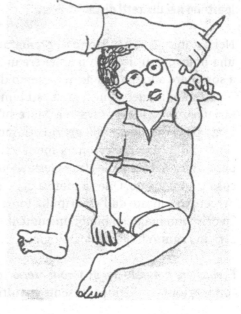

Fig. 4.53. Risposte antigravitarie poco valide al tronco inferiore e al cingolo pelvico

Fig. 4.54. Senza un buon raddrizzamento del tronco è difficile muovere gli arti superiori

In piedi. L'insufficiente attivazione dei muscoli del tronco inferiore e l'impossibilità di un adattamento immediato del cingolo pelvico agli spostamenti del corpo si evidenziano soprattutto in stazione eretta, dove il bacino ruota e si ferma in anteroversione. Poiché il sistema nervoso non fornisce informazioni sufficientemente chiare per controllare gli spostamenti del baricentro, il bimbo è costretto a cercare un appiglio, per potersi muovere con maggiore tranquillità entro una superficie d'appoggio più ampia. Per evitare la caduta in avanti, provocata dall'anteroversione del bacino, il tronco si porta all'indietro, trovando un punto di fissazione a livello della cerniera toraco-lombare della colonna. Ciò induce una forte accentuazione della lordosi lombare ed un aumento della stiffness dei muscoli paravertebrali e dei flessori dell'anca, in particolare del muscolo ileo-psoas.

Anche in questo quadro, a causa della diversa compromissione dei due emilati, si riscontra di frequente il disallineamento del bacino sul piano orizzontale, che accentua l'atteggiamento globalmente asimmetrico.

Che fare?

Nei bambini con un **insufficiente reclutamento muscolare** a livello del tronco e del cingolo pelvico l'obiettivo principale di lavoro è quello di costruire, in tutte le situazioni posturali, migliori risposte di balance, affinché possano:

- mantenere il baricentro entro la base d'appoggio e con un tronco più stabile – avere più abilità funzionali agli arti superiori;
- sentire e distribuire meglio il peso sugli arti inferiori ed essere in grado di compiere movimenti selettivi a livello delle anche e degli arti.

Se questi bambini possono fare affidamento su un punto centrale che dia loro un buon "riferimento percettivo", hanno di conseguenza la possibilità di ridurre il reclutamento muscolare distale e di coinvolgere gli arti in movimenti con più componenti di variabilità.

bambino che si muove a terra

Un bimbo che ha problemi di attivazione della parte centrale del corpo è molto contento di stare sdraiato su un tappeto (p.e. quando gioca per terra) perché il suo tronco deve controllare un baricentro basso ed egli può quindi avere un'iniziativa di movimento maggiore. Tuttavia, già in posizione orizzontale un bambino può conquistare delle abilità significative per una futura competenza antigravitaria a livelli più alti: p.e. quando scalcia (facendo ricorso ai generatori di pattern ritmici), quando si mette su un fianco, sta prono con appoggio sugli avambracci o, più tardi, quando si metterà a sedere. Con una progressione circolare, la motricità delle parti distali rinforza l'attivazione delle parti prossimali, mentre una migliore tenuta prossimale permette di ampliare il repertorio di movimenti alla periferia.

☺ *proposta*
→ facilitare lo sgambettio del bambino:
  1. *osservare la gabbia toracica del bimbo e, nel caso le sue coste siano molto aperte e la respirazione sia superficiale, aiutarlo a trovare un buon ritmo respiratorio, enfatizzando l'espirazione;*
  2. *mantenere una pressione lieve ma decisa della mano sulle ultime coste del bimbo, in modo che rimangano leggermente in chiusura;*
  3. *la pressione della mano ed il contatto del tronco posteriore con la superficie d'appoggio fanno percepire al bimbo l'"ancoraggio" della schiena ad un piano stabile cosicché egli è in grado di muovere con più sicurezza e libertà le altre parti del corpo (Fig. 4.55);*

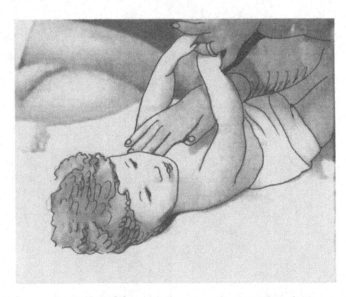

Fig. 4.55. Una buona percezione del tronco favorisce il movimento di altre parti del corpo

4. *sollecitare l'attività dei muscoli addominali attraverso lo sgambettio, solle-vando leggermente il bacino del bimbo;*
5. *i bambini più grandi possono attivare i muscoli retti addominali flettendo il capo in avanti (p.e. mentre guardano un giocattolo messo sulla pancia).*

L'approccio del terapista rivolto a favorire lo sgambettio si differenzia a seconda che il bimbo presenti un reclutamento tonico più sostenuto (vedi i quadri precedenti di tetraparesi spastica) oppure disponga di un tronco ipoattivo. Nel primo caso è necessario anzitutto allungare la catena muscolare posteriore, attivata eccessivamente dall'atteggiamento in estensione. Nel secondo caso, invece, è opportuna un'attivazione contemporanea della catena muscolare anteriore.

bambino che si mette seduto

Il passaggio posturale verso la postura seduta, che implica una rotazione fra i due cingoli, è molto importante perché richiede l'attività dei muscoli piccolo e grande obliquo, molto deficitari in questi bambini.

☺ *proposta*

→ facilitare la prima parte del trasferimento su un fianco, con appoggio in laterale dell'arto superiore:

1. *porre entrambe le mani sul tronco del bimbo – una sullo sterno e l'altra dietro la scapola che dovrà sollevarsi – e sollecitare il movimento di flessione in avanti e di rotazione del tronco;*
2. *continuare il contatto o ridurlo a seconda dell'abilità del bambino.*

→ seguire l'iniziativa motoria del bambino facendo attenzione che il passaggio verso la postura seduta avvenga nelle condizioni meccaniche più vantaggiose:

1. *verificare che un arto superiore abbia la funzione di appoggio laterale, mentre l'altro arto si porta in avanti assecondando la rotazione del tronco;*
2. *aiutare il bimbo a trasferire il carico sull'anca che ha funzione d'appoggio, affinché quest'ultima diventi un fulcro valido, veramente utile al passaggio posturale;*
3. *soffermarsi su quest'ultimo momento della sequenza, importante per la percezione del carico, facendo al bimbo delle proposte di gioco che richiedano piccoli adattamenti posturali sull'anca (Fig. 4.56);*
4. *far concludere la sequenza con gli arti inferiori abdotti.*

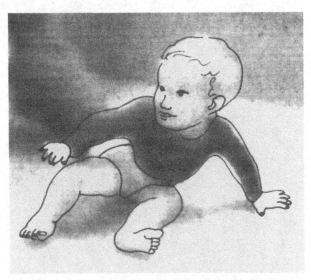

Fig. 4.56. Il passaggio verso la postura seduta, con carico "attivo" sull'anca

Le mani del terapista, quando aiutano il bimbo a percepire con maggiore chiarezza una parte del proprio corpo (tronco, bacino, anca...), devono essere molto attente e pronte a modificare il loro tocco in base alle risposte del bambino. Se le mani del terapista diventano solo un sostegno o un appoggio, ottengono reazioni spesso contrarie a quanto desiderato: il bimbo si lascia andare e non costruisce alcuna competenza contro gravità. Le mani del terapista dovrebbero essere invece leggere ma decise, a contatto del corpo ma pronte a ridurre il loro intervento quando il bimbo inizia a compiere da solo la sequenza di movimento.

bambino seduto

Un bambino con un buon balance nella postura seduta è non solo in grado di controllare l'assetto posturale, bensì può compiere movimenti più selettivi e funzionali a livello delle parti distali. I bambini che hanno invece un controllo precario del tronco presentano difficoltà nella coordinazione occhio-mano non solo a causa dei problemi visivi specifici legati alla prematuranza, ma anche per l'instabilità prossimale che coinvolge il capo e non permette un'attività fine degli arti superiori.

In un bimbo, non più neonato, è indispensabile controllare prima di tutto l'appoggio sui piedi, poi la stabilità del bacino e del tronco, allo scopo di consentire alla parte superiore un movimento più libero e funzionale.

☺ *proposta*
→ ricercare il mantenimento del raddrizzamento antigravitario della colonna:
  1. *proporre al bimbo una postura seduta con base stabile, con i piedi a terra e senza appoggio del tronco ad uno schienale;*
  2. *se necessario, far sedere il bimbo su un piccolo cuneo (altezza massima cm 6) e/o utilizzare una fascia elastica, un asciugamano o un cuscino "para-spifferi" posti nella zona lombare per favorire l'antiversione del bacino ed il raddrizzamento del tronco (Fig. 4.57).*
→ ricercare movimenti selettivi del cingolo pelvico (in base all'età neuroevolutiva del bambino):

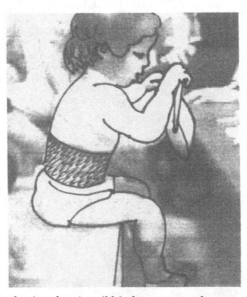

Fig. 4.57. Una cintura elastica alta aiuta il bimbo a stare seduto con il tronco più dritto

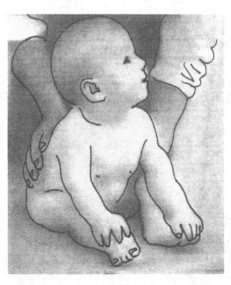

Fig. 4.58. Richiamare il raddrizzamento antigravitario del tronco

(a) nel bambino piccolo:
1. *dare al bacino un'informazione sensoriale di carico con una leggera pressione delle mani sul cingolo pelvico, e richiamare con la mano, attraverso leggere stimolazioni tattili-propriocettive, la tenuta in raddrizzamento della colonna (Fig. 4.58);*
2. *seguendo la motricità spontanea del bambino, assecondare gli spostamenti di peso da un lato all'altro, affinché le anche sentano le differenze di carico ed acquistino alternativamente la funzione di perno, mentre l'altro arto (superiore o inferiore) si solleva;*

(b) nel bambino più grande:
1. *se necessario, preparare gli arti inferiori, ed in particolare il piede, a percepire meglio il contatto con il terreno ed enfatizzare, con una leggera pressione della mano, la sensazione di carico sugli arti;*
2. *guidare con le nostre mani i movimenti selettivi di antero-retroversione del bacino e gli spostamenti latero-laterali (Fig. 4.59);*
3. *proporre al bimbo attività che coinvolgano gli arti superiori e richiedano un controllo attivo contro gravità del tronco, con movimenti più selettivi del bacino (Fig. 4.60).*

➔ coinvolgere capo, occhi ed arti superiori nello svolgimento di una funzione semplice, mantenendo la stabilità del tronco:
1. *richiedere un'attività manuale, organizzata nello spazio anteriore, senza far appoggiare il tronco del bimbo ad una superficie.*

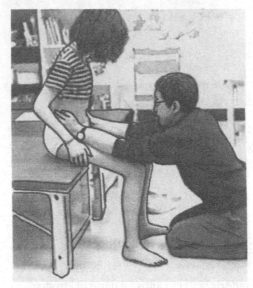

Fig. 4.59. Ricercare i movimenti di antero-retroversione del bacino

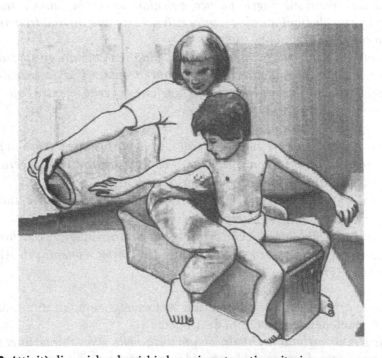

Fig. 4.60. Attività dinamiche che richiedono risposte antigravitarie

tetraparesi moderata

Esempi:
— *spogliare, vestire, pettinare una bambola;*
— *stendere il bucato della bambola;*
— *disegnare nell'aria;*
— *fare giochi d'imitazione gestuale;*
— *......*

2. *combinare l'esplorazione visiva con l'indicazione gestuale:*
— *ricercare un oggetto nascosto nella stanza ed indicarlo;*
— *giocare a tombola, con tabelle figurate appese al muro;*
— *suggerire sequenze prassiche attraverso l'uso del canale visivo e gestuale;*
— *......*

→ coinvolgere tronco, cingolo pelvico ed arti inferiori, ampliando lo spazio d'azione degli arti superiori:
1. *proporre attività ludiche-funzionali che richiedono il movimento degli arti superiori a diverse altezze (p.e. con una flessione anteriore o un'abduzione attorno ai 90°); questo provoca l'innalzamento e lo spostamento del baricentro e impegna la colonna a mantenere l'estensione, anche durante una rotazione:*

Se un bimbo è seduto con o senza un appogggo davanti a sé (p.e. un tavolo), il suo impegno antigravitario è molto diverso: solo nel secondo caso sono sollecitati un efficiente balance del tronco ed il controllo del baricentro entro la base d'appoggio. Con una superficie davanti a sé, invece, è naturale che il bimbo ricerchi l'appoggio, perdendo – oltre al raddrizzamento della colonna – anche un vero carico sugli arti inferiori.

Alcuni accorgimenti che possono facilitare il mantenimento della postura seduta corretta:
a) per favorire l'anteroversione del bacino:
  • seggiolina senza schienale;
  • sedile regolabile con diversi gradi di inclinazione, o cuscino/tavoletta a cuneo;
  • tappetino antisdrucciolo sul sedile.
b) per favorire il raddrizzamento del tronco:
  • tavolo anteriore con piano inclinato regolabile;
  • tappetino antisdrucciolo sotto i piedi.

bambino in piedi

La caratteristica principale che differenzia il bambino con ipovalidità del tronco da quello con tetraparesi moderata o con diplegia è l'adattamento precario del bacino e del tronco alla gravità. Quando è in piedi, il bimbo trova soluzioni particolari di compenso:

- fissazione della cerniera toraco-lombare in iperlordosi;
- anteroversione del bacino;
- flessione delle anche.

Un bacino in tale assetto non è in grado di muoversi al meglio sui tre piani, come è invece necessario nel cammino.

☺ *proposta*

✓ valutare attentamente le tensioni muscolari attorno all'area del bacino:

— *allungare i muscoli paravertebrali, soprattutto quelli del tratto toraco-lombare, ed i flessori delle anche, ponendo il bimbo in una postura ritenuta idonea;*

— *richiamare l'attività dei muscoli addominali, retti e/o obliqui, con stimolazioni di tipo tattile-propriocettivo (p.e. tapping) (Fig. 4.61);*

— *sollecitare l'attività del medio-gluteo per stabilizzare l'anca con una buona estensione.*

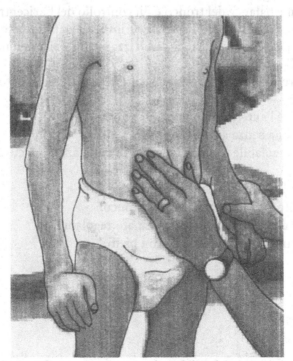

Fig. 4.61. Stimolazioni tattili-propriocettive per la stabilità del tronco inferiore

→ ricercare e far sentire al bambino i movimenti del bacino sui tre piani:
   — *sul piano sagittale, enfatizzare la retroversione del bacino con arti inferiori estesi ed allineati;*
   — *cercare i movimenti sul piano frontale, proponendo attività che richiedano lo spostamento in laterale del baricentro e una diversa distribuzione del carico su un arto e sull'altro;*
   — *facilitare la rotazione del bacino sul piano orizzontale con attività che richiedano piccoli spostamenti in un'area ristretta (p.e. prendere giochi/oggetti nello spazio anteriore laterale), oppure in uno spazio più grande (p.e. durante il cammino).*

tetraparesi moderata

Cap. 5
Il bambino con diplegia

Come riscontrato anche in altri quadri, per la diagnosi di diplegia non c'è molta uniformità fra le diverse scuole riabilitative poiché molte di esse prendono in considerazione segni e caratteristiche della patologia leggermente differenti. Per esempio, uno stesso bambino può essere considerato diplegico da una scuola e tetraplegico con coinvolgimento maggiore degli arti inferiori, da un'altra. Tali divergenze non dovrebbero costituire un problema per il fisioterapista, che deve soprattutto osservare e valutare quali sono le potenzialità del bambino, indipendentemente dalla diagnosi che viene fatta. Gli elementi che dovranno guidare il fisioterapista nell'impostazione del suo lavoro saranno l'analisi delle abilità funzionali del bambino, l'individuazione delle sue scelte strategiche per risolvere un compito e la messa a fuoco delle componenti deficitarie.

È inoltre vero, come si è detto precedentemente, che un problema di movimento non può essere limitato ad un'area circoscritta, senza coinvolgere affatto altre parti del corpo. Un bambino con una maggiore difficoltà di movimento a livello del cingolo pelvico e degli arti inferiori, come nel caso del bimbo diplegico, mostrerà sicuramente problemi anche in altri distretti corporei poiché questi ultimi saranno chiamati a muoversi senza la compartecipazione efficiente del bacino e degli arti inferiori. Per questo motivo si può affermare che tutti i bambini diplegici diventeranno presto potenzialmente tetraplegici (pur sempre con un interessamento maggiore degli arti inferiori...) o, se si vuole rovesciare il punto di vista, quelli senza compromissione grave potrebbero essere chiamati sin dall'inizio diplegici.

In generale, bisogna anche tenere conto del fatto che quasi tutti i bambini con tetraparesi hanno problemi maggiori agli arti inferiori, sia per la tipologia del danno neurologico, sia per il diretto coinvolgimento di questi segmenti nella funzione antigravitaria che richiede, entro breve tempo dalla nascita, la presa di contatto dei piedi con il terreno e l'adattamento dell'asse longitudinale del corpo. Per il bimbo, infatti, il compito più alto da affrontare sarà quello di imparare a muoversi come un pendolo invertito, dinamico ed in equilibrio, attivando una risposta antigravitaria in senso caudo-cefalico, cioè a partenza dalla pianta dei piedi.

Esiste comunque una piccola distinzione fra il percorso evolutivo e le scelte di un bimbo con compromissione iniziale circoscritta al cingolo pelvico (bambino diplegico), o con una compromissione più distribuita (bambino con tetraparesi). La scuola bobathiana ha sempre messo in evidenza tali differenze: il bimbo diplegico parte da un deficit particolarmente localizzato a livello del bacino e degli arti inferiori, che influenzerà i distretti corporei a monte, potenzialmente efficienti ma direttamente condizionati dal punto di vista operativo; il bimbo tetraparetico (con una alterazione moderata della stiffness muscolare) ha una compromissione più distribuita ed è costretto a fare immediatamente scelte dipendenti dalle difficoltà di tutte le parti del corpo. Per esempio, l'organizzazione antigravitaria è differente quando il tronco deve stabilizzarsi senza un chiaro riferimento propriocettivo dei distretti sotto di sé, oppure quando esso stesso è il punto centrale di una massa che ha le varie parti in disarmonia fra loro.

Caratteristiche del bambino diplegico
- movimenti poveri e poco selettivi, compromissione inizialmente circoscritta al cingolo pelvico e agli arti inferiori;
- difficoltà ad utilizzare i generatori di pattern legati allo sgambettio e, più tardi, al cammino;
- reclutamento tonico inizialmente moderato e circoscritto agli arti inferiori, maggiore con l'aumento dell'impegno antigravitario;
- progressiva perdita del repertorio funzionale delle altre parti del corpo (tronco, cingolo scapolare, capo e arti superiori), coinvolte per superare il problema dell'organizzazione antigravitaria.

I bambini diplegici hanno tutti una storia di prematuranza (Hagberg, 1989): il 76% sotto le 32 settimane di gestazione e il 24% fra le 32 e 37 settimane. Il danno neurologico elettivo per questo quadro è la leucomalacia periventricolare; l'interessamento della sostanza bianca può portare, oltre al problema motorio (interessamento delle fibre discendenti che passano a livello del foramen di Monro), problemi di esplorazione visiva (interessamento dei tratti genicolo-calcarino e genicolo-temporale) (Sweeney, 1986). A causa della leucomalacia è inoltre possibile un'interruzione delle fibre ascendenti talamo-corticali che arrivano a diverse aree associative sensoriali e che provocano disturbi dello schema corporeo, dell'orientamento visuo-spaziale e di stereognosi.

> *Appunti*
> Classificazione secondo le varie scuole:
> Bobath (1975) e B. Hagberg (1989): diplegia spastica
> Ferrari (1997): forme diplegiche → bambini "propulsivi", "gonna stretta",
> "funamboli", "temerari"
> Michaelis (1988): sindrome spastica → diplegia

Evoluzione naturale del quadro motorio

Supino. Il bimbo diplegico si mette facilmente in relazione con la mamma, aggancia lo sguardo (se non sono presenti problemi oftalmologici) e risponde alle sollecitazioni esterne. Nel bambino piccolo si osserva uno sgambettio che, a prima vista potrebbe sembrare normale, ma che, ad un'attenta osservazione, mostra movimenti limitati e poco variabili, soprattutto a livello delle caviglie e delle dita dei piedi (ovviamente può essere ancora presente il grasp fisiologico).

Il bimbo non utilizza i generatori di pattern ritmici, potenziali organizzatori, in futuro, della marcia; lo sgambettio non risulta fluido, armonico e vivace. Gli arti inferiori si possono flettere ed abdurre, ma lo schema ripetitivo ricorda la sinergia flessoria e, nella fase di estensione, un arto è sempre un po' più flesso rispetto all'altro.

L'arto più flesso rivela, a monte, un disallineamento del bacino (Fig. 5.1) con conseguente avvicinamento del cingolo scapolare e del pelvico da un lato. L'obliquità del bacino facilita un progressivo atteggiamento in intrarotazione dell'arto meno flesso.

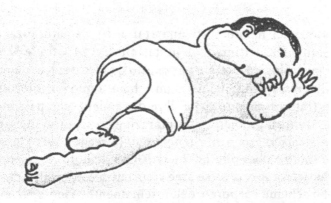

Fig. 5.1. Un arto inferiore più flesso rivela un disallineamento del bacino

In questa fase il controllo del capo e l'uso degli arti superiori sembrano normali, in quanto non sono ancora molto coinvolti in un compito antigravitario. Infatti, il capo è libero di muoversi e gli arti superiori possono giocare sulla linea mediana, seppure uno risulti meno competente dell'altro a causa dell'alterato rapporto fra i due cingoli.

Prono. Spontaneamente il bambino rotolerà (mezzo rotolone) verso il lato in cui i cingoli sono più avvicinati, utilizzando come primi motori il capo ed il cingolo scapolare che mostrano più variabili di movimento rispetto alla parte inferiore del corpo. La gamba a monte segue, con movimenti poco selettivi e con un aumento della stiffness causato dalla fatica e dalla poca fluidità della sequenza.

Se il bimbo è messo prono, o sa già arrivarci da solo, è in grado di appoggiarsi sugli avambracci; in futuro, però, avrà difficoltà a stare sulle mani ed a spingersi sulle braccia estese perché manca di una buona estensione a livello delle anche.

Gli arti inferiori hanno un atteggiamento asimmetrico, non solo per la loro diversa caratteristica, ma anche per il disallineamento della parte prossimale.

Il bimbo non si sposta facendo perno sulla pancia (pivoting) perché gli mancano l'estensione delle anche e l'abduzione-estensione degli arti inferiori.

Striscerà spingendosi sugli avambracci, iniziando ad utilizzare una strategia che comporta un coinvolgimento eccessivo della parte superiore, in un atteggiamento globale flesso (Fig. 5.2). Nello sforzo propulsivo, le gambe seguono mentre il coefficiente di stiffness aumenta.

Per poter giocare con più libertà, il bimbo si mette su un fianco, accentuando l'atteggiamento globale asimmetrico.

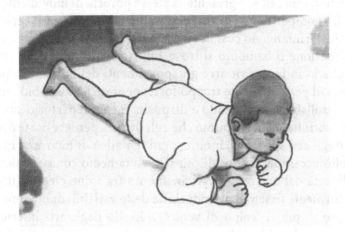

Fig. 5.2. Il bimbo striscia spingendosi sugli avambracci

👍 *Vantaggi*
— primi spostamenti del bimbo
— esplorazione ambientale
— raggiungimento di obiettivi
— gratificazione del bimbo e della famiglia

👎 *Svantaggi*
— consolidamento di strategie semplificate
— disallineamenti posturali
— aumento progressivo della stiffness muscolare
— riduzione progressiva dell'escursione articolare

Seduto. Il bambino si mette a sedere senza difficoltà apparenti ed in tempi paragonabili a quelli del bambino normale. Non avendo però organizzato dei buoni movimenti selettivi a livello del cingolo pelvico, non è capace di modulare la retro/anteroversione del bacino con la "cerniera" della colonna: da prono non mostra una buona estensione delle anche, da seduto non raggiunge un'adeguata flessione ed il conseguente raddrizzamento della colonna. Senza flessione delle anche, gli arti inferiori non si abducono ed il baricentro non può portarsi in avanti; per tenere il baricentro entro la base d'appoggio e per non cadere all'indietro, il bambino seduto a terra deve rimanere con il capo ed il tronco flessi in avanti. Le mani sono utilizzate per tenersi a qualcosa, in modo da stabilizzare la postura ed allargare la base d'appoggio.

Se il bimbo è messo seduto sul seggiolone, per esempio al momento della pappa, o più tardi su una sedia, ripresenta la stessa povertà di movimenti a livello del bacino, che non permette l'avanzamento del baricentro ed il carico sugli arti inferiori, i quali rimangono così in estensione (Fig. 5.3).

In questa situazione il bambino si trova imprigionato dentro un atteggiamento coatto, che lo induce a ridurre gli spostamenti del baricentro per non crearsi situazioni di perturbazione troppo forte; ogni variabile di movimento è per lui poco controllabile, non avendo a disposizione un repertorio sufficiente di risposte. È soprattutto a questo punto che egli inizia a perdere parte delle abilità funzionali degli arti superiori. Inoltre, ogni tentativo di muoversi in condizioni di difficoltà accentua ancora di più il reclutamento tonico. Poiché permangono l'obliquità del bacino e l'avvicinamento fra i due cingoli (un atteggiamento ulteriormente fissato dalla riduzione delle variabili di movimento), si evidenzia sempre di più il "colpo di vento" a livello degli arti inferiori, che mostra la deviazione da un lato di questi ultimi e l'accentuazione del carico su un'anca.

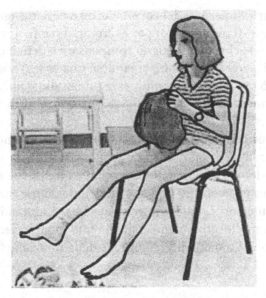

Fig. 5.3. Il baricentro retroposto non permette un appoggio sugli arti inferiori

La necessità di variare poco la postura contro gravità non consente al bambino di adattarsi adeguatamente allo spazio circostante: la parte posteriore rispetto al suo corpo non solo rimane poco conosciuta ma lo spaventa.

In questa fase, in cui il bambino si sta alzando contro gravità, gli vengono a mancare le risposte sufficienti per risolvere il problema del balance antigravitario. E soprattutto adesso la mamma diventa consapevole delle effettive difficoltà del bambino ed è preoccupata della possibile patologia.

Vantaggi
— contatto con l'ambiente con capo e tronco in verticale
— migliore partecipazione alla vita di relazione

Svantaggi
— consolidamento dei disallineamenti posturali
— consolidamento delle strategie di compenso
— ulteriore aumento della stiffness muscolare
— ulteriore riduzione dell'escursione articolare
— problemi percettivi relativi allo spazio peripersonale

In ginocchio. La parte superiore del corpo viene sempre maggiormente reclutata in ogni iniziativa di movimento: per avere finalmente il tronco e le braccia libere (in modo tale che non debbano compensare il deficit della parte inferiore) il bambino si siede fra i talloni, creandosi una base d'appoggio larga su cui la colonna può muoversi con ampiezza. Il disallineamento del bacino influenza l'atteggiamento delle gambe flesse: un arto è intraruotato e l'altro extraruotato.

La mancata estensione delle anche non permette al bambino di rimanere a lungo in ginocchio con un buon raddrizzamento.

La scarsa selettività dei movimenti del bacino ed il difficile ricorso ai generatori di pattern non permettono uno spostamento con movimenti ritmici ed alternati degli arti inferiori: il bambino si sposta a balzi, aiutandosi con le braccia, in uno schema molto grossolano. Ugualmente quando tenta di spostarsi carponi, non dispone di movimenti reciproci e della rotazione fra i due cingoli (Fig. 5.4).

👍 *Vantaggi*
— possibilità di manipolazione
— esplorazione dell'ambiente attraverso lo spostamento

👎 *Svantaggi*
— ulteriore perdita di selettività nei movimenti del bacino e degli arti
  inferiori

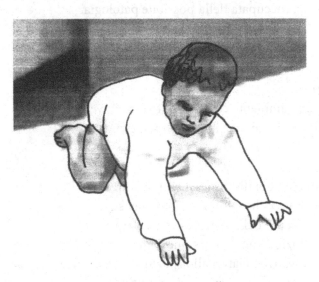

Fig. 5.4. Mancanza di movimenti reciproci alternati nello spostamento carponi

In piedi. Per il bimbo è troppo difficile utilizzare un corretto passaggio in half-kneeling per mettersi in piedi, in quanto non ha buoni movimenti selettivi a livello delle anche. Ancora una volta egli usa le braccia per aggrapparsi a qualcosa, trascinandosi dietro la parte inferiore, che accenna solo un iniziale half-kneeling (Fig. 5.5). Tutta la sequenza avviene in maniera molto veloce.

Una volta in piedi, il carico sugli arti inferiori si differenzia: un arto ha una funzione predominante di sostegno, con flessione dell'anca ed appoggio a tutta pianta (è presente però un angolo di flessione dorsale molto aperto a livello della tibio-tarsica, a causa del tricipite surale contratto); l'altro arto è più flesso ed intraruotato (con un piede "equino" che prende contatto col terreno solo con l'avampiede), ha minore carico ed assolve prevalentemente al compito di procurare una base d'appoggio più ampia. Durante il cammino i due arti si scambiano rapidamente i compiti, con molta fretta e senza precisione, "rincorrendo" il baricentro. La funzione di bilanciamento viene affidata alla parte superiore del corpo, con le braccia che si abducono o si portano in avanti (Fig. 5.6), mentre il bacino, trazionato dai muscoli flessori delle anche, è bloccato in antiversione e mostra un'iperlordosi a livello lombare. La poca selettività dei movimenti di tutti i distretti non permette di modulare la velocità, di gestire le pause e di cambiare direzione.

Le parti periferiche non diventano mai dei buoni strumenti per ricevere le informazioni sensoriali perché sono impegnate diversamente: i piedi non possono avere un buon contatto con il terreno ed adattarvisi correttamente, gli arti

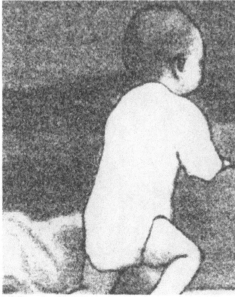

Fig. 5.5. Tentativo di passaggio in half-kneeling

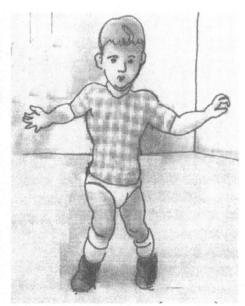

Fig. 5.6. Gli arti superiori usati come bilancieri

superiori non sono in grado di eseguire movimenti raffinati in quanto impegnati in funzioni più grossolane, quali bilanciare il corpo, sostenersi, aggrapparsi.

Le eventuali difficoltà visuo-percettive primarie aumentano ulteriormente poiché la testa, sede della funzione visiva, non rimane indipendente, ma è coinvolta nei compensi funzionali necessari per compiere un movimento.

L'impiego progressivo degli arti superiori per funzioni di sostegno impoverisce l'acquisizione di competenze raffinate di tipo prassico e gnosico.

Problemi associati:
* visivi (strabismo)
* visuo-percettivi
* spaziali
* tattili-propriocettivi

Che fare?

Ad una valutazione superficiale, il bambino con **diplegia** può sembrare molto simile al bambino con tetraparesi moderata; l'attenzione del fisioterapista deve focalizzarsi in particolare sui movimenti selettivi del bacino e sui problemi di tipo percettivo.

Obiettivi di lavoro per il bambino (autonomia/qualità della vita):
- acquisizione di abilità diversificate a seconda delle richieste ambientali, con buone competenze di balance;
- migliore attenzione percettiva ed elaborazione delle informazioni sensoriali;
- autonomia funzionale nelle attività quotidiane, se necessario con utilizzo di ausilii specifici.

Obiettivi di lavoro per il genitore (gestione del bambino):
- riconoscimento delle potenzialità del bambino, per indirizzarle verso l'acquisizione di nuove funzioni;
- riconoscimento delle difficoltà e dei problemi attuali del bambino, per fargli proposte più corrette ed evitare alcune sue soluzioni compensatorie;
- apprendimento delle modalità di accudimento del bambino piccolo, soprattutto se è particolarmente fragile per una storia di prematuranza;
- sostegno a favore della crescita del bambino verso l'autonomia, anche attraverso la condivisione di appropriate scelte riabilitative (es. ortesi, interventi chirurgici, ausilii specifici ecc.).

Obiettivi di lavoro per il lavoro del fisioterapista (trattamento):
- adattamento posturale del bambino nelle diverse situazioni antigravitarie, con progetti prognostici di solito elevati, che prevedono il cammino;
- attenzione alla selettività dei movimenti, soprattutto (ma non solo) attorno all'area del bacino, per ridurre il ricorso a strategie di compenso;
- problem solving sensoriale, per affrontare i problemi percettivi;
- organizzazione delle competenze prassiche e gnosiche;
- mantenimento di condizioni ottimali a livello articolare, del tessuto connettivo e muscolare, per enfatizzare la loro funzione di recettori ed effettori;
- pianificazione, all'interno delle diverse competenze professionali, di eventuali correzioni chirurgiche e delle prescrizioni di ortesi/ausilii;
- individuazione di strategie funzionali per l'autonomia quotidiana.

bambino con la mamma

La mamma di un bimbo piccolo con una probabile storia di prematuranza o di disturbi della sfera autonomica, dovrà far fronte agli impegni dell'accudimento: tenerlo correttamente in braccio, dargli da mangiare, cambiarlo, consolarlo ecc. Senza assumersi il ruolo di una mamma-terapista, potrà essere aiutata a capire il bambino e ad appropriarsi di alcune semplici competenze, tali da migliorare il rapporto del figlio con il mondo circostante.

★ La mamma che fa "fare ginnastica" al proprio bambino gli trasmette una meravigliosa esperienza di contatto, di dialogo tonico-corporeo e di comunicazione che facilita l'inizio del loro rapporto. Il terapista può suggerire con molta discrezione alcuni movimenti semplici da attuare durante l'accudimento del bambino.

☺ *proposta*

→ mobilizzare le anche, la colonna, gli arti inferiori del bimbo supino:
  1. *allungare gentilmente i muscoli della colonna ed allineare il bacino;*
  2. *flettere ed estendere le anche; flettere, estendere ed abdurre gli arti; mobilizzare le caviglie ed i piedi.*

→ curare le stimolazioni sensoriali, soprattutto di tipo tattile:
  1. *massaggiare delicatamente con olio il bambino, in particolare l'addome e le gambe (a tale proposito sono molto interessanti le proposte dell'Infant Massage);*

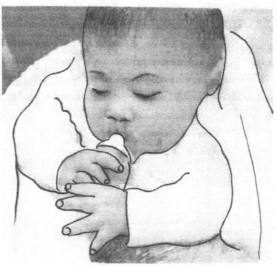

Fig. 5.7. Il bambino ha bisogno di riferimenti percettivi stabili e confortevoli

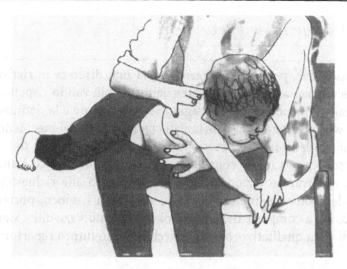

Fig. 5.8. La mamma può tenere prono il suo bambino

→ porre il bimbo in un assetto posturale confortevole e con riferimenti percettivi stabili, per aiutarlo ad interpretare le caratteristiche dell'ambiente circostante.

Suggerimenti:
— *prono o supino, utilizzando cuscini a ferro di cavallo (nel caso di un bambino molto piccolo) (Fig. 5.7);*
— *prono sul tappeto o su un cuneo;*
— *seduto in seggioline o scocche di misura adeguata, se necessario, con spinte correttive.*

È molto importante che il bimbo mantenga a lungo la postura prona (p.e. durante il gioco, in braccio alla mamma ecc.) per ricevere una buona informazione propriocettiva di anche in estensione (Fig. 5.8).

bambino piccolo sul tappeto

Il bambino diplegico che, per sua caratteristica, ha una discreta iniziativa di movimento, può sembrare a prima vista potenzialmente più valido rispetto alla sua condizione reale. Proprio per questa ragione la valutazione e la definizione degli obiettivi di lavoro devono essere formulati con molta attenzione. Mentre il bambino più grande presenta un repertorio funzionale già organizzato in base a strategie di compenso più o meno consolidate, quello piccolo, invece è ancora molto disponibile a trovare soluzioni differenti in rapporto alle richieste dell'ambiente. Per tale motivo è quindi possibile, attraverso il gioco, portare il bimbo ancora piccolo, a compiere delle scelte di movimento variabili e significative dal punto di vista qualitativo, tali da arricchire il suo futuro repertorio.

☺ *proposta*

→ allungare e/o mobilizzare i muscoli che potrebbero diventare (o si presentano già) contratti:

1. *in qualsiasi postura si ritenga più utile o più facile (a, b, c...), allungare i muscoli eventualmente contratti del tronco posteriore e degli arti inferiori (con riferimento a questi ultimi, in particolare, detendere i muscoli flessori delle anche, gli adduttori, gli ischio-crurali, il tricipite surale, i flessori plantari del piede).*

Esempi di posture:
  — *bambino tenuto in braccio dalla mamma (nel caso di un bambino ancora piccolo);*
  — *prono su un piano d'appoggio o su un cuneo;*
  — *prono di traverso su un rullo o sulle ginocchia del terapista;*
  — *supino su un piano d'appoggio.*

→ sollecitare correttamente qualsiasi passaggio posturale che coinvolga in modo significativo il bacino ed il suo rapporto con la colonna e gli arti inferiori.
Esempi:
  — *toccarsi i piedi e giocare con essi;*
  — *scalciare;*
  — *mettersi su un fianco (enfatizzando il coinvolgimento del cingolo pelvico);*
  — *mettersi prono e ritorno (coinvolgimento del cingolo pelvico, come sopra);*
  — *stare sdraiato (prono o supino) o seduto su un rullo, scavalcarlo, stare a cavalcioni;*
  — *mettersi a sedere con le gambe estese (long-sitting), su un fianco (side-sitting) ecc.;*
  — *spostarsi facendo perno sul bacino ed abducendo gli arti inferiori (pivoting);*
  — *mettersi in ginocchio, in half-kneeling;*
  — *…..*

diplegia

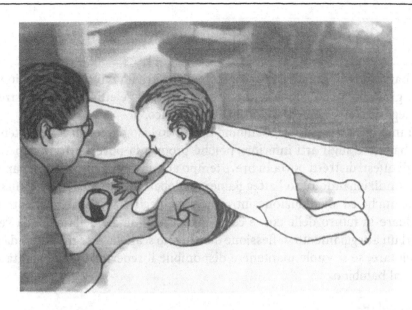

Fig. 5.9. Nella postura prona le anche sono in estensione

→ enfatizzare l'estensione del bacino:
  1. *posizionare il bambino prono su un tappeto e su un cuneo e lasciarlo a lungo in questa posizione, proponendo attività di tipo ludico* (Fig. 5.9).

> *bambino grande supino*

Ad un bambino più grande si possono chiedere attività motorie molto più vicine alla ginnastica tradizionale, con movimenti più selettivi e precisi, strettamente legati all'emergere di un problema specifico.

Durante il trattamento del bambino diplegico bisogna focalizzare l'attenzione sul bacino e sugli arti inferiori, poiché proprio la povertà di movimento a livello di questi distretti porta in breve tempo al coinvolgimento di altre parti del corpo, condizionando tutto l'atteggiamento globale. Infatti, insieme alla flessione delle anche ed all'adduzione-intrarotazione degli arti inferiori, si potranno individuare in futuro delle curve compensatorie anomale della colonna vertebrale ed un atteggiamento in flessione del cingolo scapolare: segni questi da non sottovalutare, se si vuole mantenere disponibile il repertorio delle abilità raggiunte dal bambino.

☺ *proposta*

→ cercare insieme al bambino l'allungamento della catena muscolare posteriore del tronco:

1. *aiutare il bimbo ad abbassare le coste ed a spianare la colonna, in modo che questa rimanga a contatto con la superficie d'appoggio (facilitare il movimento con l'espirazione);*
2. *allungare il tratto cervicale della colonna del bimbo;*
3. *cercare insieme a lui, i movimenti di retroversione del bacino, facendogli mantenere gli arti inferiori flessi ed i piedi appoggiati (Fig. 5.10);*
4. *lavorare per l'estensione del cingolo scapolare (allungamento dei muscoli pettorali) e per l'abduzione-extrarotazione degli arti superiori;*
5. *cercare ulteriori movimenti di antero-retroversione del cingolo pelvico, chiedendo di mantenere la parte posteriore del torace sempre a contatto col piano.*

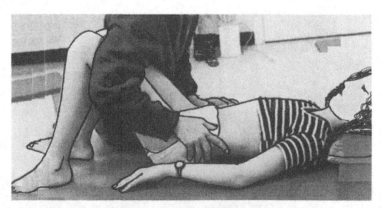

Fig. 5.10. Ricercare i movimenti di retroversione del bacino

→ prestare attenzione alla presa di contatto dei piedi con il piano d'appoggio:

1. *osservare le aree di contatto dei piedi con il terreno e valutare quali musco-li sono contratti e non permettono un buon appoggio;*
2. *in base a quanto valutato, allungare i muscoli contratti, in particolare i muscoli della gamba e della pianta del piede;*
3. *allungare i muscoli della pianta del piede, a seconda del tipo di contatto riscontrato (appoggio sulla parte esterna, mediale ecc.);*
4. *dare una stimolazione sensoriale di tipo tattile e propriocettivo alla pian-ta del piede, per metterla "in ascolto" del terreno, o per farle alzare la soglia di tollerabilità allo stimolo (Fig. 5.11);*
5. *se necessario, dare una stimolazione di tipo propriocettivo lungo l'asse della gamba, per far sentire e mantenere il carico sull'arto.*

→ chiedere il sollevamento del bacino (ponte):

1. *prima di staccarsi dal piano d'appoggio, il bacino deve essere disponibile al movimento, in particolare alla retroversione rispetto al sacro;*
2. *la sinfisi pubica si solleva per prima, mentre il resto segue;*
3. *il bimbo ritorna alla posizione precedente appoggiando prima il rachide e per ultimo il bacino.*

★ Nella posizione del ponte sono previste numerose varianti, proponibili al bambino in base al suo problema specifico. Il ponte è molto importante perché richiede un controllo specifico del bacino, soprattutto per i movimenti selettivi di antero-retroversione e di estensione dell'anca e per il carico sui piedi distri-buito uniformemente (od enfatizzato più da un lato rispetto all'altro, se neces-sario).

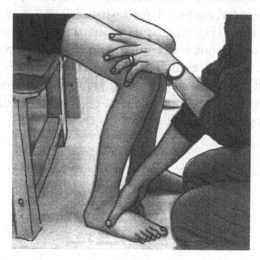

Fig. 5.11. Stimolazione tattile-propriocettiva alla pianta del piede

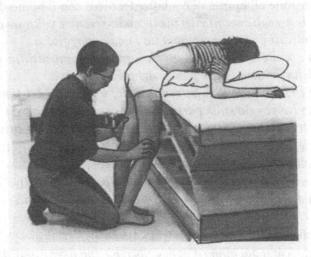

Fig. 5.12. L'allungamento della catena muscolare posteriore in prone-standing

È impossibile fare un lungo elenco delle diverse combinazioni attorno a questa posizione, ma si può richiamare l'attenzione su alcune situazioni:

— *mantenendo l'estensione delle anche, sollecitare (anche attraverso l'enfasi verbale o musicale) dei movimenti alternati di carico sugli arti inferiori, richiamando così dei movimenti ritmici molto vicini ai generatori di pattern tipici della marcia;*

— *combinare l'esecuzione del ponte con la flessione anteriore a 90° della spalla, per coinvolgere maggiormente i muscoli addominali.*

È inoltre molto interessante ed efficace lavorare per l'allungamento di tutta la muscolatura posteriore (ed anche dei nervi periferici) ponendo il bambino nella posizione prone-standing (Fig. 5.12). Questa situazione posturale prepara a raggiungere una migliore stazione eretta, quindi non deve essere passiva: per esempio è essenziale che le mani e gli avambracci del bimbo percepiscano attivamente il contatto sul piano d'appoggio ed egli sia pronto a modificare in qualsiasi momento il proprio assetto. È certamente una proposta di lavoro indicata per un bambino più grande e collaborante.

> *bambino seduto*

La postura seduta dà al terapista molte informazioni riguardo al bacino: in particolare mostra quali sono i rapporti di quest'ultimo con il rachide e con gli arti inferiori, ed in che modo utilizza la base d'appoggio.

Se il bambino è seduto su una superficie priva di schienale, p.e. su una panca, si osserva un bacino poco mobile sui tre piani, con il baricentro spostato molto indietro, tale da non permettere un buon supporto sui piedi. Il carico più accentuato su un lato condiziona gli arti inferiori, che sono costretti in due diversi atteggiamenti: un arto sostiene passivamente il carico mentre l'altro è puntato al terreno, per allargare la base d'appoggio e per far fronte alla precarietà della postura. Questa situazione, se mantenuta a lungo, aumenta la stiffness muscolare ed articolare.

Quando il terapista cerca sul bimbo dei movimenti del bacino sul piano sagittale (p.e. proponendo il raddrizzamento della colonna) spesso non trova un'adeguata rotazione in antiversione e una sufficiente flessione dell'anca. Se richiede dei movimenti sul piano frontale (p.e. il sollevamento di una gamba) può osservare che il bambino accentua lo spostamento all'indietro del tronco e la parte superiore del corpo è costretta a controbilanciare con una flessione in avanti.

☺ *proposta*

→ cercare dei movimenti di antero-retroversione del bacino:
1. *prima di affrontare direttamente la mobilità del bacino, fare attenzione alla situazione globale: p.e. la distribuzione del carico sul cingolo pelvico e sugli arti inferiori e la disponibilità della colonna a raddrizzarsi;*
2. *preparare gli arti inferiori a sentire meglio il carico (Fig. 5.11);*
3. *ricercare i movimenti di antero-retroversione del bacino agendo sul tratto lombo-sacrale della colonna (dare un eventuale punto di stabilità sul tratto toracico) (Fig. 4.59);*
4. *proporre delle situazioni dinamiche che spostino il baricentro più in avanti o più indietro rispetto alla base d'appoggio, affinché la risposta antigravitaria rimanga attiva ed i piedi apprezzino le differenze di carico;*

→ cercare i movimenti del bacino sul piano frontale:
1. *osservare quanto e come il bacino si adatta al movimento di un'altra parte del corpo, p.e. al sollevamento di un piede da terra (Fig. 5.13);*
2. *fare attenzione che il bimbo non perda mai il raddrizzamento della colonna*
3. *indurre il trasferimento del baricentro verso un lato, senza l'appoggio sugli arti superiori (Fig. 5.14);*
4. *attendere e, se necessario, facilitare il raddrizzamento della colonna, della testa (perpendicolari al terreno) e l'attivazione dei muscoli addominali obliqui e trasversi;*

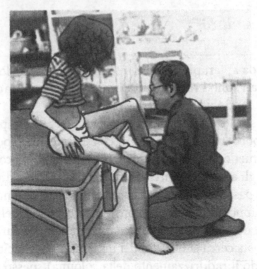

Fig. 5.13. Il sollevamento di un piede richiede l'adattamento di tutte le altre parti del corpo

5. *chiedere attività selettive, p.e.:*
    — *spostare il peso sull'anca che avrà funzione di sostegno attivo, ruotare in avanti l'emibacino del lato opposto ed incrociare un arto (quello non impegnato nella tenuta del carico) sopra l'altro;*

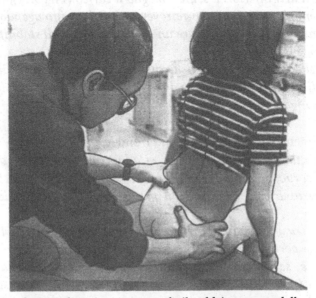

Fig. 5.14. La traslazione di carico mantenendo il raddrizzamento della colonna

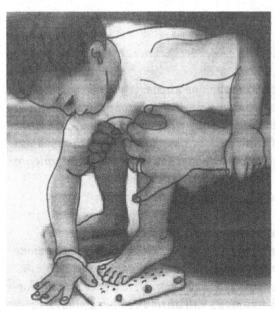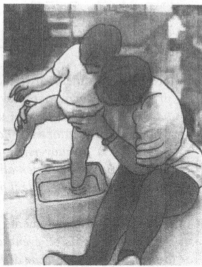

Figg. 5.15 e 5.16. Informazioni sensoriali durante il gioco

— *differenziare il carico sugli arti inferiori, proponendo, sempre da seduto, di sollevare alternativamente (e con movimenti ritmici) prima un arto e poi l'altro;*

— *seduto su un piano largo e senza appoggio dei piedi a terra, spostare avanti e indietro ed in modo alternato e ritmico, i due emibacini.*

★ Preparare il piede a percepire meglio il contatto con il suolo significa aiutare il bimbo a tollerare gradualmente le diverse sollecitazioni sensoriali sulla pianta soprattutto quando si trova in stazione eretta. L'ambiente naturale fornisce numerose stimolazioni tattili e propriocettive, p.e. quando si cammina sulla sabbia o sui ciottoli di una spiaggia, si sta nell'acqua, ecc. Senza pretendere di raggiungere la stessa raffinatezza e varietà fornita dalla natura, anche in una stanza di riabilitazione si possono creare delle situazioni ricche di informazioni sensoriali durante le attività di gioco, di esplorazione e di movimento. P.e. una spugna bagnata od un panno colorato possono diventare uno strumento di discriminazione sensoriale e di attivazione di strategie esplorative (Figg. 5.15 e 5.16).

🔟 Non è sufficiente far compiere l'"esercizio" di mobilizzazione del bacino in maniera ripetitiva, se poi il bambino non sa come utilizzare la sua nuova abilità. È invece indispensabile inserire questa nuova esperienza entro una serie di attività più dinamiche, complesse e soprattutto funzionali, quali un passaggio posturale o una sequenza ludica: p.e. scavalcare una panchetta per andare a prendere un giocattolo, sedersi sul vasino o salire sul triciclo.

> ## *bambino seduto*

☺ *proposta*

→ differenziare e rendere attivo il carico sulle due anche:
  1. *prima di proporre una nuova sequenza di movimento, controllare che il bacino non sia bloccato in una condizione di carico passivo (cioè senza possibilità di adattarsi a condizioni variabili), per verificarne l'immediata disponibilità a muoversi in antero-retroversione ed in latero-laterale, in base alle richieste ambientali;*
  2. *far trasferire attivamente il peso su un'anca e poi sull'altra.*

→ differenziare il comportamento di un arto inferiore rispetto all'altro:
  1. *decontrarre i muscoli eventualmente in tensione e richiamare l'attenzione sensoriale sulle parti che dovranno avere funzione d'appoggio;*
  2. *enfatizzare la sensazione di carico sull'arto inferiore che riceve maggiormente il peso, e quella di alleggerimento sull'altro, che dovrà muoversi;*
  3. *far trasferire attivamente il carico su un'anca, in modo che questa diventi un buon fulcro di rotazione;*
  4. *proporre l'abduzione e l'extrarotazione dell'arto "leggero", la rotazione lungo l'asse longitudinale del tronco e lo spostamento dell'arto (a tal fine si presta qualsiasi attività motoria spontanea)* (Fig. 5.17).

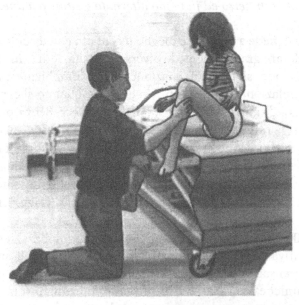

Fig. 5.17. Un'anca sostiene attivamente il carico e l'arto inferiore controlaterale si muove con più facilità

★ Osservare un appoggio maggiore su un'anca piuttosto che sull'altra non basta per affermare che vi sia un carico efficiente su di essa. Solo se il bimbo riceve una percezione molto chiara di carico sull'anca, può affidarsi ad essa come perno attivo su cui adattare le variabili di movimento più economiche ed efficienti.

diplegia

> *bambino che si alza in piedi*

Il trasferimento seduto → in piedi è senza dubbio il passaggio più comune per arrivare alla postura eretta, ed è quello che il bambino esegue più spesso durante la giornata. Per impostare questo trasferimento, il terapista può seguire le linee guida suggerite nel capitolo dedicato al bambino tetraparetico, con il vantaggio, in questo caso di lavorare con un bimbo più "abile".

Per il bambino diplegico risulta spesso molto difficile il passaggio in half-kneeling, perché richiede un controllo selettivo delle anche, ciascuna delle quali deve affrontare compiti diversi: dopo una traslazione del bacino sul piano frontale, un arto assume la funzione di carico, con l'anca in estensione ed il ginocchio in flessione, mentre l'altro ha un compito più dinamico, tale da richiedere una buona flessione di tutte le articolazioni e, contemporaneamente, una rotazione del bacino sul piano orizzontale. Subito dopo i due arti invertono il loro compito, in quanto l'arto mobile diventa quello di carico, e segue poi un raddrizzamento antigravitario di tutto il corpo.

☺ *proposta*
→ preparare il bambino in un assetto posturale corretto:
  1. *controllare che il bambino si trovi in ginocchio con le anche in estensione;*
  2. *verificare la possibilità del bambino di traslare il carico su un emibacino, mantenendo l'estensione delle anche.*

→ facilitare, all'inizio, il movimento di flessione dell'anca senza carico, soffermandosi in seguito sulle posture intermedie:
  1. *non affrettare la conclusione del movimento verso la flessione, bensì sperimentare insieme al bambino piccole escursioni di movimento, scegliendo anche il ritorno all'estensione;*
  2. *raggiunta la postura, aiutare il bimbo, se necessario, a mantenerla, utilizzando semplici strumenti che gli diano un po' di sicurezza mediante un riferimento tattile (p.e. un rotolo sotto la coscia);*
  3. *proporre al bambino delle attività funzionali che coinvolgano gli arti superiori, in modo da indurre lo spostamento del baricentro e delle traslazioni di carico differenziate sulle anche;*
  4. *attraverso queste ultime attività, preparare l'arto flesso alla nuova funzione di carico.*

→ agevolare il passaggio verso la stazione eretta:
  1. *enfatizzare la tenuta del carico sull'arto flesso in avanti, dando informazioni propriocettive lungo l'asse della gamba e sul piede;*
  2. *aiutare il bambino a raggiungere la stazione eretta con l'anca in estensione;*

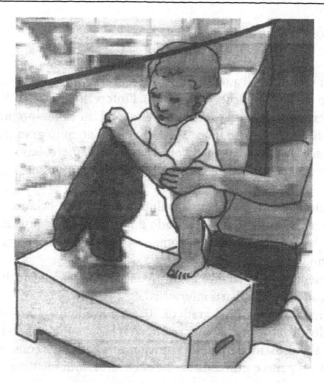

Fig. 5.18. Verso la stazione eretta senza l'aggrappamento degli arti superiori

3. *controllare contemporaneamente il movimento dell'arto in sospensione, che deve concludere la sequenza con l'estensione dell'anca.*

★ In questo passaggio posturale, come accade in tutti gli altri, è fondamentale preparare il piede al carico ed all'"ascolto" del terreno.

⏱ Il bambino diplegico con problemi di balance, quando vuole sollevarsi in piedi, per lo più ricerca un appiglio e vi si aggrappa. Per evitare il ricorso a questa strategia, è opportuno proporgli delle attività ludiche-funzionali che coinvolgano gli arti superiori: p.e. tenere con entrambe le mani un giocattolo grande ma leggero, oppure raggiungere con le mani qualcosa posto più in alto (Fig. 5.18).

bambino in piedi

I movimenti selettivi dell'anca, in particolare quelli verso l'estensione, costituiscono il filo conduttore che caratterizza l'intervento riabilitativo sul bimbo diplegico, per prepararlo alla stazione eretta e ad un cammino più efficiente. A tal fine è indispensabile che i muscoli abbiano mantenuto gran parte delle loro proprietà visco-elastiche: in caso contrario si presenterebbero come elementi rigidi, con scarse possibilità di contrarsi o di allungarsi, a seconda delle necessità.

Il bambino che non è riuscito a sviluppare un buon balance ma ha risorse sufficienti per risolvere in qualche modo il problema della postura antigravitaria, adotta spontaneamente alcuni compensi per stabilizzarsi. Fra questi ultimi si riscontrano più di frequente:

- abbassamento del baricentro attraverso la flessione delle anche e l'adduzione-intrarotazione degli arti inferiori;
- "congelamento" dei diversi gradi di libertà a livello delle singole articolazioni, usando gli arti come segmenti unici "en bloc" e muovendo l'articolazione solo a livello prossimale. Questa strategia verrà adottata come modalità anticipatoria del gesto e utilizzata anche nelle situazioni più dinamiche.

★ Nella stazione eretta, così come nella postura seduta, l'anca deve sostenere attivamente il carico, permettendo ai distretti attorno ad essa di muoversi con più libertà. Nella postura in piedi il carico si distribuisce principalmente lungo l'asse di un arto, mentre l'altro è più libero ed ha la possibilità di eseguire movimenti selettivi differenziati a livello del cingolo pelvico. È indispensabile che le proposte fatte al bambino siano dinamiche, inserite in un'attività ludica o funzionale, evitando situazioni statiche, ripetitive e noiose che richiedono poche variabili di adattabilità e scarsa attenzione da parte del bimbo.

☺ *proposta*
→ indurre un carico attivo e dinamico sugli arti inferiori, con le anche in estensione.

Esempi:

— *il bambino è seduto su un tavolo alto; scende facendo scivolare in avanti il bacino e posa i piedi a terra mantenendo le anche estese;*

— *come sopra, ma atterrando prima con un piede e poi con l'altro (ed eventuale ritorno alla postura seduta);*

— *il bimbo trasferisce il carico su un arto ed alleggerisce il peso dall'altro arto (Fig. 5.19) per posarlo con leggerezza, ad esempio, su un gradino e poi salire le scale;*

— *il bimbo in piedi su un gradino, porta indietro un arto e lo appoggia a terra*

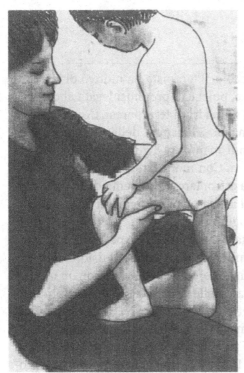

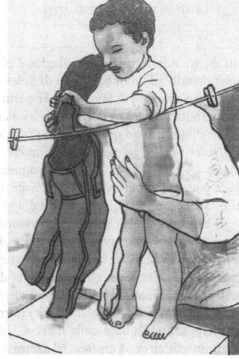

Fig. 5.19. Un arto sostiene il peso e l'altro è più mobile

Fig. 5.20. Mantenere correttamente la postura in piedi mentre si svolge un'attività ludica-funzionale

con un passo lungo (tale da richiedere una notevole estensione dell'anca), mentre l'altro arto sostiene ancora il carico in avanti;

— in piedi, il bimbo gioca con degli oggetti leggeri (es. lanciare palloncini gonfiabili, prendere bolle di sapone, stendere il bucato ecc.) (Fig. 5.20);

— andare sulla punta dei piedi (con le anche estese!), e ritorno;

— ....

bambino che cammina

Sin da quando il bambino diplegico è piccolo, il terapista ha motivo di lavorare per portarlo ad un buon livello di balance, poiché la prognosi legata al cammino è decisamente più favorevole rispetto ai quadri di tetraparesi. L'osservazione dell'attività spontanea del bambino e l'analisi dei bisogni della sua vita di relazione suggeriranno quali siano le funzioni mancanti e gli elementi ancora da costruire per raggiungere tale competenza. Con molta probabilità, arrivati alle soglie del cammino autonomo, bisognerà affrontare il problema della velocità e delle pause, dell'immediata esecuzione di un passo per difendersi da una possibile caduta, del cammino con basi d'appoggio ridotte, ecc.

Il cammino funzionale ha una velocità ed un ritmo che spesso non si ritrovano nel cosiddetto "avviamento al cammino" di una seduta di fisioterapia. Far sentire al bambino, lentamente e con attenzione, come procedere con un mezzo-passo dopo l'altro è senz'altro utile per dare delle informazioni tattili e propriocettive sulla pianta del piede, ma è altrettanto utile proporre una sequenza di passi cadenzata e vicina alla velocità normale, per richiamare i generatori di pattern che sono alla base della marcia. Un piccolo di un anno ha una velocità di cammino di circa 64 cm/sec. ed arriva a 114 cm/sec. a 7 anni, diminuendo progressivamente la cadenza ed aumentando la velocità in base alla maggiore lunghezza del passo (Sutherland et al., 1988).

Nonostante il bambino diplegico abbia una buona prognosi di cammino, spesso il riabilitatore ricorre all'utilizzo di supporti ortopedici, quali bastoni e quadripodi. Questo tipo di scelta promuove sicuramente uno spostamento autonomo precoce (anche se in contesti limitati), ma contemporaneamente riduce la possibilità di acquisire ulteriori competenze antigravitarie, favorisce la coattivazione muscolare ed impoverisce gli arti superiori, impegnati nella tenuta dell'ausilio. Per questi motivi la proposta di un ausilio di sostegno non diventa un momento preparatorio al cammino senza supporti, bensì una condizione destinata ad essere solo un punto d'arrivo.

Un'altra valutazione, questa volta più positiva, va fatta per le ortesi, in particolare quelle caviglia-piede di tipo dinamico (D.A.F.O.). Infatti, rispetto ad altri tipi di ortesi più rigide e tali da condizionare l'intera pianta del piede e/o la gamba, esse agiscono solo sull'articolazione tibio-tarsica e consentono le oscillazioni del corpo, che può muoversi ancora come un pendolo invertito.

☺ *proposta*

→ verificare che vi siano i presupposti per un buon inizio al cammino, in particolare:

   1. *l'allineamento reciproco dei vari segmenti corporei;*

2. *un appoggio sulla pianta dei piedi sufficientemente valido per permettere al bimbo di sentire e di ricevere il carico;*
3. *la presenza di risposte di balance a piccole traslazioni.*

→ preparare il bimbo ad una buona risposta antigravitaria e proporgli attività funzionali che richiedano uno spostamento:

1. *dare un'informazione tattile/propriocettiva al tronco del bimbo: una mano del terapista si porta sulla parte anteriore del tronco e l'altra sulla parte posteriore;*
2. *far sentire al bambino una leggera pressione sul torace, in modo da richiamare un suo raddrizzamento antigravitario; imprimere anche una piccola spinta verso l'alto per "alleggerire" il carico sugli arti inferiori e rendere il bacino più disponibile alle traslazioni;*
3. *sollecitare l'inizio del cammino in avanti, proponendo un'attività funzionale che richieda lo spostamento nell'ambiente: il riferimento percettivo dato dalle mani del terapista (talvolta sono sufficienti due dita!) riduce le eventuali oscillazioni del tronco e favorisce la rotazione del bacino (Fig. 5.21).*

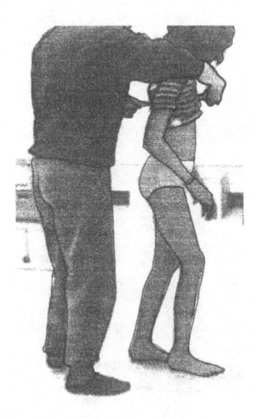

Fig. 5.21. Riferimento percettivo al tronco durante il cammino

→ proporre un cammino sufficientemente veloce, cadenzato, fluente:

4. *se necessario, sincronizzare la sequenza dei mezzi-passi con attività degli arti superiori (es. battere le mani, afferrare alternativamente con le due mani un oggetto posto davanti al bimbo all'altezza del cingolo scapolare ecc.);*

5. *far mantenere la cadenza regolare dei mezzi-passi, utilizzando p.e. il ritmo di una canzone cantata dal terapista o dal bimbo;*

6. *prevedere delle attività con arresti e riprese del cammino, con cambiamenti di direzione e superamento di ostacoli.*

bambino che cammina

☺ *proposta*

→ far affrontare al bambino il cammino in condizioni ambientali diverse (consistenza della superficie, maggiore o minore inerzia, larghezza, pendenza, presenza di rumore di fondo ecc.), in modo che egli adotti delle strategie differenti ed appropriate in base al contesto in cui si trova.

Esempi:

— *abituare il bimbo ad affrontare il cammino con basi d'appoggio ridotte, p.e. spostarsi in laterale, con incrocio di un arto sull'altro (se necessario, ruotare il bacino in retroversione rispetto al sacro, per contrastare un'eccessiva estensione a livello delle ginocchia);*

— *procedere in avanti ed indietro, lungo un percorso stretto;*

— *camminare all'indietro, con rotazione fra i due cingoli (cioè con l'anca estesa e con una leggera intrarotazione dell'arto in movimento);*

— *salire e scendere le scale (Fig. 5.22);*

— *camminare su percorsi in salita o in discesa;*

— ......

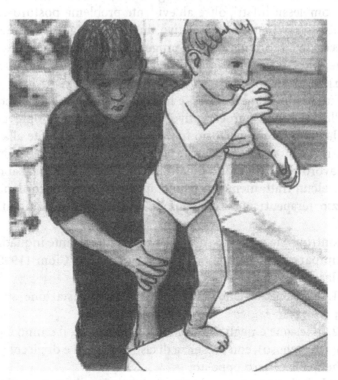

Fig. 5.22. Salire e scendere le scale

Cap. 6
Il bambino con emiparesi

L'emiparesi non è considerata un'unica sindrome, bensì un insieme di quadri clinici diversi, in base alla patogenesi e all'epoca di insorgenza del danno. La prognosi è favorevole per l'acquisizione dell'autonomia funzionale (attività della vita quotidiana, cammino, attività sportive ecc.), soprattutto se la convulsività non fa parte della sidrome (Michaelis e Edebol-Tysk, 1989).

Apparentemente è una forma patologica semplice, ma in realtà presenta alcuni aspetti complessi; infatti, oltre all'evidente problema posturo-cinetico, sono frequenti altri disturbi di tipo percettivo, linguistici, cognitivo-affettivo (nel 42% dei casi, secondo Uvebrandt 1988). Il progetto riabilitativo deve prendere in considerazione tutti questi problemi, prevedendo anche il coinvolgimento di diversi operatori, in base al disturbo specifico.

Poiché un bimbo con emiparesi è in grado di raggiungere da solo i vari traguardi dello sviluppo neuroevolutivo, l'obiettivo finale di ogni progetto deve puntare alla qualità del repertorio funzionale e non solamente alla conquista di abilità che il bimbo raggiunge anche senza aiuto. Per questo motivo l'impostazione del lavoro è tuttora molto dibattutta: molti operatori pensano che non sia opportuno alcun trattamento di fisioterapia, altri non concordano sulla scelta dell'esercizio terapeutico o sulla durata dell'intervento riabilitativo nell'arco degli anni.

Tante controversie mettono in luce come sia importante inquadrare con precisione l'emiparesi del bambino. A questo proposito Cioni (1998) segnala la seguente classificazione:

- forma 1: la lesione avviene nei primi 5-6 mesi di gestazione, su base malformativa;
- forma 2: la lesione è negli ultimi mesi di gestazione, il danno è periventricolare (infarto venoso), con presenza di cisti con gliosi e di piccole aree di lesione anche nell'emisfero opposto;
- forma 3: la lesione avviene nel neonato a termine, il danno è a livello cortico-

sottocorticale (infarto dell'arteria cerebrale media) o diencefalico (capsula interna o putamen, da cui deriva la componente discinetica);
● forma 4: più rara, da lesioni acquisite, emboli, malformazioni vascolari, processi infettivi, traumi.

La forma distonico-ipercinetica pura (emidistonia) è molto rara tra le forme congenite.

Hagberg (1989) colloca l'emiplegica fra le sindromi spastiche e, riferendosi al bambino nato a termine, riporta questi dati:
● il 70% dei casi presi in esame presenta una noxa patogena riferita all'epoca prenatale (leucomalacia periventricolare ed infarti fetali);
● il 15% all'epoca perinatale;
● gli altri casi, in diminuzione, all'epoca postnatale (infezioni, traumi ecc.).

I primi segni patologici che destano sospetti alla famiglia ed al riabilitatore sono l'ipocinesia di un emilato del corpo, l'asimmetria fra i due lati, l'alterazione del tono e della forza ed eventuali crisi convulsive. L'asimmetria può essere osservata anche a livello facciale, e non va confusa con le asimmetrie fisiologiche transitorie del bambino, che in condizioni di normalità si possono manifestare dal primo al quarto mese di vita. Questi elementi concorrono ad un precoce orientamento posturo-cinetico, visuo-percettivo e vestibolare verso il lato sano, contribuendo a creare in futuro un importante conflitto percettivo tra i due emilati. Ad esempio, il bambino supino rimane con il capo ruotato verso il lato sano, ma inclinato da quello colpito: questo atteggiamento, oltre a condizionare lo sguardo, porta ad un'esperienza sensoriale molto settoriale e ad un rapporto asimmetrico con l'ambiente. Tutto ciò viene enfatizzato involontariamente anche dalle persone che si occupano del bimbo in ogni momento importante della sua giornata che spesso si pongono accanto al lato più attivo (p.e. durante il cambio dei pannolini, il momento della pappa ecc.).

Caratteristiche del bambino emiplegico
• movimenti poveri, prevalentemente ad un emiliato;
• asimmetria di lato;
• maggiore compromissione all'arto superiore nei bambini nati a termine e a quello inferiore nei pretermine;
• eccessivo reclutamento tonico soprattutto ai distretti distali;
• disturbi sensoriali e percettivi;
• disturbi neuropsicologici;
• eventuali crisi convulsive.

Evoluzione naturale del quadro motorio

Supino. Il bambino può muoversi anche dall'emilato colpito, ma con un'escursione dell'articolazione scapolo-omerale meno ampia rispetto all'altro lato e con un'attivazione muscolare attorno al cingolo scapolare che non permette buoni movimenti distali all'arto superiore. Spesso uno dei primi elementi che fanno sospettare alla famiglia la presenza di una patologia è la mano chiusa a pugno o semichiusa, che mostra una minore variabilità di movimento rispetto all'altra.

Nel processo neuroevolutivo del bambino si osserva la perdita di appuntamenti importanti. Per esempio, verso i 5 mesi il bimbo può utilizzare il reaching (la capacità di raggiungere e di afferrare un oggetto) solamente all'interno di una sequenza di movimenti poco armonica e condizionata sia da vincoli posturo-cinetici sia da problemi percettivi e sensoriali. Il bimbo inizierà quindi a presentare i primi problemi di organizzazione bimanuale sulla linea mediana.

Imparare a "stare nel mezzo" vuol dire avere raggiunto determinate competenze ed essere in grado di fare numerose esperienze:
- capacità da parte del bambino di mantenere la postura supina con un rapporto più stabile fra tronco e piano d'appoggio;
- approccio bilaterale degli arti superiori verso il viso degli adulti o degli oggetti (fondamentale per la funzione manipolatoria), con flessione delle spalle ed allungamento degli arti superiori verso lo spazio anteriore;
- conoscenza del sé attraverso l'esperienza corporea: toccarsi le mani, le gambe, i piedi, portarli alla bocca, in un crescendo di afferenze sensoriali (informazioni tattili/propriocettive), guardare ed osservare parti del proprio corpo non più isolate nello spazio (informazioni visive). L'emozione per il movimento, l'enfasi dell'esplorazione visiva e delle interazioni con l'adulto, la curiosità cognitiva pongono le basi per la funzione di coordinazione occhio-mano-bocca-piede;
- acquisizione di competenze posturo-cinetiche antigravitarie, attraverso l'allenamento muscolare (p.e. l'allungamento dei muscoli della catena posteriore e l'attività degli addominali da supino, in preparazione della postura seduta), importante per poter affrontare altri passaggi posturali;
- conquista della linea centrale con introduzione di elementi di rotazione tra i due cingoli per essere in grado di oltrepassare la linea mediana e ritornare infine nella posizione di partenza.

Un altro appuntamento, a cui il bambino non riesce a far fronte in modo corretto, è l'utilizzo dello schema ritmico dello sgambettio. Il bimbo normale lo sperimenta nella vita intrauterina con caratteristiche di ritmicità e sincronia, che il bimbo emiplegico non può invece rispettare.

Attraverso lo sgambettio, nella normalità, si consolidano alcune esperienze:
- allineamento posturale, motricità spontanea ai quattro arti, alternanza di pause e di attività;
- miglioramento del balance attraverso informazioni tattili/propriocettive;
- allenamento muscolare e preparazione a rapporti articolari corretti (p.e. all'articolazione coxo-femorale), in relazione all'età del bambino.

Nel bambino emiplegico queste esperienze sono parziali e alterate, per le seguenti cause:
- movimenti d'ampiezza ridotta, poco fluidi, aritmici;
- aumento della stiffness muscolare nell'emilato plegico e conseguente impoverimento dei movimenti selettivi (p.e. a livello dell'articolazione tibio-tarsica);
- avvicinamento delle articolazioni spalla-anca con attività alterata dei muscoli obliqui, depressione della scapolo-omerale e conseguente obliquità delle pelvi;
- adduzione ed intrarotazione dell'arto superiore plegico con possibile futura contrattura dei muscoli pettorali;
- orientamento del femore prima in extrarotazione e in seguito in intrarotazione, a causa dell'obliquità del bacino; questo atteggiamento provocherà future contratture muscolari, la riduzione di movimenti selettivi alla caviglia e la perdita di un buon contatto del piede con il suolo.

Queste caratteristiche, inserite nel processo neuroevolutivo del bambino, ne condizionano il comportamento motorio ed i futuri apprendimenti, in modo tale che, per il riabilitatore, è facile prevedere le sequenze patologiche future e quindi "giocare d'anticipo", attraverso il trattamento riabilitativo, accompagnando il bimbo alla scoperta di strategie alternative.

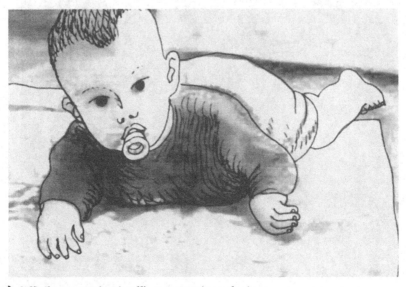

Fig. 6.1. È difficile appoggiarsi sull'arto superiore plegico

Prono. Questa è una posizione che la famiglia propone spesso (p.e. mettendo i giocattoli sul lettone, o durante il cambio dei vestiti ecc.), ma non è gradita al bambino. Egli, infatti, non ha la possibilità di fare corrette traslazioni di carico tra i due emilati e di utilizzare quindi un buon balance. Il bimbo si appoggia difficilmente sul lato plegico (Fig. 6.1), che rimane spesso "incastrato" sotto il peso del corpo; inizierà invece ad organizzare le risposte antigravitarie specializzando il lato sano.

Primi spostamenti Il bambino che non presenta problemi cognitivi è fortemente motivato a muoversi: impara a farlo trasportando l'emilato "diverso" come fosse un passeggero o un ospite ingombrante (Fig. 6.2). L'emilato viene trascinato con l'arto inferiore in estensione ed intrarotazione, provocando un ulteriore reclutamento tonico che limita l'escursione delle grandi articolazioni. Il capo, contenitore dei telerecettori, è orientato verso il lato sano, con un controllo visivo parziale, non a tutto campo. La strategia utilizzata nello spostamento è il ricorso alla velocità, per superare il problema della variabilità e dell'accuratezza del movimento. Il bimbo sperimenta il carico ed il balance in maniera molto precisa sul lato sano, ed in modo molto approssimativo e confuso sull'altro lato.

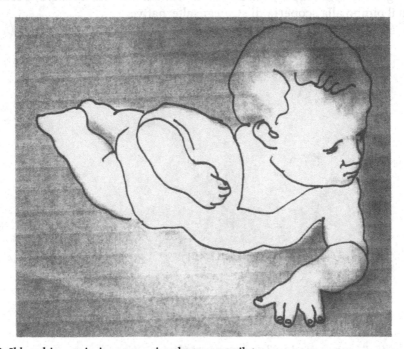

Fig. 6.2. Il bambino striscia senza coinvolgere un emilato

Rotolone. Il bimbo, da supino, ruota sempre verso il lato plegico, che accoglie passivamente il peso, con i cingoli scapolare e pelvico avvicinati fra loro. Poichè il bimbo non è in grado di ricevere attivamente il carico sull'emilato, non può prepararsi, ad esempio, ad un raddrizzamento del tronco che consenta un buon arrivo nella postura prona. Funzionalmente il rotolone non avrà una buona progressione su entrambi i lati, ma sarà sempre l'emilato sano a prendere l'iniziativa motoria, riportando il bimbo nella postura precedente.

Seduto. Il piccolo emiplegico verrà forse messo seduto dall'adulto, mostrando una ipoattività dei muscoli del tronco che concorrono al raddrizzamento e, più in generale, al balance dal lato in difficoltà. Il bimbo più grande passa sempre dalla postura supina a quella seduta in modo molto asimmetrico, orientando tutto il corpo sul lato sano, soprattutto per evitare il vuoto percettivo dalla parte opposta. Per controllare il mantenimento della postura ed evitare un'eventuale caduta, il bambino adotta una strategia anticipatoria, flettendo e abducendo l'arto inferiore plegico, ed estendendo quello sano. Questa resta comunque una situazione molto precaria, a causa della possibile retropulsione dell'emitronco plegico: spesso il bambino non riesce a portare sufficientemente avanti la spalla plegica e, di conseguenza, aumenta il reclutamento muscolare come unica sua risposta disponibile per non crollare. A causa della probabile caduta, può comparire una risposta di startle.

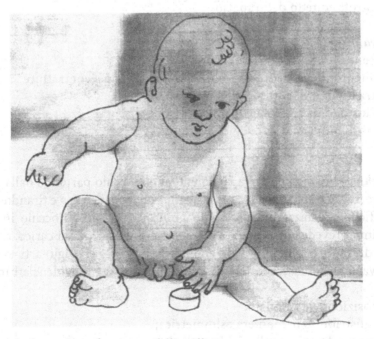

Fig. 6.3. Reazioni associate ed aumento della stiffness

Per mettersi a sedere, il bimbo utilizza l'appoggio sull'arto superiore sano o ricerca l'aiuto dell'adulto. Una volta seduto, la mano sana adotta strategie esplorative molto diversificate: tocca, tiene, lascia, prende ecc., diventando in questo modo una mano molto abile ed esperta. A livello dell'arto superiore plegico, al contrario, aumentano le reazioni associate e la stiffness muscolare (Fig. 6.3), si accentuano la retroposizione dell'emilato, l'adduzione della spalla e la sinergia flessoria di tutto l'arto. In presenza di una componente distonica si può osservare la supinazione dell'avambraccio, con la mano semiaperta, talora "sventagliata".

Se il bimbo privilegia l'esplorazione dell'ambiente con un approccio di tipo posturo-cinetico, soddisferà le sue curiosità e risolverà i conflitti cognitivi che l'esterno gli pone organizzando un qualsiasi tipo di spostamento che gli permetta di raggiungere l'obiettivo o di risolvere il problema. Al contrario, se ha uno stile percettivo che privilegia, ad esempio, il canale visivo, diventerà abile nel dominare lo spazio in tutte le sue componenti attraverso l'esplorazione visiva.

Il bambino emiplegico, da seduto, impara a spostarsi molto velocemente, ed esplora con grande entusiasmo tutta la casa, guidando però il movimento solo con l'emilato sano.

👍 *Vantaggi*
— primo spostamento autonomo in una postura più antigravitaria
— esplorazione visiva più organizzata
— controllo diretto dello spazio

👎 *Svantaggi*
— accentuazione dell'asimmetria
— aumento della stiffness muscolare/articolare (contratture, future retrazioni)
— esclusione percettiva dell'emilato plegico
— consolidamento di strategie di compenso

In ginocchio. Il bambino arriva facilmente in ginocchio partendo dalla postura seduta a terra, aggrappandosi ad un sostegno con la mano sana e tirandosi su. Gli è più difficile organizzare il passaggio prono-carponi-in ginocchio in quanto quest'ultimo prevede una sequenza complessa di traslazioni di carico, rotazioni, risposte di raddrizzamento e di equilibrio e sostegni sugli arti superiori. All'osservazione motoscopica si ritrovano gli stessi segni evidenziati in precedenza:

- retroposizione dell'emilato;
- carico distribuito in maniera asimmetrica;
- avvicinamento anca-spalla dal lato plegico;

- flessione dell'anca plegica, carenza di attività antigravitaria di muscoli estensori dell'anca e riduzione di movimenti selettivi;
- aumento della stiffness e conseguente presenza di reazioni associate a carico dell'arto superiore e, talvolta, della bocca.

In half-kneeling. Il bimbo in ginocchio, se vuole alzarsi in piedi, si aggrappa (Fig. 6.4) e si appoggia ad un sostegno con il braccio e la mano dell'emilato sano, spostando il carico completamente su quel lato. In questo modo, utilizzando una sinergia flessoria, accenna una flessione in avanti dell'arto inferiore plegico e sposta rapidamente il carico su di esso, in modo da poter portare velocemente in avanti la gamba sana, appoggiarsi su di essa ed alzarsi in piedi. Ovviamente il bimbo rimane del tutto orientato verso l'emilato sano, trascinandosi dietro quello plegico.

L'utilizzo della velocità nei passaggi posturali e, in seguito, negli spostamenti è una scelta strategica funzionale del bimbo per evitare il controllo delle variabili articolari e dello spostamento del baricentro in una situazione posturale precaria, cioè senza un buon appoggio su un arto inferiore.

Mancando la collaborazione fra i due emilati, quello sano si fa carico contemporaneamente di compiti di stabilità (sostenere il peso) e di mobilità (compiere il gesto), e quello plegico diventa meno abile nell'esecuzione di movimen-

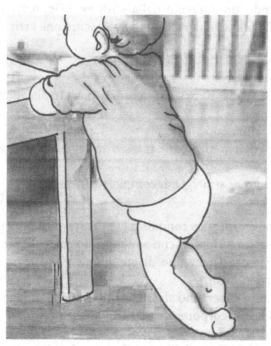

Fig. 6.4. Il bimbo si alza aggrappandosi, senza passare in half-kneeling

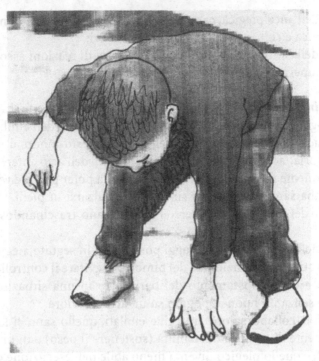

Fig. 6.5. L'arto superiore plegico diventa sempre meno abile

ti selettivi, mostrando un aumento della stiffness (Fig. 6.5), un impaccio nei movimenti fini della mano, una riduzione dell'escursione articolare ecc.

> 👎 *Svantaggi*
> — mancata esperienza di carico differenziato tra le due anche (una flessa e l'altra estesa)
> — base d'appoggio meno ampia
> — mancata esperienza di piccole traslazioni di carico nel mantenere la postura
> — consolidamento di strategie di compenso

In piedi. Il bambino emiplegico conquista la postura eretta con un leggero ritardo cronologico rispetto al bimbo con sviluppo normale. Grazie alla sua mano abile ha già sperimentato ogni tipo di appiglio e di sostegno al quale ora si aggrappa per alzarsi in piedi.

In questa postura si osservano alcune caratteristiche tipiche:
- spostamento del peso corporeo verso l'emilato sano;
- retroposizione dell'emilato plegico con avvicinamento anca-spalla, semiflessione dell'anca e abduzione dell'arto inferiore, che riceve minor carico;

- aumento della stiffness muscolare e articolare, soprattutto a livello distale;
- disturbi percettivi dell'arto inferiore plegico, in particolare del piede, che ha un contatto precario con il terreno, con presenza di grasp;
- reazioni associate all'arto superiore, abdotto, flesso, in deviazione ulnare e con mano chiusa (grasp).

Il bimbo impara anche il passaggio dalla stazione eretta a quella accovacciata (squatting), abbassando il baricentro verso la gravità. Nella sequenza posturale utilizza le strategie già sperimentate: fuga dal carico sul lato plegico e spostamento su quello sano, arto inferiore più abdotto rispetto all'altro ed appoggio del piede solo sul margine mediale.

Cammino. Generalmente il bambino emiplegico inizia a camminare con qualche mese di ritardo (verso i 17/18 mesi) rispetto alla norma. I terapisti vorrebbero sempre posticipare un poco tale acquisizione per favorire l'emergere di una funzione antigravitaria qualitativamente migliore: spesso la realizzazione di questo progetto è impossibile. Essendo dotato di una vivace mobilità, nonostante le sue strategie di compenso, il bambino passa in tempi molto brevi dalla postura eretta al cammino e altrettanto velocemente impara a spostarsi, a correre, a scappare... mentre al terapista non resta che inseguirlo!

È molto raro che i bambini emiplegici non arrivino al cammino, sebbene ciò accada in quei casi che presentano gravi disturbi di tipo epilettico e severi problemi nell'area cognitiva-relazionale.

Il bambino, inizialmente, cammina spostandosi in laterale ed appoggiandosi ai mobili di casa, alle seggiole e a tutto quello che l'ambiente offre a portata di mano. Si sposta scegliendo sempre la direzione verso il lato sano e trascinando l'arto inferiore plegico. Difficilmente, a meno che non sia guidato, sperimenta lo spostamento sul lato compromesso. Il bambino emiplegico, infatti, ha paura di cadere, perché:

- non ha un buon carico ed una buona estensione sull'anca plegica (Fig. 6.6);
- non utilizza movimenti selettivi del bacino;
- ha ridotte risposte di balance sull'emilato plegico;
- ha una confusione percettiva (possono essere presenti anche disturbi sensoriali);
- ha imparato ad orientare il suo interesse sulle informazioni visive, uditive, tattili-propriocettive provenienti dal lato sano, il quale offre più garanzie per risolvere i compiti ambientali.

Nella deambulazione del bambino emiplegico si osservano schemi diversi in base alle caratteristiche del suo reclutamento tonico e alle strategie da lui adottate. Inizialmente il baricentro è all'interno di una base d'appoggio molto ampia mentre gli arti superiori sono nell'atteggiamento di guardia medio/alta con reazione associata all'arto plegico (in elevazione, abduzione, flessione del braccio, pronazione dell'avambraccio, mano deviata dal lato ulnare; oppure – in presen-

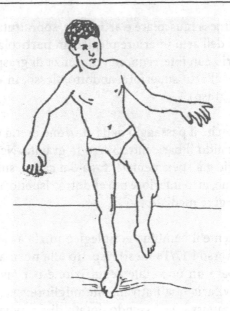

Fig. 6.6. Difficoltà a sostenersi sull'arto plegico

za di distonie – spalla protratta, braccio esteso indietro e intraruotato, polso flesso, mano chiusa o sventagliata). L'arto inferiore plegico è abdotto, esteso, con il tallone inizialmente a terra ed il femore verso l'intrarotazione; tutto l'emilato è retroposto ed il bimbo è orientato verso il lato sano.

Se l'aumento della stiffness è di grado moderato, nel cammino veloce si osserva:
- riduzione della base di appoggio;
- retroposizione, elevazione, semiflessione dell'anca plegica;
- esagerata flessione dell'arto inferiore nella fase oscillante del passo;
- appoggio del piede equino valgo-pronato o equino varo-supinato.

Se la stiffness è fortemente aumentata, nella fase di carico si osserva:
- "congelamento" dell'articolazione tibio-tarsica;
- flessione dell'anca con iperestensione del ginocchio per consentire l'appoggio a terra del tallone.

Nell'emiplegia acquisita (vedi forma 4) è presente invece la tipica andatura steppante o falciante, del tutto simile all'andatura dell'emiplegico adulto.

👍 *Vantaggi*
— acquisizione dell'autonomia di spostamento
— controllo dello spazio
— ampliamento dell'interazione sociale

👎 *Svantaggi*
— aumento della stiffness muscolare/articolare
— precoci contratture e retrazioni fibrotiche in alcuni gruppi muscolari (muscoli adduttori, intrarotatori, flessori, tricipite surale ecc.)
— povertà di elaborazione delle informazioni percettive a carico dell'emilato plegico
— estrema povertà dei movimenti dell'arto superiore plegico, vincolato dalla presenza di reazioni associate.

Il bambino emiplegico, che va incontro precocemente a retrazioni fibrotiche, può senz'altro trarre vantaggio dalla chirurgia ortopedica, che viene inserita molto spesso con successo nel percorso riabilitativo.

Per l'emiplegia congenita, Fedrizzi (1989) ha elaborato un utile protocollo diagnostico-riabilitativo con le indicazioni delle diverse modalità di intervento riabilitativo, suddivise per fasce d'età (0/4 anni; 4/7 anni; 7/12 anni; 12/18 anni).

Che fare?

Il bambino con **emiparesi** raggiunge sempre una autonomia antigravitaria, ma i problemi che ruotano attorno a lui sono molti e diversificati e richiedono un attento intervento multidisciplinare.

Obiettivi di lavoro per il bambino (autonomia/qualità di vita):
* migliore convivenza con il lato "estraneo", integrandolo con le altre parti del corpo;
* contenimento, ma anche verbalizzazione, della "rabbia" emergente dal confronto tra i due emilati;
* eventuale sostegno da parte di operatori specializzati, sia per l'aspetto psicologico sia per quello scolastico (p.e. neuropsichiatra, psicologo, terapeuta infantile...);
* utilizzo funzionale dell'arto superiore plegico come ausiliario, imparando ad inserirlo in una sequenza motoria;
* acquisizione di un migliore controllo dei movimenti dell'anca plegica e dell'arto inferiore;
* mantenimento, nel tempo, delle caratteristiche intrinseche dei muscoli, delle articolazioni e del tessuto connettivo (con l'indicazione di autotrattamento, se il bimbo è più grande);
* pratica di alcune attività sportive (p.e. nuoto, canoa, sci ecc.).

Obiettivi di lavoro per la famiglia (gestione del bambino):
* indicazioni sulle modalità corrette per tenere in braccio il bambino, per aiutarlo a camminare, posizionarlo sul seggiolone, sul passeggino, triciclo ecc.;
* consigli su come motivare il bimbo, in ogni situazione della vita quotidiana, a tenere l'allineamento dei vari distretti corporei ed a coinvolgere l'arto plegico in esperienze esplorative (p.e. la mano aperta sulla barba del papà, il piedino a contatto con la base della vaschetta da bagno, entrambi gli arti per giocare con la palla grande ecc.), evitando richieste assillanti e impossibili;
* ricerca di un eventuale aiuto da parte di operatori specializzati (p.e. psicologo, terapeuta della famiglia ecc.) perché la famiglia possa elaborare il lutto della nascita di un bambino diverso.

Obiettivi di lavoro per il terapista (trattamento):
* promozione di situazioni posturali in cui prevalga un coinvolgimento di tutte le parti del corpo, per facilitare un'integrazione funzionale fra i due emilati;
* adattamento posturale del bambino nelle diverse situazioni antigravitarie, con particolare attenzione all'apprendimento di movimenti selettivi a livello dei due cingoli, della caviglia e della mano;
* verifica costante dell'eventuale insorgenza di reazioni associate e dell'aumento del reclutamento tonico muscolare all'arto superiore plegico;
* mantenimento di condizioni ottimali a livello delle articolazioni, del tessuto muscolare e connettivale;
* verifica dei problemi di tipo percettivo/sensoriale e delle competenze prassiche del bambino;

- pianificazione, all'interno delle diverse competenze professionali, di correzioni chirurgiche e di prescrizione di ortesi/ausilii;
- adattamento di ausilii per facilitare la comunicazione scritta (p.e. impugnature di matite);
- collaborazione con l'oculista per eventuali disturbi visivi (p.e. difficoltà nella visione binoculare, nell'arrampicamento visivo, sospetto di emianopsie ecc.);
- verifica dei risultati scolastici per l'influenza di problemi legati alle caratteristiche del quadro (p.e. problemi visivi, prassici ecc.).

bambino in braccio

Il terapista, quando suggerisce alla mamma come tenere in braccio il bambino, punta su due obiettivi molto importanti per il corretto atteggiamento posturale del bimbo:

- allineamento dei distretti corporei
- allungamento dell'emilato plegico

☺ *proposta*

→ diversi suggerimenti su come tenere in braccio il bimbo:

— *la mamma tiene il bimbo verticalmente, con il lato sano appoggiato a sé e quello plegico rivolto all'esterno: una mano della mamma lo sostiene a livello del bacino, mentre l'altra è sotto all'ascella del bimbo, con le dita sul margine mediale della scapola per favorirne l'abduzione e per contrastare la retroposizione della spalla. Le due mani, insieme, esercitano una leggera trazione per distanziare i cingoli e per allungare l'emilato plegico;*

— *il bimbo è tenuto in braccio sul fianco della mamma, con gli arti inferiori abdotti; le mani della mamma propongono la stessa situazione precedente;*

— *la mamma tiene il bimbo verticale ma con il lato plegico appoggiato al proprio corpo; il braccio e la spalla del bimbo sono al di sopra dell'articolazione scapolo-omerale della mamma, la quale, tenendo una mano sul livello dell'anca plegica, procura una leggera trazione allungando l'emilato;*

— *il bimbo è tenuto in braccio con la schiena appoggiata alla mamma e con gli arti inferiori flessi e abdotti; le braccia della mamma controllano contemporaneamente la flessione del cingolo scapolare, l'abduzione e la flessione degli arti inferiori del bimbo;*

— *il bambino è seduto sulle ginocchia della mamma, con un tavolo posto davanti a lui: le cosce del bimbo sono appoggiate a quelle della mamma, che può così graduarne l'abduzione; la mamma fa appoggiare gli arti superiori del bimbo al tavolo (che avrà un'altezza corrispondente a circa 90° di flessione della spalla del bimbo). Una volta che il bambino è ben posizionato, la mamma gli propone attività con le mani (toccarsi, toccare il gioco preferito, esplorare con gli occhi e con le mani ecc.) (Fig. 6.7);*

— *come nella precedente situazione: la mamma attraversa con il suo braccio il torace del bimbo e, passando sotto le ascelle, gli pone una mano sulla scapola del lato plegico, controlla l'allineamento-raddrizzamento del tronco ed introduce elementi di rotazione tra i due cingoli, enfatizzando inizialmente la rotazione verso il lato sano per favorire la protrazione della spalla. La mamma invita il bambino a ruotare anche il capo e a cercare con lo sguardo un gioco ecc.*

emiparesi

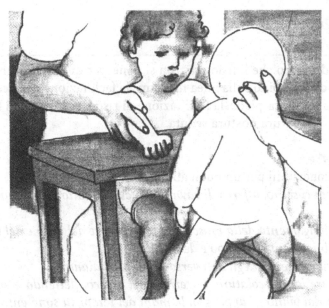

Fig. 6.7. Proporre giochi che coinvolgano entrambi gli arti superiori

★ È importante che il terapista valuti insieme alla mamma eventuali sistemi per rendere più facile il trasporto e lo spostamento del bimbo (zainetti, fasce, marsupi ecc.).

> *bambino supino*

Gli obiettivi di lavoro che il fisioterapista si pone, per questa postura, sono: l'orientamento del bambino sulla linea mediana, la facilitazione della coordinazione occhio-mano-bocca-piede, la facilitazione di risposte corrette di balance e la preparazione alla futura postura seduta.

☺ *proposta*

➜ creare le condizioni per un buon allineamento posturale:
  1. *porre un cuscino, a ferro di cavallo o a cuneo, sotto al bambino per favorire:*
     * *l'allungamento della muscolatura posteriore del collo e del tronco;*
     * *l'allineamento del capo e del tronco;*
     * *l'orientamento degli arti verso la linea mediana;*
  2. *allungare la muscolatura posteriore del tronco, flettendo e sollevando il bacino dal piano di appoggio: le mani del terapista sono entrambe all'altezza delle creste iliache del bimbo oppure una sul tronco anteriore e l'altra in zona lombo-sacrale.*

➜ ampliare il campo di esplorazione visiva del bimbo:
  1. *ponendosi con il viso di fronte al bimbo, catturare la sua attenzione e agganciarne lo sguardo;*
  2. *rinforzare la tenuta dello sguardo sul nostro viso, utilizzando anche modalità di comunicazione gestuale, mimica, verbale ecc.;*
  3. *sostenendo la sua fissazione, spostarsi lentamente di lato verso la parte plegica, e poi tornare sulla linea mediana;*
  4. *spostando il nostro viso con piccoli movimenti di lato, sollecitare movimenti saccadici in laterale, soprattutto verso lo spazio del lato plegico.*

➜ favorire la motricità e la coordinazione degli arti:
  1. *sollecitare il bimbo a toccare le varie parti del suo corpo: p.e. aiutarlo a prendersi con la mano sana quella plegica ed a muoverle insieme; oppure a tenersi il piedino dell'altro lato e a portarlo alla bocca;*
  2. *facilitare il coordinamento occhio-mano-piede-bocca, proponendo giochi di tipo corporeo: p.e. prendersi il piede, togliere il calzino, battere le mani o i piedini, tenere con tutti gli arti una palla grande e leggera ecc.;*
  3. *ricercare movimenti alternati e ritmici di flesso/estensione degli arti inferiori;*
  4. *far sentire al bimbo (a seconda della sua età) alcune esperienze di carico, proponendo l'appoggio di entrambe le piante dei piedi sulla superficie di appoggio, che potrà aver caratteristiche diverse di consistenza, ruvidità ecc. (Fig. 6.8).*

emiparesi

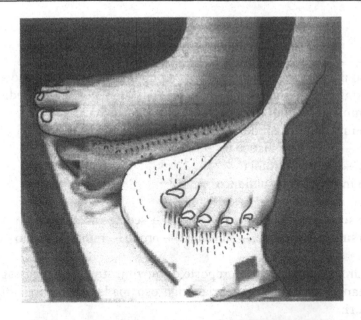

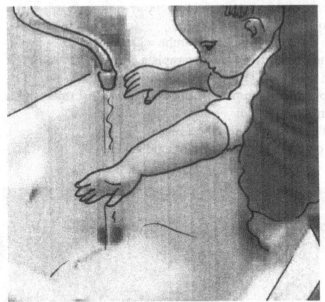

Figg. 6.8. e 6.9. Informazioni sensoriali alla pianta dei piedi e alle mani

★ Per attrarre maggiormente l'attenzione sensoriale delle mani e dei piedi del bimbo, lo si può far giocare con spugnette (tipo quelle da cucina) o guanti da doccia, che hanno superfici un po' ruvide e in rilievo. Le stesse spugnette possono essere messe sotto i suoi piedini, quando è supino, seduto o in piedi; in situazioni simili il bambino può giocare con l'acqua, la sabbia ecc. (Fig. 6.9).

bambino verso il fianco/prono

A partire dalla postura supina, il terapista può invogliare il bambino a muoversi ed a compiere spontaneamente alcuni passaggi posturali, predisponendo alcuni stimoli ambientali che ne attraggano la curiosità.

Alcuni esempi di passaggi posturali:

- supino → sul mezzo-fianco o sul fianco
- supino → prono → rotola
- supino in braccio → sul fianco
- supino → seduto
- supino sul rullo → sul fianco → prono → seduto in laterale
- supino sulla palla grande → sul fianco → prono → rotola → seduto → in piedi.

Naturalmente, tutte queste proposte di movimento e questi passaggi posturali non hanno un ordine sequenziale rigoroso, ma la progressione dipende da molti fattori:

— le caratteristiche percettive del bimbo;
— la sua motivazione a muoversi;
— la qualità della relazione tra il bimbo e l'adulto;
— le capacità propositive del fisioterapista ecc.

Ogni proposta di movimento nella situazione posturale supina permette di raggiungere molti obiettivi:

- facilitare l'organizzazione del balance;
- orientare correttamente lo spostamento sul fianco;

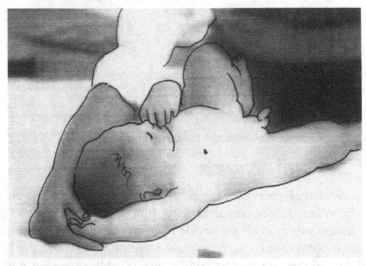

Fig. 6.10. Preparare l'emilato su cui rotolerà il bimbo

- allungare l'emilato plegico ed enfatizzarne il carico;
- sperimentare le rotazioni tra i cingoli;
- soffermarsi sulle informazioni tattili-propriocettive.

☺ *proposta*

→ facilitare il passaggio sul fianco, passando sull'emilato plegico:
1. *allineare l'assetto posturale globale, anteponendo e distanziando – se necessario – i due cingoli dalla parte dell'emilato plegico (Fig. 6.10);*
2. *preparare lo stesso emilato a percepire il carico: porre una nostra mano sulla parte interna-alta della coscia del bimbo e l'altra mano sulla parte distale dell'arto superiore, esteso ed extraruotato;*
3. *sollecitare l'iniziativa motoria della parte sana, affinché il bimbo passi sul fianco; non è necessario che concluda velocemente il passaggio, bensì che rimanga nelle situazioni intermedie (il bimbo può mettersi su un fianco, sul semi-fianco, ritornare indietro, andare nuovamente verso prono ecc.);*
4. *controllare che la mano plegica rimanga prevalentemente aperta e l'anca sia estesa.*

emiparesi

bambino prono

La postura prona è particolarmente significativa per l'organizzazione delle prime risposte antigravitarie perché richiede l'estensione dell'anca ed il sostegno su entrambi gli arti superiori.

Per arrivare prono, il bimbo emiplegico sceglierà spontaneamente di iniziare il movimento con l'emilato più valido, rotolando sul lato plegico: in questa situazione egli può ricevere importanti sensazioni di carico. Tuttavia è anche utile che il bimbo, questa volta con un po' di aiuto da parte dell'adulto, inizi il movimento portando avanti la parte più in difficoltà e rotoli passando sul lato sano.

☺ *proposta*

→ sollecitare il passaggio dalla postura su un fianco verso quella prona:
   1. *controllare che i due cingoli dalla parte plegica non siano retratti ed avvicinati fra loro;*
   2. *mobilizzare la scapola plegica – se necessario – e preparare il bimbo a flettere la spalla (Fig. 6.11);*
   3. *lasciare al bambino l'iniziativa di concludere attivamente la sequenza di movimento, aiutandolo solo a portare avanti correttamente l'arto superiore plegico esteso, con la mano aperta.*

→ far sentire al bimbo un appoggio valido sugli avambracci:
   1. *attraverso picccole traslazioni di carico, facilitare la flessione dei gomiti e l'appoggio sugli avambracci, assicurandosi che la mano plegica resti aperta;*
   2. *esercitare una leggera pressione sul cingolo scapolare, sull'avambraccio e/o sulla mano plegica in appoggio, per enfatizzare la percezione del carico;*

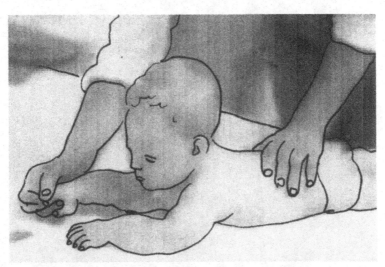

Fig. 6.11. Mobilizzare la scapola e portare avanti l'arto superiore

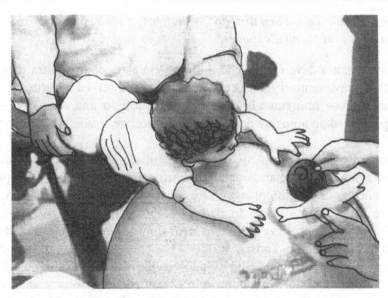

Fig. 6.12. Un arto superiore si appoggia e l'altro si muove

3. *indurre ancora piccole traslazioni da un lato all'altro, con diverse posizioni angolari a livello delle articolazioni (mano, polso, gomito, spalla);*
4. *per facilitare il corretto raddrizzamento ed allineamento della colonna, inserire – inizialmente – un piccolo cuscino a cuneo o un rotolino sotto il cingolo scapolare del bimbo.*

→ ricercare le prime risposte di balance:
1. *stimolare risposte di balance verso l'emilato plegico, proponendo al bimbo di ruotare e alzare il capo, p.e. per inseguire il viso della mamma o il suo giocattolo preferito;*
2. *favorire ulteriormente la tenuta di un buon carico sull'arto superiore plegico, proponendo al bimbo di allungare in avanti un arto superiore, p.e. per raggiungere un giocattolo posto ad altezze o a distanze diverse (Fig. 6.12);*
3. *favorire l'iniziativa del movimento a livello dell'arto plegico: indurre prima una piccola traslazione di carico sul lato sano, sostenere il movimento di abduzione della scapola plegica ed accompagnare il movimento dell'arto in leggera extrarotazione;*
4. *invogliare il bimbo a mantenere attivo l'arto superiore, p.e. per toccare il viso o le mani della mamma, un giocattolo di gomma colorata che si può anche annusare ecc.; controllare che l'arto superiore rimanga con il polso dorsiflesso, la mano aperta ed il pollice abdotto;*
5. *fare proposte che portino il bimbo a provare "variazioni personali": p.e. spingersi sulle mani, appoggiarsi sui gomiti flessi, toccarsi il viso con la mano plegica o con entrambe le mani, portare alla bocca il pollice abdotto, costruire una torre ecc.; durante tutte queste attività, controllare che il*

peso del bimbo sia ben distribuito sugli arti e sul bacino, con l'anca plegica estesa sul piano d'appoggio.

🕐 Il fisioterapista deve evitare che il bimbo emiplegico, in postura prona, nell'euforia del movimento si spinga sugli arti superiori estesi ed intraruotati: questo infatti favorirebbe una sinergia estensoria, provocando una reazione associata all'arto plegico ed un aumento della stiffness muscolare, irradiata a tutto l'emilato.

A proposito dell'ipertono che si evidenzia insieme alla reazione associata, P. Davies (1990) lo paragona ad un barometro, che informa il terapista della perdita di stabilità prossimale e di attività selettiva nel paziente. Fa notare inoltre come lo stesso pattern si possa osservare anche in un bimbo di 20 mesi, senza problemi neurologici, per esempio quando si trova in un momento d'ansia.

Una reazione associata è il risultato visibile di una difficoltà adattiva e si manifesta quando il bambino non è in grado di risolvere adeguatamente un problema ambientale. Durante il trattamento, quindi, non è necessario "inibire" la reazione associata, bensì bisogna prima capire la causa del suo insorgere e poi lavorare – sul piano sia percettivo che motorio – affinché il bimbo, nella stessa situazione problematica, possa dare in futuro una risposta qualitativamente migliore.

Distinzione fra una reazione associata ed una risposta con spasticità (Lynch 1995):

Reazione associata	*Spasticità*
- reazione involontaria ad uno stimolo, che sfugge al controllo inibitorio	- posizione statica involontaria
- tono variabile	- pattern fisso e stereotipato
- adattabile	- stabilizzata
- dinamica	- pattern appreso
- individuale	
- "problem solving" a livello spinale	- risultato finale della plasticità
- momento fasico nel tempo	- sommazione di momenti nel tempo
- indicatrice del livello di spasticità	- gradi di spasticità: adattamento muscolo-scheletrico secondario modifica actina/miosina strutture muscolari fibrotiche.

L'unica caratteristica comune fra le due reazioni è il fatto che entrambe non sottostanno al principio di Henneman (o legge dell'innervazione progressiva: durante una contrazione volontaria graduale vengono reclutate prima le unità motorie piccole e poi quelle più grandi).

bambino che si mette seduto

Il bambino emiplegico è in grado di passare autonomamente, anche se in modo molto asimmetrico, dalla postura supina a quella seduta, affidandosi totalmente all'emilato sano. Risulta invece più complesso il passaggio prono → seduto, per la difficoltà che il bimbo incontra nell'appoggio dell'arto superiore plegico.

Come nel passaggio per mettersi prono, anche in questa situazione posturale il bimbo riceve informazioni differenziate quando si appoggia sia su un lato sia sull'altro; questi passaggi dovranno essere all'inizio "pilotati" dal terapista, affinchè il bimbo possa soffermarsi su alcune percezioni sensoriali che altrimenti – nella fretta di concludere il movimento – egli perderebbe inevitabilmente. Il terapista ridurrà gradualmente la sua conduzione quando il bimbo inizierà a diventare più abile.

Obiettivi di lavoro:
- carico su avambraccio-polso-mano;
- organizzazione del balance;
- passaggi posturali con modalità diverse.

☺ *proposta*
→ preparazione al passaggio verso la postura seduta, con appoggio sull'arto superiore plegico:
1. *verificare che ogni parte del bimbo, supino, sia disponibile a ricevere ed a sostenere il carico: mano aperta, avambraccio appoggiato al piano ed anca pronta a diventare fulcro della rotazione;*
2. *invogliare il bimbo (attraverso sollecitazioni visive, richiami verbali, guide tattili/propriocettive ecc.) a mettersi seduto, controllando che l'avambraccio e la mano sostengano il peso e che gli arti inferiori rispondano con corrette risposte di balance (Fig. 6.13);*
3. *durante il passaggio posturale, lasciare al bambino il tempo di adattarsi ai cambiamenti dell'ambiente, pronti a riproporre la fase iniziale del passaggio o a soffermarsi su quella intermedia; questo modo di procedere non ha come scopo la ripetizione noiosa del movimento, bensì l'enfatizzazione delle informazioni sensoriali e la partecipazione attiva del bimbo.*

→ preparazione al passaggio con appoggio sull'arto superiore sano:
1. *controllare la possibilità di escursione dell'articolazione scapolo-omerale del lato plegico e – se necessario – mobilizzarla;*
2. *aiutare il bimbo, supino, a sollevare la spalla plegica e a dirigere l'arto superiore esteso (non intraruotato) verso l'anca del lato opposto;*
3. *motivare il bimbo a compiere il passaggio, verificando che l'arto inferiore plegico mostri una corretta risposta di balance, con estensione ed abduzio-*

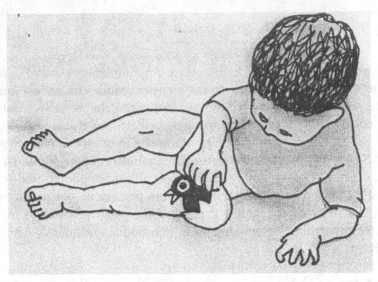

Fig. 6.13. Il passaggio verso la postura seduta, con appoggio sull'arto superiore

ne; se ciò non avvenisse, riproporre il trasferimento accentuando "propriocettivamente" la giusta sequenza.

→ preparazione ad altri passaggi posturali:
1. seguire ed assecondare ogni iniziativa del bimbo, controllando la soddisfacente qualità dell'esecuzione. Esempi:
   — prono → seduto in laterale con appoggio sul lato plegico;
   — seduto in laterale → rotazione → seduto dall'altro lato;
   — supino → prono → rotazione → seduto a gambe estese;
   — ....

> ## *bambino seduto*

Ci sono numerosi modi per arrivare e rimanere nella postura seduta, ed il terapista deve essere pronto a cogliere al volo ogni opportunità per fare proposte posturali diverse al bimbo o, ancora meglio per assecondare ogni sua buona iniziativa. Esempi:

- seduto a gambe estese;
- seduto in laterale;
- seduto su un tavolo (lungo un lato o sull'angolo) con gli arti inferiori fuori dal bordo;
- seduto su una panchetta o su una seggiolina;
- seduto in braccio, sulle ginocchia dell'adulto o a cavallo delle sue gambe;
- seduto su una palla;
- seduto a cavalcioni del rullo, del triciclo, del "baby-go";
- …

Obiettivi di lavoro:
- risposte di balance ad un livello posturale più alto;
- preparazione al carico degli arti inferiori;.
- iniziativa motoria verso la linea mediana;
- ampliamento dell'esplorazione visiva e delle autonomie funzionali.

☺ *proposta*

→ preparare il bimbo ad un buon appoggio sugli arti inferiori:
  1. *far sedere il bimbo su una panchetta o una seggiolina di corrette proporzioni, con un cuscino a cuneo posto sul piano orizzontale, per favorire l'anteroversione del bacino e quindi un migliore raddrizzamento del rachide;*
  2. *preparare i piedi del bambino, in particolare quello plegico, a ricevere le informazioni sensoriali dal terreno e a diventare più "attenti e disponibili";*
  3. *distribuire più equamente il carico sul bacino e sugli arti inferiori, esercitando una leggera pressione lungo l'asse delle due gambe.*

→ proporre esperienze sensoriali e attività verso lo spazio anteriore:
  1. *focalizzare l'interesse del bambino verso lo spazio anteriore (in avanti e leggermente verso il basso).*
     Esempi:
     — *invitare il bimbo a prendere insieme a noi una palla grande da terra, a tenerla e a portarla un poco più in alto;*
     — *"sentire" piccoli oggetti nascosti sotto ai piedi, senza coinvolgere inizialmente il canale visivo, e poi guardarli e raccoglierli ecc. (Fig. 6.14);*
  2. *proporre attività in situazioni ambientali con caratteristiche variabili, p.e.*

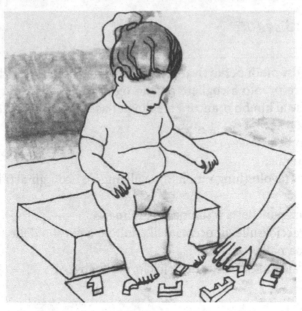

Fig. 6.14. Scoprire piccoli oggetti sotto i piedi

appoggiare i piedi su un pavimento freddo, ruvido, liscio, asciutto, bagnato, in salita, in discesa ecc.

Bisogna evitare che il bimbo affronti situazioni ambientali troppo problematiche (rispetto all'abilità da lui raggiunta), che favorirebbero l'insorgenza di reazioni associate. Molte volte, per facilitargli la tenuta del carico, è sufficiente che l'adulto modifichi un poco l'ambiente, p.e. ponendo sotto piedi del bimbo una superficie con più attrito, come un tappetino antisdrucciolo.

Il bimbo, nelle sue prime esperienze di carico sugli arti inferiori, potrebbe rispondere con un forte grasp al piede, campanello di allarme di un carico scorretto o di una base d'appoggio precaria. È bene quindi che il terapista riveda tutto l'allineamento dell'assetto posturale, modificando il rapporto fra baricentro e base d'appoggio e soffermandosi sulle informazioni tattili – propriocettive a livello del bacino, delle gambe e soprattutto del piede.

emiparesi

> ## *bambino seduto*

È utile pensare in tempo alla proposta di una postura seduta con l'appoggio degli arti superiori su un piano anteriore, per preparare meglio il bambino ad attività funzionali importanti (p.e. mangiare, disegnare, scrivere, giocare ecc.) e per rendergli più semplice la partecipazione a diverse situazioni di vita comunitaria (p.e. all'asilo nido, alla scuola materna o elementare, giochi di gruppo ecc.).

☺ *proposta*

→ preparare l'appoggio degli arti superiori su un piano posto anteriormente:
  1. *verificare la disponibilità di movimento dell'articolazione scapolo-omerale del lato plegico e – se necessario – mobilizzare la scapola per ottenere una migliore abduzione;*
  2. *proporre l'appoggio degli arti superiori su un tavolo con incavo posto davanti al bimbo e curare il loro mantenimento sulla linea mediana;*
  3. *enfatizzare le informazioni tattili-propriocettive all'avambraccio ed alla mano aperta, entrambi in appoggio sul piano (Fig. 6.15).*

→ favorire la percezione di informazioni sensoriali differenziate:
  1. *invitare il bimbo ad esplorare con la mano sana il braccio e l'altra mano, a prendersi entrambe le mani, a muoverle insieme ecc. (Figg. 6.16 e 6.17);*
  2. *proporre giochi che incoraggino l'esplorazione bimanuale;*

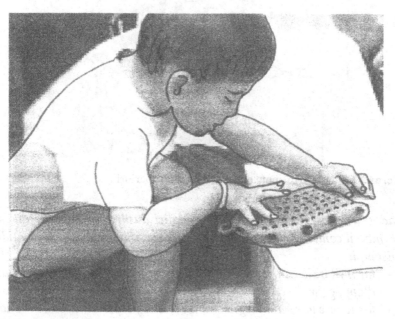

Fig. 6.15. Informazioni sensoriali alla mano

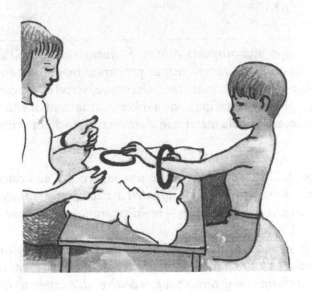

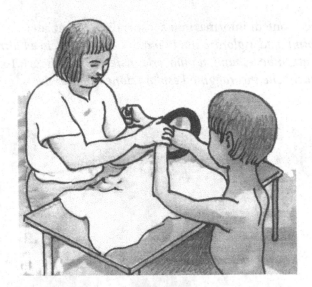

Figg. 6.16. e 6.17. Muovere insieme entrambi gli arti superiori

3. *adottare accorgimenti od usare semplici ausilii per rendere più facile al
   bimbo il controllo dell'arto plegico mentre si muove l'arto più valido.*
   Esempi:
   — *far infilare la mano plegica in un guanto attaccato con il velcro al piano
       d'appoggio;*
   — *far tenere la mano plegica ad un anello fissato al tavolo, ad uno stura-
       lavandini a ventosa, ad una maniglia da barca ecc.);*

4. *incoraggiare il bimbo all'esplorazione manuale, sempre rispettando i suoi tempi e non facendogli richieste troppo complesse e irrealizzabili.*

★ Quando compie un movimento attivando – a prima vista – solo il lato sano, il bambino coinvolge in realtà anche l'altro emilato, richiedendogli soprattutto funzioni di stabilità e di carico: p.e. se il bimbo prende con la mano sana un giocattolo posto in avanti e in alto rispetto a lui, contemporaneamente sposta il baricentro, appoggia il peso sull'arto superiore plegico (il carico si sposta dal gomito verso il polso e poi sulla mano aperta) ed il tronco si adatta allo spostamento con un lavoro muscolare differenziato tra i due emilati.

> ## bambino seduto

Il terapista può proporre al bimbo numerose attività che miglioreranno le sue risposte di balance e gli permetteranno di affrontare con risposte anticipatorie più adeguate i vari compiti posturali. Questo può avvenire, per esempio, ogni volta che il bambino si trova seduto su una superficie alta, con i piedi che non appoggiano a terra. Bisogna però ricordare che la paura e le difficoltà favoriscono sempre l'insorgere di una reazione associata!

☺ *proposta*

→ proporre piccole traslazioni di carico:

1. *far sedere il bambino sul lato più lungo del tavolo, in modo che la base d'appoggio larga gli dia maggiore sicurezza;*
2. *porsi vicino a lui, inducendo piccoli spostamenti di carico sul piano frontale (Fig. 6.18), p.e. per raggiungere un oggetto;*
3. *durante la traslazione, tenere con leggerezza la mano del bimbo (non sostenerlo!), sino a quando l'anca plegica riesce a diventare fulcro attivo; ridurre l'aiuto, quando si osservano le prime efficaci risposte di balance.*

→ ricercare aggiustamenti posturali più corretti e veloci:

1. *proporre attività che, spostando il baricentro entro la base d'appoggio, coinvolgano in modo diverso i distretti corporei: p.e., attraverso attività di*

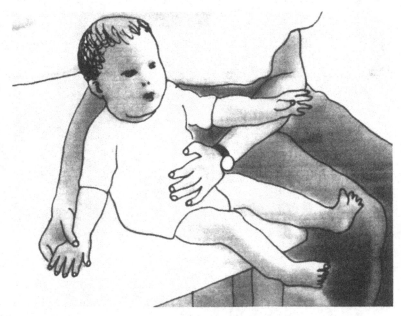

Fig. 6.18. Traslazioni di carico in laterale, verso la parte plegica

gioco, indurre adattamenti posturali che impegnino con rapporti differenti il cingolo scapolare, quello pelvico, gli arti inferiori, l'arto superiore plegico (esteso ed extraruotato, con polso esteso e mano aperta) ecc.

È meglio che, inizialmente, il terapista proponga, degli spostamenti solo sul piano frontale, che allarmano meno il bambino e riducono quindi le possibilità di comparsa di reazioni associate. Spostamenti sul piano sagittale, che richiedono una risposta di aggiustamento nei confronti dello spazio anteriore, provocherebbero facilmente un aumento della stiffness muscolare ed una risposta in retropulsione dell'emilato plegico.

> *bambino seduto*

Il bimbo, seduto a cavalcioni di un grosso giocattolo, può sperimentare non solo una migliore distribuzione del carico sugli arti inferiori ma, soprattutto nella fase di spostamento, anche i primi movimenti ritmici ed alternati utili alla futura acquisizione della marcia.

☺ *proposta*

➜ indurre movimenti ritmici agli arti inferiori:
1. *far sedere il bimbo su un "baby-go" o su giocattoli a forma di animale con ruote, o sul triciclo (in base all'età); il bimbo può sperimentare da seduto, con la guida dell'adulto, i primi movimenti di carico ritmico ed alternato sugli arti inferiori, necessari e funzionali per questo tipo di spostamento;*
2. *valutare l'esigenza di eventuali modifiche all'attrezzo (p.e. l'altezza o l'ampiezza del sedile, l'altezza e la larghezza del manubrio ecc.) per creare rapporti corretti tra i vari distretti corporei del bimbo; valutare con attenzione il rapporto angolare tra l'articolazione dell'anca, del ginocchio e della caviglia poiché, se queste articolazioni sono troppo flesse o troppo estese, il bimbo troverà difficile spostarsi e sarà disturbato dalle reazioni associate.*

➜ proporre soluzioni per un migliore controllo della mano:
1. *facilitare con alcuni accorgimenti la tenuta della mano sul manubrio e modificare – se necessario – il diametro, la larghezza o le caratteristiche generali di quest'ultimo (p.e. fissare del velcro od una fascetta alla manopola, far indossare al bimbo un guantino con velcro, usare un manubrio da ciclista ecc.);*
2. *aiutare il bimbo a mantenere un buon carico sugli arti inferiori anche quando, tenendosi con le mani sul manubrio ed alzandosi in piedi, fa le prime esperienze in stazione eretta.*

⏰ Il bambino, in questa situazione posturale, tende a sperimentare solamente lo spostamento all'indietro, utilizzando l'estensione dell'arto inferiore plegico ed aumentando quindi la stiffness muscolare. Il terapista deve impostare con pazienza uno spostamento soddisfacente, valutando l'utilizzo del "baby-go" (o di un altro attrezzo) insieme alla famiglia, che lo riproporrà al bimbo durante la giornata.

bambino che si alza in piedi

Il bambino emiplegico che si alza in piedi passando dalla posizione in half-kneeling sperimenta, come in tutti gli altri quadri di paralisi cerebrale, una situazione con un'anca estesa che sostiene il carico e l'altra anca flessa, pronta ad iniziare il movimento che porterà alla stazione eretta. Questo passaggio così differenziato è ancora più interessante da proporre al bambino emiplegico, di per sé già molto asimmetrico.

☺ *proposta*

→ proporre il "gioco del cavaliere":
  1. *porsi inizialmente dietro al bambino, per creare attraverso il nostro corpo una guida tattile – propriocettiva che gli dia una sensazione di "confine" e di sicurezza; quando il bimbo sarà più sicuro, porsi anteriormente a lui, controllando con le mani un'anca ed il ginocchio dell'emilato opposto;*
  2. *far sperimentare all'arto inferiore plegico entrambe le situazioni di carico, con anca sia estesa sia flessa, e indurre alcune traslazioni di carico di diversa ampiezza (Fig. 6.19);*
  3. *se, le prime volte, il bimbo si sentisse incerto, aiutarlo ad avere meno paura mettendogli una palla, di misura adeguata, sotto l'anca flessa, per sostenere momentaneamente il bacino e per ampliare la base d'appoggio.*

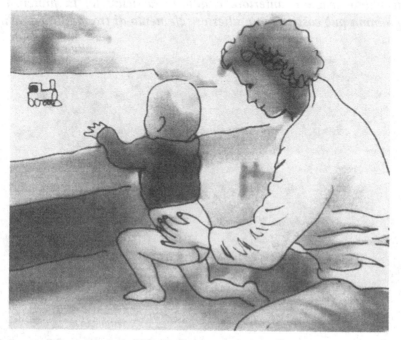

Fig. 6.19. Passaggio corretto in half-kneeeling

bambino in piedi

Tutti i bambini con emiplegia hanno molta voglia di mettersi in piedi; generalmente la funzione del cammino emerge con un ritardo di appena pochi mesi rispetto al bimbo con evoluzione normale. In previsione di ciò, il terapista deve "giocare d'anticipo" e fornire per tempo le esperienze utili per una migliore acquisizione della stazione eretta e del cammino:

- allineamento del cingolo scapolare e del tronco sul piano orizzontale (altrimenti il baricentro rimarrebbe troppo indietro rispetto alla base d'appoggio);
- disponibilità del bacino a muoversi sui tre piani;
- buone risposte di balance al cingolo pelvico e all'arto inferiore plegico;
- disponibilità del piede plegico a ricevere informazioni sensoriali e ad adattarsi ad esse.

Il bambino emiplegico, quando impara a camminare, si appropria da solo del parametro "velocità", spesso da lui usata per poter eseguire il movimento in modo meno accurato. Quindi, è utile che il terapista, per il trattamento di questi bimbi, miri più alla selettività del movimento che alla quantità di traguardi da raggiungere.

☺ *proposta*

→ preparare il bimbo, in piedi, a traslazioni di carico e a movimenti ritmici:

1. *porsi davanti al bambino e ricercare il suo contatto visivo, per "riempire" il vuoto spaziale anteriore e quindi rassicurarlo; la presenza della mamma può costituire un ulteriore elemento di tranquillità e un'impor-*

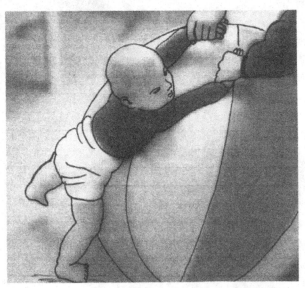

Fig. 6.20. Carico alternato sugli arti inferiori, in una situazione molto mobile

tante occasione per iniziare un gioco, per catturare l'attenzione e la curiosità del bimbo;

2. stimolare piccoli spostamenti di carico latero-laterali e antero-posteriori, facendo sentire al bimbo l'estensione dell'anca;

3. introdurre anche delle rotazioni del tronco su entrambi i lati (l'emilato plegico deve compiere un'effettiva rotazione e non un'inclinazione laterale);

4. introdurre una sequenza ritmica di carico alternato su un arto e sull'altro (prerequisito per stare su una gamba sola), facendo spostare il bimbo sia sul piano frontale che sagittale (Fig. 6.20); l'attuazione di tutti questi movimenti potrà essere facilitata abbinando il canto, l'utilizzo di uno strumento musicale ecc.

emiparesi

bambino in piedi

È importante preparare il bimbo a sostenere correttamente il carico su una gamba sola perché si tratta di una competenza fondamentale per numerose funzioni:

- stare in piedi con una base d'appoggio molto ridotta;
- migliorare le risposte di balance;
- eseguire una buona fase oscillante del passo;
- superare ostacoli, salire sul triciclo ecc.;
- salire/scendere le scale.

Il bimbo deve imparare a sostenere il peso sull'arto inferiore plegico senza ricorrere al "congelamento" dei diversi distretti articolari (e di conseguenza aumentare il reclutamento muscolare); avendo un numero ridotto di elementi variabili da controllare, egli utilizza spesso questa strategia di compenso, per eseguire lo spostamento con più facilità e minore accuratezza.

☺ *proposta*
→ preparare il carico attivo sull'arto inferiore plegico:
1. *porsi davanti al bimbo, controllare l'allineamento del cingolo pelvico e l'estensione delle anche;*
2. *chiedere al bimbo di sollevare l'arto inferiore sano e di appoggiare il piede sulla nostra coscia; in questo modo si può valutare meglio quanto peso sia affidato ad un arto e quanto all'altro (Fig. 6.21);*
3. *attraverso l'attività dinamica dell'arto sano, far sentire alla gamba plegica piccole ma continue variazioni di carico (con baricentro spostato un po' più*

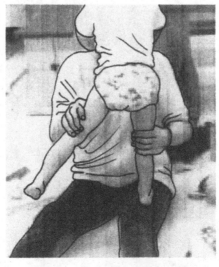

Fig. 6.21. Il terapista può sentire sulle proprie gambe la qualità del carico del bambino

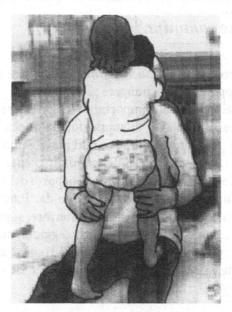

Fig. 6.22. Variare il carico sull'arto plegico, attraverso il movimento

avanti, più indietro, di lato ecc.), richiamando – se persa – l'estensione dell'anca (Fig. 6.22);
4. *controllare che il bimbo non blocchi in iperestensione l'arto sotto carico (segno di una retroposizione del bacino); verificare sempre la mobilità e l'adattabilità delle varie articolazioni dell'arto inferiore agli spostamenti;*
5. *predisporre davanti al bimbo, o di lato, una pedana o una seggiolina sulla quale egli possa salire alternando gli arti inferiori.*

bambino che cammina

Le proposte fatte in precedenza sono solo una piccola parte rispetto alle idee che il terapista può sviluppare per raggiungere gli obiettivi del progetto riabilitativo. Soprattutto nella stazione eretta, è importante far emergere le differenti funzioni del lato plegico: essere un arto di supporto, ma anche un arto in grado di alleggerire il proprio peso, pronto ad iniziare il movimento.

Si possono affrontare le prime fasi del cammino senza un controllo diretto dell'adulto, bensì attraverso la tenuta comune, da parte del terapista e del bimbo, di oggetti che quest'ultimo conosce, che facciano da "intermediari" e tranquillizzino il bambino nei confronti dello spazio anteriore: si possono usare oggetti della vita quotidiana, come il passeggino, una seggiola, una palla, oppure giocattoli reperibili sul mercato commerciale, quali trenini, carrellini a forma di animale (inizialmente appesantiti per aumentarne la stabilità) o la seggiolina Petö.

☺ *proposta*
→ verificare l'atteggiamento corretto dell'arto superiore:
   1. *proporre al bimbo la tenuta davanti a sé, con tutte due le mani, di un oggetto grande, facendo in modo che lo afferri prima con l'arto plegico e poi con l'altro (Fig. 6.23);*
   2. *ponendosi dietro o di lato al bimbo, controllare l'abduzione della scapola, l'estensione dell'arto e l'allineamento di tutto l'emilato;*
   3. *preparare la mano plegica in base alla forma e alla grandezza dell'oggetto da tenere: verificare prima di tutto la posizione corretta del polso e poi l'apertura della mano, affinché quest'ultima abbia un buon contatto sulla superficie dell'oggetto;*
   4. *se necessario "avvolgere" delicatamente la nostra mano su quella del bimbo, sia per controllare la tenuta dell'oggetto, sia per percepire meglio l'eventuale comparsa di reazioni associate.*

→ iniziare la sequenza del cammino:
   1. *indurre una traslazione di carico sull'emilato plegico e far iniziare il primo mezzo-passo con l'arto inferiore sano, in modo che l'altro arto possa seguire sfruttando la componente di inerzia;*
   2. *facilitare la rotazione fra i due cingoli, senza permettere l'elevazione del bacino;*
   3. *accompagnare la fase di oscillazione del secondo mezzo-passo (e degli altri a seguire), controllando l'eventuale aumento della stiffness muscolare all'arto plegico;*
   4. *portare il bimbo all'attacco del tallone a terra con una leggera extrarotazione dell'arto e – nella fase di massimo appoggio – enfatizzare, con una*

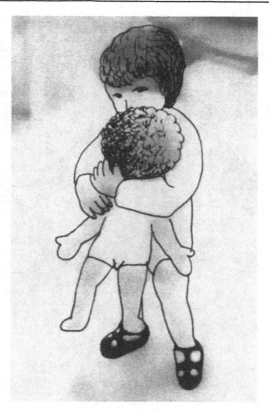

Fig. 6.23. Il bimbo cammina tenendo con un entrambe le mani un oggetto grande

leggera pressione della mano dietro al grande trocantere, il carico sull'anca in estensione;

5. continuare la sequenza dei passi, sfruttando la componente di inerzia e modulando la velocità in modo che il cammino sia funzionale e sempre ben controllato;

6. ridurre gradualmente l'intervento diretto sul bambino, p.e. facendogli tenere correttamente un giocattolo con l'arto superiore plegico (Fig. 6.24).

➔ introdurre componenti di variabilità nel cammino:

1. proponendo diverse attività, far sperimentare al bimbo sequenze diverse di passi, cambiamenti di direzione ecc.:
   — in laterale, con o senza appoggio;
   — in laterale, con passo incrociato alternando entrambi gli arti inferiori;
   — indietro;
   — in "girotondo", combinando i vari tipi di spostamento provati in precedenza (in questo modo il bimbo si abitua al rapido cambiamento di direzione, migliorando le risposte di balance).
   — ....

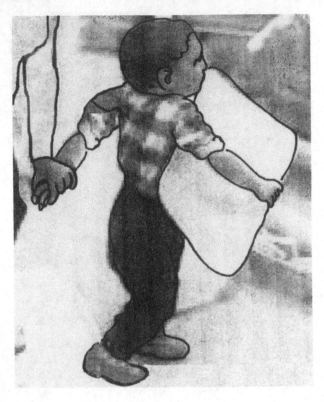

Fig. 6.24. Camminare trasportando un oggetto con l'arto superiore plegico

⏱ Per compiere un'effettiva rotazione fra i due cingoli durante lo spostamento indietro, il bacino deve ruotare verso lo spazio posteriore e l'anca deve estendersi ed addursi.

Cap. 7
Il bambino con atetosi

Affrontare il problema dell'atetosi ("senza fissa posizione"), definita per la prima volta da Hammond nel 1871, "senza fissa posizione", significa addentrarsi in un complesso problema terminologico, poiché tale forma patologica è stata interpretata e classificata in maniera differente da diversi autori (v. pagina seguente).

L'impostazione del trattamento del bambino atetoide è completamente differente rispetto a quella del bambino con tetraparesi spastica, povero di movimento ed ostacolato da un coefficiente troppo alto di stiffness muscolare. Nell'atetosi la manifestazione più evidente è l'esuberanza motoria. Milani Comparetti (1971) e Bobath (1975) hanno ben sottolineato questa caratteristica del quadro, definendo la forma atetoide quale disordine o eccesso di movimento.

In questa patologia il neonato può mostrare talvolta un'iniziale ipotonia, così marcata da farlo sembrare una bambola di pezza che crolla da tutte le parti (bambino floppy). Più tardi subentrerà una graduale attivazione muscolare ed il bimbo diventerà sempre più un atetoide, in grado di muoversi molto e in maniera disordinata, disturbato dai suoi movimenti "parassiti" in eccesso. Un ulteriore problema sorge quando il bambino deve convivere con le distonie.

Quando l'attivazione muscolare è sufficientemente alta ed oscilla all'interno di una banda di valori abbastanza ristretta, il bimbo riesce ad organizzare delle risposte di balance, anche se caotiche. Per esempio, rispetto alle altre forme discinetiche, i bambini con forme miste di tipo atetosico-spastico hanno una prognosi più favorevole per quanto riguarda l'acquisizione del cammino, poiché il reclutamento tonico è più alto e con minori variazioni: questa condizione "stabilizza" maggiormente la postura e permette agli arti inferiori di sostenere meglio il peso del corpo nella stazione eretta. Questi bimbi riusciranno forse a camminare, sebbene spesso in età adolescenziale, mentre quelli con una variazione del reclutamento tonico entro valori troppo bassi hanno difficoltà a raggiungere tale obiettivo.

Il terapista deve anche tener presente il problema del disagio percettivo, che il bambino piccolo avverte quando affronta le prime esperienze antigravitarie:

venir sollevato da letto, essere preso in braccio, stare in braccio con l'adulto che cammina, spostarsi sul passeggino sono tutte situazioni che possono scatenare allarme e paura. Le informazioni sensoriali sono sempre "in eccesso": il bimbo accumula, nel muoversi, un insieme di stimoli visivi, tattili, propriocettivi, vestibolari, uditivi, olfattivi ed emozionali che non è in grado di filtrare e di mantenere al di sotto della soglia di tolleranza percettiva.

Appunti sulla classificazione:

Bobath (1975):

- Atetosi pura: fluttuazione del tono muscolare (sempre più basso rispetto alla norma), movimenti atetosici prevalentemente distali;
- Atetosi con spasticità: fluttuazione del tono muscolare (normale/alto), movimenti atetosici di tipo distale;
- Coreoatetosi: fluttuazione del tono muscolare (basso/normale), movimenti ad ampio raggio, prevalentemente prossimali;
- Atetosi con spasmi tonici intermittenti (forma distonica): improvviso aumento del tono muscolare, movimenti con spasmi di tipo prossimale e presenza di movimenti atetosici distali.

Bottos (1987):

- Sindrome disarmonica e/o ipocinetica – tipo 2
- Sindrome disarmonica e/o ipocinetica mista – tipo 2 e 3

Ferrari (1997):

- Forme dis-cinetiche: distonico
                      atetoide e atetosiforme
                      coreico e coreiforme

Hagberg (1989):

- Coreoatetosi: incoordinazione generalizzata e movimenti ipercinetici (coreici, atetosici o misti), tono muscolare normale o ipotonico;
- Sindrome distonica: spasmi distonici con persistenza di riflessi primitivi.

Kyllerman (1983):

- forma ipercinetica
- forma distonica

Michaelis e Edebol-Tysk (1989):

- Sindrome discinetica: atetosica
                            distonica

Milani Comparetti (1971):

- Disordine del movimento: atetoide (forma 4) → patterns non funzionali, grotteschi, mutevoli [...], movimenti involontari (ipercinesie) e "posture involontarie".

Caratteristiche del bambino atetoide
- movimenti non funzionali, disordinati e bizzarri;
- estrema variabilità del livello di stiffness, muscolare, entro valori più bassi della norma;
- difficoltà d'inibizione del movimento;
- difficoltà nel mantenere l'allineamento dei distretti corporei;
- vivacità dei riflessi (RTAC, RTSC, RTL, Galant);
- organizzazione del balance in senso caudo-craniale;
- disturbi percettivi;
- difficoltà nella coordinazione occhio-mano-bocca.

L'atetosi coinvolge comunemente tutte le parti del corpo; più rare sono le emiparesi atetosiche o distoniche e le forme miste atassico-atetosiche.

La patologia deriva da un danno del sistema extrapiramidale, con un interessamento selettivo dei nuclei grigi profondi (Volpe, 1987), e presenta, dal punto di vista dell'eziopatogenesi, l'incidenza di:

21%: fattori prenatali (p.e. infarto della placenta, emorragia al 2° o 3° trimestre di gestazione);

67%: fattori perinatali (p.e. asfissia, pretermine con basso peso e ipossia, bilirubinemia);

12%: fattori postnatali o sconosciuti (Kyllerman, 1983).

Evoluzione naturale del quadro motorio

Appunti
Bambino floppy
Definizione che indica il bambino ipotonico, aposturale, che non è in grado di rispondere alla forza di gravità. (Bobath e Bobath, 1976)

Quadro aposturale
"Assenza o scarsità di patterns posturali e motori come nella bambola di stoffa. Più che una forma a sé stante è una fase precoce delle altre forme, particolarmente frequente nella forma 4 e 5 [ndr: atetosi e atassia]". (Milani Comparetti 1971)

Il bambino, nel primo anno di vita, è molto buono, tranquillo, dorme molto, non fa eccessive richieste di rifornimento relazionale, non ha un pianto vigoroso e si presenta come un piccolo ipotonico, con un'attitudine al raddrizzamento antigravitario molto bassa. Numerose mamme raccontano quanto si sentano impacciate nel tenere in braccio il loro bambino, perché "scivola" da tutte le parti! È difficile, infatti, contenere questi bimbi, in quanto non hanno un immediato adattamento alle sollecitazioni della gravità. Poiché manca una buona risposta posturale, la coppia mamma/bambino si priva dello scambio tonico/corporeo, fondamentale per la costruzione del legame di attaccamento (Brazelton, 1991).

La fase floppy è transitoria, mentre il tempo di permanenza in questo stadio è variabile. Il bambino che presenta un'evoluzione verso l'atetosi inizia a modificare la sua risposta tonica generalmente verso i 12-18 mesi quando, nel tentativo di muoversi, mostra i primi spasmi e i primi movimenti atetosici, tali da rendere chiara la diagnosi. Quanto più lungo è il periodo floppy, tanto più grave sarà la manifestazione della patologia, dal punto di vista sia motorio che cognitivo (Bobath 1976).

È molto importante, nel primo anno di vita, formulare una diagnosi differenziale della manifestazione patologica, in quanto l'ipotonia può essere l'espressione clinica di altri disturbi, senza rientrare nel quadro delle paralisi cerebrali infantili (p.e. malattie dismetaboliche, neuromuscolari ecc.). Non è facile, a volte, fare diagnosi tempestive, motivo per cui i bambini vengono spesso sottoposti a numerose indagini cliniche, con periodi più o meno lunghi di degenza, le quali influiscono sia sull'evolversi della patologia sia sul fragile equilibrio della coppia mamma/bambino.

Supino (floppy). Si tratta di un bimbo molto fermo che si presenta con una posizione "a rana" (Fig. 7.1): arti inferiori flessi, abdotti ed extraruotati, piedi vari e supinati. Le informazioni sensoriali di tipo tattile-pressorio avvengono sempre sulle stesse aree di contatto in quanto il bimbo non è in grado di effettuare dei cambiamenti posturali. In genere, in associazione all'ipotonia, è presente un'i-

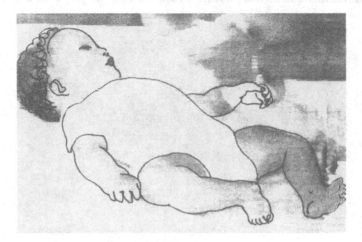

Fig. 7.1. Bambino nella posizione "a rana"

permobilità articolare che preoccupa molto la mamma e le procura la sensazione di far male al bimbo durante i normali gesti dell'accudimento.

Il controllo del capo è estremamente povero: esso si presenta spesso inclinato ed abbandonato preferenzialmente sempre su un solo lato. Questa situazione predispone a futuri problemi di disallineamento, soprattutto a carico della colonna vertebrale. Si osservano, per lo più, una debole risposta tonica asimmetrica del collo, talvolta un accenno di grasp alle mani e la reazione di Galant omolaterale. Non si riscontra lo sgambettio, limitato al massimo a deboli movimenti di flessione degli arti inferiori, che non avvengono quasi mai simultaneamente. Per molto tempo è presente una lassità legamentosa diffusa in tutti i distretti articolari: si può rilevare, per esempio, un'eccessiva dorsiflessione dell'articolazione tibio-tarsica, con le dita dei piedi che arrivano talvolta a toccare la tibia.

La respirazione è addominale, molto superficiale e breve, di tipo invertito: il bambino espande il torace nella fase di espirazione, mentre lo abbassa in quella d'inspirazione. La parte superiore del torace si presenta appiattita, con esagerata apertura delle coste fluttuanti in quanto i muscoli intercostali sono troppo deboli per interagire con la gravità.

Lo sguardo di contatto con l'adulto è condizionato da questa stasi posturale e da disturbi quali lo sguardo erratico (incoordinazione visiva) o da iperfissazione. La relazione primaria mamma-bambino viene precocemente alterata dall'atteggiamento passivo del piccolo, rendendo così impossibile la condivisione di scambi interpersonali.

Prono (floppy). Questa posizione non è gradita al bambino in quanto egli spesso non riesce a ruotare il capo in modo automatico, come invece avviene in tutti i neonati che tentano così di liberare le vie respiratorie. Il bimbo non fa alcun tentativo di sollevare il capo (Fig. 7.2), e talvolta evidenzia delle difficoltà respiratorie. Egli mantiene la stessa postura presentata da supino, a rana o a batrace,

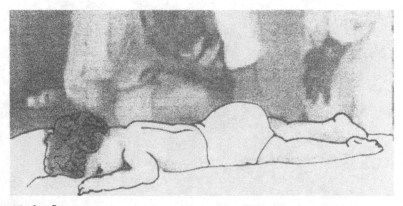

Fig. 7.2. Bimbo floppy prono

con informazioni sensoriali costanti sulla parte anteriore del corpo. Gli arti superiori sono abdotti e flessi; le mani possono essere aperte, appoggiate alla superficie d'appoggio, senza un vero contatto esplorativo con l'ambiente.

La pelle del bambino

Il tessuto connettivo è un canale di accesso molto importante nello scambio tra bambino e ambiente, e, in condizioni di difficoltà, non permette una buona ricezione, elaborazione ed integrazione degli stimoli in arrivo. Il bambino aposturale si presenta con una pelle "trasparente", fragile, talora con eccessiva sudorazione e/o ipotermia, sintomi di un disturbo del sistema neurovegetativo. Per questo il bimbo floppy mostra una soglia molto bassa di tollerabilità agli stimoli tattili, che richiede all'adulto un'estrema attenzione nei gesti dell'accudimento. L'intolleranza percettiva è tale che il bimbo, quando viene spogliato, può manifestare disagio, con pianto flebile ed espressioni angosciate. I suoi stessi abiti diventano per lui come una "seconda pelle", che funge da filtro e da confine.

L'alimentazione

Spesso, a causa del tono troppo basso, nei bambini floppy non è presente la suzione, ed è impossibile evocare riflessi che ne facilitino la comparsa (p.e. il riflesso dei quattro punti cardinali, il riflesso di ricerca del capezzolo ecc.). La bocca di solito è semiaperta, a causa della debolezza dei muscoli oro-bucco-facciali, che condiziona la probabile futura comparsa di scialorrea, quando il bambino verrà messo seduto. Per la stessa ragione è problematica anche la deglutizione: il cibo rimane a lungo all'interno della bocca, per passare infine nell'esofago per caduta gravitaria. Le labbra e la lingua non hanno movimenti funzionali. Spesso non è presente il riflesso automatico di chiusura dell'epiglottide (gag reflex) e il bambino non può utilizzare la tosse per evitare che il cibo finisca nella trachea. Si segnalano, talora, episodi anche gravi di polmonite "ab ingestis", con ricovero ospedaliero. Dato quest'insieme di difficoltà, è evidente come l'ora della pappa si trasformi in un momento carico di ansie e di preoccupazioni invece di costituire un evento gioioso e gratificante nella relazione mamma-bambino. Per il timore che il cibo "vada di traverso", la mamma adotterà per il bambino scelte posturali più rassicuranti, ma molto scorrette dal punto di vista chinesiologico.

In braccio (floppy). La risposta tonica muscolare è così alterata che il bimbo floppy non riesce ad attivare gli aggiustamenti posturali naturali necessari per adattarsi al corpo della mamma (dialogo tonico-corporeo) (Fig 7.3). L'adulto allora si fa carico di adottare delle strategie utili a contenerlo, rispettando le fra-

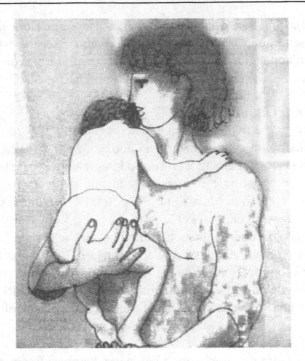

Fig. 7.3. Bambino floppy in braccio alla mamma

gili barriere del suo corpo: dovrà avvicinarsi a lui senza bruschi movimenti, prenderlo in braccio lentamente, dargli l'opportunità di agganciare lo sguardo e lasciargli tempo per fare previsioni rispetto a quello che sta per accadere.

Seduto (floppy). Quando si mette il bambino a sedere, il capo non risponde alla gravità e ciondola a lungo abbandonato all'indietro. Spesso la testa, priva del controllo delle posizioni intermedie, collassa in avanti accentuando l'eccessiva flessione globale (Fig. 7.4). Se viene sostenuto nella posizione seduta, il bambino si accascia da un lato, crolla in avanti o si lascia andare all'indietro.

Primi movimenti. Il bambino floppy, a causa della povertà di movimento che lo contraddistingue e della notevole difficoltà di interazione con l'ambiente, non è in grado di fare previsioni e di utilizzare delle strategie anticipatorie (feedforward). In alcuni momenti potrà reclutare, per breve tempo, una momentanea coattivazione muscolare, interpretata di solito dall'adulto come un segnale di disagio o di iniziale tentativo di cambiamento posturale. Il bambino floppy, con un percorso futuro verso l'atetosi, inizia a muoversi sfruttando rapidi spasmi intermittenti, generalmente a carico del cingolo pelvico, come prima risposta a stimoli esterni o a stati emotivi. La posizione privilegiata è quella supina: a partire da questa situazione posturale egli organizza i primi spostamenti sul dorso. Se gli arti inferiori sono più disponibili al movimento, il bambino li uti-

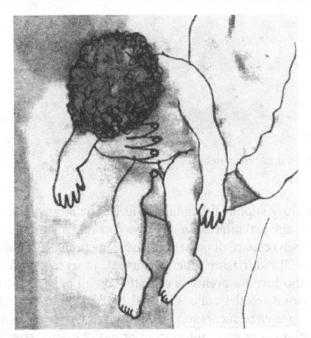

Fig. 7.4. Tenuto seduto, il bimbo non ha alcuna risposta antigravitaria

lizza puntando i piedi e spostandosi a "ponte". Egli è molto contento di questa nuova esperienza, e la sperimenterà con grande euforia: in breve tempo girerà in esplorazione sul pavimento di casa.

👍 *Vantaggi*
— iniziativa al movimento, con probabile motivazione
— nuove esperienze sensoriali e percettive
— gratificazione della famiglia

👎 *Svantaggi*
— consolidamento della sinergia estensoria, con presenza di asimmetria
— aumento della stiffness a livello del capo e del cingolo scapolare
— apertura della bocca, con coinvolgimento della mandibola (possibili future sublussazioni)
— comparsa di scialorrea
— difficoltà ad acquisire la coordinazione occhio-mano-bocca

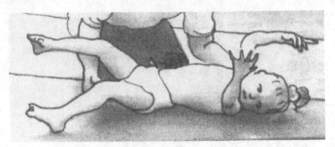

Fig. 7.5. Il passaggio verso il fianco avviene "en bloc"

Sul fianco. Dalla postura supina, il bambino utilizza una strategia semplificata con sinergia flessoria agli arti inferiori e si ritrova così sul fianco (mezzo rotolone) (Fig. 7.5). Non è però capace di passare in posizione prona, a causa della difficoltà di riallineare e di raddrizzare progressivamente i vari segmenti corporei.

Sul fianco, il bimbo inizia a prendere contatto con gli oggetti sfruttando la risposta tonico-asimmetrica del collo: dirige il braccio esteso sul giocattolo, organizza le prime esperienze di contatto distale esplorativo senza coinvolgere il canale visivo. Il bambino, per avere ulteriori informazioni percettive, inizia talvolta ad utilizzare in maniera selettiva i piedi, che potranno – in futuro – diventare addirittura uno strumento d'uso rivolto a funzioni complesse (p.e. scrivere su una tastiera).

Il bimbo impara più tardi a rotolare da supino a prono: per compensare l'atteggiamento in estensione del cingolo scapolare e del capo, egli conduce il movimento di rotazione con il bacino e gli arti inferiori in flessione.

Nell'impegno a condurre il movimento, si possono osservare sul viso del bambino movimenti incontrollati della muscolatura mimico-espressiva, un insieme di smorfie che vengono definite "grimaces".

Prono. In questa posizione emergono delle contrazioni toniche in flessione (spasmi atetosici) a livello del cingolo pelvico, che alleviano il carico dagli arti inferiori e lo spostano verso il tronco, il capo e gli arti superiori (Fig. 7.6), rendendo conseguentemente difficile l'organizzazione di alcuni tipi di spostamen-

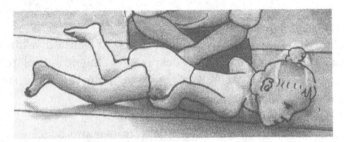

Fig. 7.6. La flessione alle anche sposta il carico verso il tronco

to (p.e. lo strisciamento). Il bambino viene così a trovarsi in una condizione posturale molto scomoda che gli impedisce di avanzare, a meno che non impari ad utilizzare delle contrazioni toniche intermittenti, una contro l'altra, sia in flessione che in estensione, per provocare uno spostamento (Bobath 1976).

In questo periodo, in cui prevalgono le posture orizzontali, il bambino inizia a sperimentare in modo caotico il movimento, spesso senza alcun obiettivo. La forte componente emotiva, l'eccitazione nei confronti degli stimoli ambientali, difficilmente filtrati o selezionati, portano il bimbo ad un'eccessiva produzione di movimenti, soprattutto degli arti e del viso.

L'esuberanza motoria del bambino ateoide, associata alla variabilità del reclutamento tonico, diventa anche un mezzo per manifestare le proprie emozioni e per comunicare con l'ambiente. Solo le persone che lo accudiscono regolarmente sono in grado di comprenderlo, decodificandone gli stati d'animo e le richieste favorendo in tal modo delle relazioni privilegiate, difficilmente estensibili agli adulti ad esse estranei.

Seduto. Da prono, sfruttando le contrazioni toniche a livello del cingolo pelvico, il bambino impara a flettere entrambi gli arti inferiori; poi con una sinergia in estensione, appoggiandosi a volte su di un gomito, a volte addirittura sulla fronte si dà una spinta per "tirarsi su", ritrovandosi seduto in mezzo ai talloni. Una base d'appoggio così larga dà molta stabilità e permette di mantenere una postura altrimenti critica. Il capo e gli arti superiori non sono mai allineati: questi ultimi possono essere in appoggio, estesi, addotti e intraruotati, con le mani chiuse a pugno, oppure liberi dall'appoggio ma condizionati dalla risposta tonica-asimmetrica del collo. A partire da questa posizione, il bambino apprende a spostarsi, molto abilmente, saltellando sulle ginocchia (a "coniglietto"). Egli utilizza per lungo tempo questa strategia di spostamento, perché risponde bene alle sue esigenze, tanto da non sentire il bisogno di alzarsi in piedi.

ɪ᷄₤ *Vantaggi*
— primo spostamento antigravitario, veloce ed efficace
— controllo visivo ed esplorazione dell'ambiente in assetto verticale

᷄ᵈᵘ *Svantaggi*
— aumento degli spasmi per fissare l'atteggiamento in intrarotazione e adduzione dei femori
— difficoltà di scelte strategiche alternative
— fatica fisica, frustrazione e senso d'impotenza di fronte ai fallimenti

---

Il bambino, messo seduto a terra con le gambe allungate, si trova molto a disagio e rischia di cadere perché il baricentro, influenzato dalla sinergia estensoria globale, rimane spostato troppo indietro rispetto alla base d'appoggio (Fig. 7.7). Alcuni bambini con un reclutamento tonico non molto alto utilizzano invece, come loro strategia, la flessione alle anche ed una notevole abduzione degli arti inferiori per allargare la base di appoggio e sentirsi più stabili (Fig. 7.8). Il capo e gli arti superiori non stanno in posizione mediana, influenzando ovviamente la coordinazione occhio-mano, la manipolazione e le strategie visive.

I bambini atetoidi, comunque, sono per lo più molto intraprendenti e fantasiosi, a tal punto che le strategie da loro scelte per lo spostamento da seduti risultano a volte stupefacenti per originalità e bizzarria.

☞ *Svantaggi*
— nuova fissazione posturale
— assenza di attività bimanuale
— difficoltà alla coordinazione occhio-mano (soprattutto sulla linea mediana)

Anche il problema di rimanere seduto su una seggiolina si presenta difficile: se è molto compromesso, il bimbo passa da una strategia estrema in flessione ad una in estensione, nell'impossibilità di mantenere in modo tranquillo l'assetto posturale. Se invece è più abile, adotta delle strategie funzionalmente efficaci: per esempio usa gli arti inferiori per ancorarsi attorno alle gambe della seggiola e quindi stabilizzarsi, impiega un arto superiore per bloccarsi allo schienale (generalmente quello corrispondente all'arto nucale del RTAC, in quanto più disponibile alla flessione) e l'altro arto per avvicinarsi ad un oggetto ed esplorarlo.

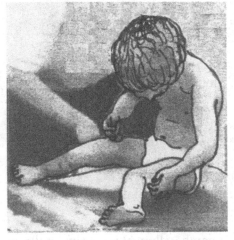

Fig. 7.7. Bambino seduto influenzato dalla sinergia estensoria

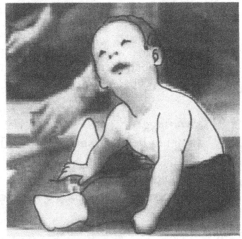

Fig. 7.8. La strategia di stabilizzazione con base d'appoggio molto ampia

👍 *Vantaggi*
— migliore partecipazione alla vita di relazione
— consolidamento di strategie visive di compenso

👎 *Svantaggi*
— consolidamento del disallineamento posturale
— aumento degli spasmi atetosici per fissare la postura
— difficoltà di manipolazione e di utilizzo funzionale degli arti superiori

In piedi. Per venire in piedi a partire da terra, ogni atetoide utilizza delle strategie estremamente personalizzate impara ad effettuare la sequenza del passaggio posturale "dribblando" fra un movimento atetosico e l'altro, e sfruttando le repentine fluttuazioni del tono muscolare. Come dice Sabbadini (1978), il bambino atetoide col tempo si fa furbo! Prevale comunque in tutti questi bambini la strategia di raddrizzamento caudo-craniale, cioè a partire dal piede, invece della strategia cranio-caudale, che si riscontra nelle forme caratterizzate da una povertà di movimento.

La stazione eretta è una conquista posturale antigravitaria che avviene normalmente molto tardi: non c'è da stupirsi se un ragazzo atetoide inizia a stare in piedi o a camminare a 12-14 anni.

Per il bambino atetoide il mantenimento del balance in stazione eretta è molto difficile in quanto il baricentro è alto e l'asse corporeo oscilla in continuazione. Per stabilizzare la postura il bimbo utilizza una serie di strategie che mirano a fissare i vari segmenti corporei in modo da controllare un numero inferiore di variabili di movimento:

- dovendo prendere contatto col terreno attraverso i piedi, "congela" in estensione gli arti inferiori ed il cingolo pelvico, lasciando oscillare solo la parte superiore del corpo;
- abduce gli arti inferiori e si crea una base d'appoggio più larga, per controllare gli spostamenti del baricentro;
- per controbilanciare l'assetto globale in estensione, porta in avanti il capo con protrazione del mento, assicurandosi così un discreto controllo visivo;
- usa gli arti superiori come bilancieri, portandoli talvolta in avanti con gomiti estesi e mani unite, oppure lasciandoli liberi di muoversi nello spazio.

Nonostante quest'assetto, la postura risulta sempre molto instabile a causa dei movimenti atetosici – soprattutto a livello del capo – che richiedono continue correzioni per il mantenimento del baricentro all'interno della base d'appoggio.

Quando il bambino atetoide si muove, ha grandissime difficoltà nel graduare il reclutamento muscolare e quindi a controllare i diversi gradi di escursione delle articolazioni. Egli tenta allora di agire ai limiti estremi dell'escursione articolare o di coattivare disperatamente – con continue correzioni – i gruppi muscolari opposti fra loro.

I bambini che riescono a mantenere la stazione eretta hanno saputo organizzare delle risposte antigravitarie efficaci ricorrendo ad un'estrema estensione delle anche (vincolo interno articolare) e ad un'abduzione-estensione degli arti inferiori che garantisce loro una base d'appoggio più ampia.

Cammino. Arrivano al cammino solamente gli atetoidi con un grado di stiffness sufficiente per stabilizzare la postura. L'andatura risulta sempre incerta, asimmetrica, aritmica, e lo schema del passo avviene con movimenti estremi di flessione o di estensione dell'arto inferiore: non c'è una progressione del passo, bensì uno spostamento a zig-zag senza rotazioni. Una volta attivato lo schema del cammino, il bimbo ha difficoltà ad interrompere la sequenza e ad invertire il senso di marcia. A volte si osservano alcune strategie di deambulazione del tutto personali, come per esempio, camminare tenendo le mani unite fra loro, oppure ancorate al manico di una scopa che diventa il "punto di riferimento" per poter avanzare lungo la linea mediana. Un'altra strategia consiste nel procedere velocemente eliminando le interferenze degli arti superiori, per esempio bloccandoli nelle maniche del maglione; oppure, prendere di mira con lo sguardo un punto nello spazio per avere un riferimento-guida nello spostamento.
Per l'atetoide è senz'altro più facile spostarsi in un ambiente circoscritto ed a lui noto, in quanto gli stimoli che da esso provengono sono prevedibili e più efficacemente controllabili rispetto a quelli di un ambiente esterno sconosciuto.

B. Bobath (1976) ha scritto: «Penso che per tutti coloro che trattano bambini con paralisi cerebrale sarebbe interessante mettere a confronto le caratteristiche del bambino atetoide con quelle del bambino spastico. Non c'è un bambino uguale all'altro e quindi ognuno ha bisogno di un trattamento diverso. Bisogna evitare di generalizzare e non si dovrebbe parlare 'della' paralisi cerebrale, 'del' bambino atetoide, 'del' bambino spastico». Bobath ha compilato inoltre con grande chiarezza un quadro sinottico, riassunto qui di seguito, con le caratteristiche principali dei due gruppi di bambini e le differenze fondamentali del tipo di trattamento di cui hanno bisogno.

Bobath sottolinea l'intervento sul tono posturale come primo passo per procedere poi verso l'apprendimento del movimento; attualmente l'impostazione del suo concetto riabilitativo prevede di prendere dapprima in considerazione la qualità dello svolgimento di una funzione e, in seguito, di modificare la scelta del movimento attraverso un diverso adattamento con l'ambiente, che contribuisce pertanto ad ampliare il repertorio motorio del bambino e favorire un diverso reclutamento tonico.

Problemi associati

Cognitivi: generalmente sono presenti buone capacità di comprensione (più difficile e complessa l'espressione). Secondo Crothers e Paine (1959) nel 65% dei casi lo sviluppo cognitivo è nei limiti della norma.

Relazionali: c'è disponibilità nei rapporti interpersonali e buona collaborazione con l'adulto a cui il bimbo ha deciso di dare fiducia. Si manifestano curiosità e caparbietà nella scoperta del mondo esterno, ma anche senso di impotenza, rabbia e frustrazione nei confronti dell'ambiente che pone problemi. Il bambino trattiene con difficoltà le proprie emozioni e spesso necessita di un mediatore che lo prepari ai cambiamenti di situazione.

Comunicazione: difficoltà nelle espressioni mimiche (presenza di grimaces, apertura eccessiva della bocca, refluement della lingua, scialorrea) e gestuali (RTAC, movimenti involontari distali, impossibilità di singolarizzazione delle dita). Il linguaggio vocale può comparire molto tardi con caratteristiche disartriche e disfoniche; i bambini atetoidi parlano molto lentamente, senza modulazione, a volte in maniera esplosiva, senza l'utilizzo di consonanti, spesso aspirate (respirazione invertita). La comunicazione è, nell'insieme, così lenta e faticosa che molte volte l'adulto non lascia al bimbo il tempo per esprimersi, interrompendolo in continuazione e interpretando il significato del contenuto della comunicazione.

Disturbi sensoriali: è presente ipoacusia neurosensoriale per le alte frequenze, soprattutto nei bambini con una storia di ittero nucleare.

Disturbi percettivi: il bambino atetoide è dispercettivo. Vive in un mondo per lui eccessivamente ricco di stimoli e ha problemi nel selezionarli: gli risulta difficile permanere sullo stimolo e concentrarsi solo su di esso inibendo i rumori di fondo, fa fatica ad adottare delle strategie multimodali (p.e. osservare e toccare). Per soffermarsi sullo stimolo e ricevere delle informazioni visive, utilizza strategie di sguardo di avvicinamento, eliminando la visione foveale a favore di quella periferica. Esiste un vero e proprio conflitto tra l'intenzionalità dell'atto motorio e l'intensità degli accessi percettivi, tale da sfociare in una violenta e incontrollata reazione di fuga (avoiding) dallo stimolo da parte di un arto, della mano, della bocca, dello sguardo ecc. (Twitchell, 1959).

Disturbi visivi: in circa un terzo dei bambini possono essere presenti strabismo e nistagmo (Aicardi e Bax 1992), incoordinazione visiva con difficoltà di messa a fuoco. I movimenti degli occhi non sono indipendenti da quelli del capo, mentre emerge una difficoltà nello scanning esplorativo. Il bambino privilegia l'utilizzo della visione periferica rispetto a quella foveale, adottando la strategia esplorativa del "colpo d'occhio". Infine, per riuscire a mantenere la fissazione su un oggetto e seguirlo nello spostamento, il bimbo utilizza la strategia dello "squeeze gaze": chiude gli occhi e rimette a fuoco più volte di seguito. La coordinazione occhi-mano-bocca è difficile a causa della presenza di atteggiamenti fortemente asimmetrici.

Crisi convulsive: raramente presenti.

Bambino atetoide

1. – costante fluttuazione del tono posturale;
   – cambiamenti imprevedibili del tono;
   – produzione di movimenti involontari e veloci.
   Intervento:
   a) stabilizzazione del tono posturale e controllo degli spasmi intermittenti;
   b) movimenti più organizzati e lenti;
   c) iniziale controllo di alcuni pattern funzionali;
   d) riduzione dell'ampiezza di movimento;
   e) stimolazione ridotta.

2. – tono posturale antigravitario non sostenuto;
   – deficit nella co-contrazione;
   – innervazione reciproca senza un controllo degli agonisti e antagonisti;
   – ampiezze eccessive e non graduate dei movimenti;
   – movimenti disorganizzati e incontrollati;
   – al bimbo non piace stare fermo, non può tenere a lungo una postura.
   Intervento:
   a) co-contrazione e tono posturale antigravitario sostenuto;
   b) iniziale fissazione ai vari distretti, da ridurre progressivamente;
   c) controllo di movimenti lenti e di piccola ampiezza;
   d) uso di pressione e carico per dare stabilità.

3. – risposte anormali di balance;
   – inadeguato uso degli arti superiori per sostenersi, afferrare, tenere;
   – talvolta presenti le reazioni protettive, ostacolate dalla fluttuazione del tono e dagli spasmi.
   Intervento:
   a) controllo delle risposte di balance;
   b) controllo dell'appoggio sugli arti superiori e dell'afferramento.

4. – assenza di contratture e deformità, eccetto che nei casi con distonia.

Note generali:
a) Sebbene sia importante il controllo di movimenti più corretti, non è controindicata l'esecuzione di movimenti anormali per svolgere attività funzionali.
b) I bambini atetoidi hanno meno paura ed insicurezza di quelli spastici; tuttavia sono più instabili emotivamente, più eccitabili, più frustrabili e accettano meno facilmente il loro handicap.

Bambino spastico

1. – tono posturale costantemente aumentato;
   – il grado di spasticità cambia in modo prevedibile con l'eccitazione e lo sforzo;
   Intervento:
   a) riduzione del tono posturale;
   b) molto movimento con più variabili;
   c) movimenti molto ampi e gradualmente più veloci;
   d) trattamento dinamico e posture mantenute non per lungo tempo;
   e) riduzione dello sforzo e stimolazione aumentata gradualmente.

2. – eccessiva co-contrazione dei muscoli spastici;
   – fissazione di posture anormali;
   – mancanza di rilasciamento dei muscoli antagonisti, quando si contraggono gli agonisti;
   – ampiezze limitate di movimento e grande sforzo;
   – movimenti lenti e difficoltosi;
   – il bambino non sa come muoversi e non ha piacere di muoversi.
   Intervento:
   a) trattamento mobile e non in una postura fissa;
   b) facilitazione di sequenze attive di movimento;
   c) grandi ampiezze di movimento;
   d) aggiustamenti rapidi nei cambiamenti di postura.

3. – risposte di balance assenti;
   – arti superiori usati per tenere e aggrapparsi;
   Intervento:
   a) facilitazione di risposte posturali;
   b) sequenze di movimento.

4. contratture e deformità, reazioni associate.

Note generali:
a) È molto importante evitare di muoversi in modo anormale e con sforzi eccessivi. Le contratture si sviluppano molto velocemente, poiché questi bambini rimangono a lungo in una o due posture.
b) I bambini spastici hanno più facilmente paura, sono insicuri e dipendenti dall'adulto, non amano i cambiamenti. Emotivamente sono più stabili rispetto ai bambini atetoidi e accettano meglio il loro handicap.

Che fare?

Il fisioterapista deve aiutare il bambino **floppy** ad uscire dal suo stato di "fragilità" e a costruire la sua organizzazione antigravitaria nel modo più controllato possibile.

Obiettivi di lavoro per il bambino (autonomia/qualità della vita):
- miglioramento del controllo autonomico;
- miglioramento della funzione respiratoria e cura delle vie aeree respiratorie;
- aumento della tolleranza percettiva agli stimoli;
- adattamento ai cambiamenti di postura;
- acquisizione di competenze per una alimentazione più facile (chiusura della bocca, deglutizione, cibi di diversa consistenza e sapore ecc.).

Obiettivi di lavoro per la famiglia (gestione del bambino):
- consigli/verifiche per una buona manualità nella gestione quotidiana del bambino (p.e.: cure igieniche, abbigliamento, trasferimento da una situazione posturale all'altra);
- modalità di contenimento che trasmettano sicurezza al bimbo;
- utilizzo di ausilii contenitivi (scocche, fasce, cuscini a ferro di cavallo ecc.) per un corretto posizionamento;
- individuazione di condotte per facilitare la comunicazione (lo sguardo della mamma, la sua voce, il sorriso, il contatto ecc.).

Obiettivi di lavoro per il terapista (trattamento):
- graduale aumento della tolleranza percettiva attraverso canali sensoriali selezionati (tatto, vista, propriocezione ecc.);
- aumento della stiffness muscolare;
- graduali proposte di posture antigravitarie;
- controllo della respirazione e del cavo orale;
- individuazione di ausilii per il contenimento posturale.

> *bambino floppy in braccio*

Il contatto mamma-bambino è un'esperienza ricca di informazioni:

- il bambino trova tra le braccia della mamma un sicuro contenimento percettivo;
- il corpo della mamma è per il bimbo l'ambiente naturale per un possibile adattamento posturale;
- la mamma fornisce stimoli tattili-propriocettivi che facilitano lo scambio relazionale e la tolleranza percettiva;
- la mamma ricerca l'aggancio visivo e altre modalità di contatto.

☺ *proposta*

→ trovare o suggerire modalità diversificate per tenere correttamente in braccio il bambino.

Esempi:

— *il bambino è tenuto in braccio di lato, "raccolto" con una leggera flessione del cingolo scapolare (Fig. 4.26) e con gli arti superiori portati verso la linea mediana, gli arti inferiori vengono tenuti flessi; il bambino si trova alla distanza ideale dal viso della mamma (25-30 cm.) per iniziare i primi tentativi di aggancio visivo, esplorazioni, contatti olfattivi ecc.;*

— *il bambino è tenuto in verticale rivolto verso la mamma che lo sostiene con un braccio a livello del cingolo scapolare e l'altro al cingolo pelvico, creando una situazione di verticalità protetta. Gli arti superiori sono tenuti attorno al collo della mamma e la testa del bimbo viene accolta nell'area acromio-clavicolare (reazione di rannicchiamento);*

— *il bambino è tenuto in braccio rivolto verso l'esterno: un braccio della mamma lo sostiene a livello del cingolo scapolare (in zona sternale-sottoascellare) e l'altro braccio, a livello del cingolo pelvico, favorisce l'adduzione degli arti inferiori. Il bambino ha il capo appoggiato sullo sterno della mamma, è tenuto in una posizione allineata e può iniziare ad esplorare il mondo;*

— *il bambino, in braccio alla mamma con la fascia-marsupio (Fig. 4.27), sperimenta il contatto-calore del corpo materno, ha un confine stabile e sicuro, può assumere posture diverse (posizione per la nanna, più verticale, mezzo fianco ecc.) Anche per la mamma questo è un assetto posturale vantaggioso: è sicura perché il bimbo non può cadere, ha le mani libere, può ricercare il contatto visivo, lo può allattare ecc.*

atetosi

bambino supino

Il bimbo floppy, a causa della sua inattività, rimane spesso nella postura supina: non può eseguire alcun passaggio posturale e ha informazioni percettive poco variabili. Durante il trattamento riabilitativo il terapista propone piccoli cambiamenti posturali, lascia il tempo al bambino di adattarsi e facilita le prime risposte antigravitarie.

☺ *proposta*

→ ampliare le informazioni percettive del bimbo nella postura supina:
1. *curare l'allineamento dei vari distretti corporei: il capo non deve essere reclinato e ruotato, ma posizionato sulla linea mediana con i muscoli posteriori del collo in allungamento;*
2. *posizionare il bimbo, allineato, su un cuscino a ferro di cavallo oppure su un cuscino a cuneo sufficientemente grande da sostenere anche il tronco;*
3. *flettere leggermente il cingolo scapolare del bimbo, portargli le mani sulla linea mediana (Fig. 7.9), a contatto tra loro o con il suo corpo (prime esperienze di conoscenza corporea); gli arti inferiori sono allineati in estensione o tenuti flessi con la pianta dei piedi in appoggio sul piano (per dare le prime esperienze di carico);*

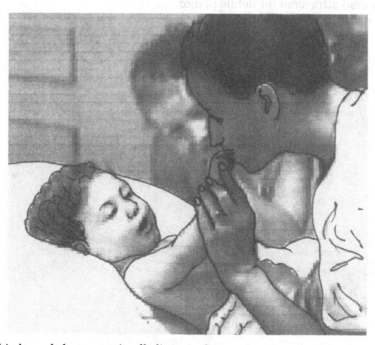

Fig. 7.9. Il bimbo vede le sue mani, sulla linea mediana

4. *cercare un maggiore reclutamento muscolare attraverso il tapping, eseguito in alcuni distretti corporei (p.e. dagli arti superiori, o dal capo, verso il cingolo scapolare);*

5. *ricercare con il bimbo il contatto occhi negli occhi per stimolare la fissazione, l'inseguimento lento, la messa a fuoco delle sue mani, del suo giocattolo preferito ecc.;*

6. *utilizzare semplici sistemi di posizionamento o modificare materiale di arredo facilmente reperibile in commercio per mantenere la postura corretta, durante la giornata: p.e. un piano leggermente inclinato, un fasciatoio con i bordi rialzati, anch'esso inclinato, una vaschetta da bagno sagomata che lo contenga in tutta sicurezza ecc.*

🕐 Le mani del terapista che toccano il bambino devono trasmettere informazioni percettivamente chiare; ad esempio: se vuole enfatizzare l'input tattile-propriocettivo non userà lo sfioramento ma una pressione decisa.

★ La mamma potrà imparare alcune sequenze del massaggio infantile (ai piedi, alle mani, all'addome, alla testa ecc.) per facilitare il contatto corporeo con il suo bimbo, per aumentarne la tolleranza agli stimoli tattili-propriocettivi e per aiutarlo a definire – attraverso un tocco "buono" – il proprio confine corporeo. La mamma inoltre sarà attenta all'abbigliamento del suo bimbo floppy: essere vestito può trasmettergli piacevoli e rassicuranti sensazioni di contenimento, stare nudo, a volte, significa per il bambino subire un disagio percettivo, manifestato spesso attraverso un flebile pianto.

Il tapping

B. Bobath (1976) scrive: "Il tapping è utile per aumentare il reclutamento tonico posturale del tronco e degli arti attraverso una stimolazione tattile e propriocettiva. È usato anche per aumentare l'attività di gruppi specifici di muscoli.

Il tapping è applicato al tronco, agli arti o a parte di essi, prima ad intervalli regolari in successione veloce, e gradualmente – quando si hanno le prime risposte attive – ad intervalli irregolari e più lentamente.

Il tapping è usato solo quando c'è una debolezza apparente o reale di gruppi specifici di muscoli o ipotonia generale, cioè una mancanza di controllo posturale sostenuto contro gravità. Non deve essere usato in presenza di spasticità o di spasmi, o quando questi dovessero manifestarsi durante l'applicazione del tapping.

[…] Il tapping induce un aumento del tono e delle proprietà contrattili del muscolo, dovuti alla sommazione spazio-temporale ed al reclutamento nervoso nei muscoli. […] È usato per ottenere un aumento dell'attività tonica nei bambini atetoidi e atassici, piuttosto che in quelli spastici, il cui tono muscolare è di solito sufficiente per mantenere una postura contro gravità […]".

Ci sono quattro tipi di tapping:

1. *tapping inibitorio*: per attivare gruppi muscolari "deboli", che non possono contrarsi a causa della maggiore attività dei gruppi antagonisti spastici;
2. *tapping pressorio*: per aumentare il tono posturale necessario per il mantenimento di una postura contro gravità;
3. *tapping alternato*: per ottenere una graduazione corretta dell'innervazione reciproca e stimolare le reazioni di balance;
4. *tapping spazzolato*: per attivare schemi sinergici attraverso la stimolazione di gruppi muscolari specifici, responsabili di un'azione, attraverso energici sfioramenti nella direzione del movimento desiderato.

bambino floppy supino

La preparazione del passaggio da supino a seduto ha il significato di abituare il bambino floppy a rispondere in modo adeguato ad un cambiamento posturale che viene proposto più volte durante il normale accudimento quotidiano (p.e. alzarlo dal lettino, dal passeggino, dalla vaschetta da bagno ecc.).

☺ *proposta*
➜ preparare le prime risposte antigravitarie da supino:
1. *posizionare il bimbo supino sul cuneo o sul cuscino a ferro di cavallo e, ponendosi di fronte a lui, appoggiare la nostra mano sul suo sterno per dargli un punto di riferimento percettivo centrale;*
2. *flettere in avanti le spalle, extraruotare gli arti superiori estesi e portargli le mani sulla linea mediana, tenendole una contro l'altra o separate;*
3. *ricercare l'aggancio visivo con il bimbo e stimolarlo (utilizzando anche altri rinforzi sensoriali, p.e. la voce, alcune piccole trazioni ecc.) a sollevarsi gradualmente, con un'iniziale flessione del capo;*
4. *eseguire lentamente il passaggio posturale (Fig. 7.10), per permettergli di controllare il capo e per lasciargli il tempo di apprezzare le nuove informazioni percettive; predisporre con altrettanta cura e attenzione l'eventuale ritorno alla postura supina.*

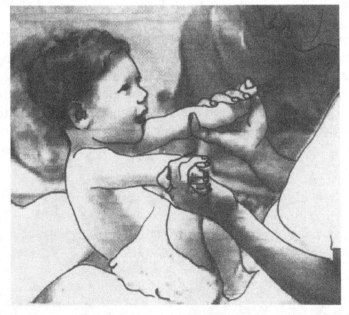

Fig. 7.10. La partecipazione del bimbo nel passaggio verso la postura seduta

bambino floppy prono

Questa postura generalmente non è gradita. Nei casi più gravi, infatti, il bimbo non riesce a ruotare il capo per liberare le vie respiratorie e sarà quindi opportuno che il terapista lo abituai con gradualità a stare prono, per esempio quando è tenuto in braccio dalla mamma.

Attraverso la postura prona il bimbo inizia a sentire l'appoggio sugli arti superiori con l'apertura delle mani ed il carico sulle anche estese, ed organizza le prime risposte di balance. L'acquisizione del controllo del capo fornisce i presupposti per l'emergere di funzioni fondamentali (visiva, alimentare, respiratoria).

☺ *proposta*

→ allineare correttamente il bambino:
   1. *mettere il bimbo prono su un cuscino a cuneo, con ai lati due cuscini-para-spiffri o dei rotolini riempiti con miglio, sabbia, ecc.; valutare la giusta misura del cuscino rispetto agli arti superiori (le mani o gli avambracci devono toccare la superficie d'appoggio) e, se l'altezza fosse eccessiva, ridurre la differenza ponendo un piano orizzontale davanti al cuneo;*
   2. *ricercare l'allineamento di tutti i distretti corporei, facendo soprattutto attenzione agli arti inferiori che non devono essere flessi, abdotti ed extra-ruotati ma in posizione intermedia; i piedi vanno posti al di fuori del bordo del tavolo.*

→ sollecitare le prime risposte di balance:
   1. *ricercare le prime risposte di raddrizzamento antigravitario del capo e del cingolo scapolare, con appoggio degli avambracci e delle mani aperte sul piano: se il compito fosse inizialmente troppo impegnativo, lasciargli il tempo per adattarsi e poi, lentamente, attraverso il tapping, indurre un primo controllo del capo;*
   2. *ottenute le prime risposte antigravitarie, risollecitare il controllo del capo in un ambiente modificato rispetto al precedente (p.e. una superficie d'appoggio orizzontale, ma senza cuscino a cuneo);*
   3. *fare in seguito appoggiare il viso del bambino sulle sue mani aperte, con gli arti superiori flessi ai gomiti, riducendo così la base d'appoggio;*
   4. *aumentare, attraverso il tapping, il reclutamento tonico muscolare: con una mano sul capo del bimbo e l'altra ai polsi (tenuta "a forcella") (Fig. 7.11), esercitare leggere pressioni nella direzione capo → gomiti; in questa posizione il bimbo riceve informazioni sensoriali (carico, pressione, calore ecc.) anche attraverso il contatto delle sue mani con il viso;*
   5. *rinforzare la risposta antigravitaria del capo attraverso il raddrizzamento ottico: p.e. porre uno specchio, oppure il giocattolo preferito, davanti al viso del bimbo e sollecitare la tenuta del capo utilizzando il suo aggancio visivo.*

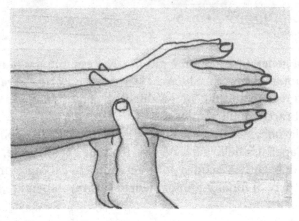

Fig. 7.11. La tenuta delle mani "a forcella"

★ Il terapista seduto (o la mamma) può tenere il bimbo prono sulle proprie gambe, diventando un "cuscino a cuneo" molto più ricco di stimoli piacevoli. In questa situazione non solo il bambino può sentirsi più contenuto, ma il terapista, orientando diversamente le proprie gambe, può modificare l'inclinazione della postura prona in base alle capacità di adattamento del bambino.

atetosi

> *bambino floppy prono*

La postura prona può diventare il punto di partenza per far sperimentare al bimbo nuovi assetti posturali. Il terapista, per non allarmare il bimbo di fronte a questo compito piuttosto difficile, deve dargli delle sensazioni di chiaro contenimento, ma deve anche sollecitare piccoli movimenti attivi, in modo da favorire il reclutamento muscolare.

☺ *proposta*

→ preparare il bimbo ad alcuni cambiamenti di postura:

  1. *posizionare il bimbo prono (p.e. su un piccolo rotolo, su un cuneo, sul nostro grembo, ecc.), appoggiato sugli avambracci e con le mani aperte;*
  2. *preparare il bimbo a ricevere il carico sugli arti superiori ed a mantenere il controllo del capo:*
     — *far sentire al bimbo leggere pressioni nella direzione cingolo scapolare (esteso) → avambracci;*
     — *richiamare la tenuta antigravitaria del tronco superiore ponendo una mano sullo sterno del bimbo e l'altra posteriormente, sul tratto toracico del rachide;*
  3. *indurre piccole traslazioni di carico da un emilato all'altro, soffermandosi sulla fase d'appoggio, piuttosto che sul movimento;*

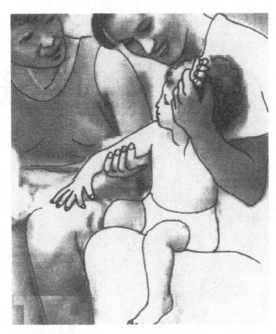

Fig. 7.12. Il movimento del braccio per andare a toccare la mamma

4. *enfatizzare la permanenza del carico su un avambraccio ed alleggerire l'altro arto, portandolo esteso in avanti e con la mano pronta a toccare e a soffermarsi su un oggetto;*

5. *far sentire al bambino – lentamente – qualche passaggio posturale: sul mezzo-fianco, sul fianco, supino e ritorno;*

6. *se il bimbo si mostra sufficientemente adattabile ai cambiamenti ambientali, portarlo verso la postura seduta, molto "contenuto" dal nostro corpo;*

7. *invogliarlo a compiere piccoli gesti attivi, per esempio muovere un braccio per toccare la sua mamma (Fig. 7.12).*

bambino floppy seduto

Il bambino floppy messo in posizione seduta si trova in una situazione molto precaria perché il suo baricentro si è alzato, la base d'appoggio è più piccola rispetto alla posizione supina ed egli, al momento, è in grado di organizzare solo risposte antigravitarie poco valide. È quindi molto importante che l'adulto gli faccia "sentire" questa situazione (con molta attenzione in quanto si tratta di un bimbo molto fragile) e sia pronto a captare ogni sua minima reazione.

Nella postura seduta il bimbo floppy può raggiungere questi traguardi:
- controllo del capo nello spazio;
- miglioramento della funzione visiva;
- raddrizzamento del rachide;
- percezione del carico sul bacino;
- afferenze tattili-propriocettive agli arti inferiori;
- percezione sensoriale dei piedi a contatto con il terreno.

☺ *proposta*

→ accompagnare il bimbo verso le prime esperienze nella postura seduta, in braccio all'adulto:
1. *tenere in braccio il bimbo, rivolto verso la mamma o un altro elemento in grado di suscitare in lui interesse;*
2. *utilizzare il nostro corpo non solo per "contenere" il bimbo, ma anche per trasmettergli informazioni tattili-propriocettive che lo guidino percettivamente e lo predispongano ad un reclutamento muscolare, sufficiente per tentare una risposta antigravitaria;*
3. *verificare l'allineamento e il raddrizzamento della colonna vertebrale;*
4. *esercitare una leggera pressione con la mano (tapping) sul capo del bimbo (zona fronto-parietale) (Fig. 7.13), variandone successivamente il ritmo, per richiamare un reclutamento muscolare ed una risposta antigravitaria del capo e/o del tronco; la direzione della pressione deve procedere lungo l'asse capo → rachide → bacino.*

→ spostare la pressione o il tapping in altri distretti del corpo:
Esempi:
— *posizionare le nostre mani sul cingolo scapolare del bambino ed esercitare una leggera pressione, sempre lungo l'asse del rachide;*
— *con una tenuta "a forcella", unire le mani del bimbo ed eseguire un tapping dal distale (mani/polsi) al prossimale (cingolo scapolare) (Fig. 7.14);*
— *prendere gli arti superiori del bimbo a livello dei polsi, tenerli estesi, e iniziare il tapping dal distale al prossimale, variando spesso l'angolo di flessione della spalla;*
— *.........*

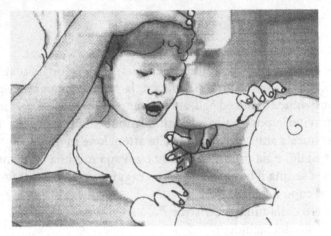

Fig. 7.13. Fare leggere pressione dal capo lungo l'asse della colonna

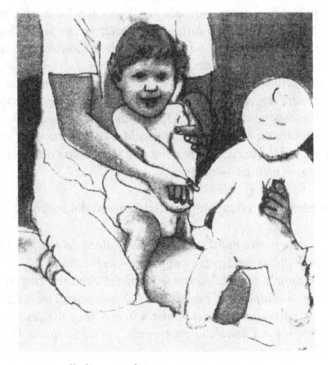

Fig. 7.14. Stabilizzazione sulla linea mediana

→ preparare il tronco ad interagire con la gravità:

1. *allontanare dal nostro corpo il tronco del bambino e, proponendo una situazione per lui interessante (p.e. guardare la mamma o seguire con gli occhi un giocattolo), verificare il mantenimento attivo del raddrizzamento della colonna (Fig. 7.15);*

2. *se necessario, richiamare il reclutamento tonico attraverso piccole stimolazioni tattili-propriocettive nel tratto toracico-inferiore (vedi Fig. 4.61);*

→ controllare il raddrizzamento del tronco, facendo sperimentare al bambino altri assetti posturali:

Esempi:

— *mettere il bimbo seduto su un tavolo e sedersi su una sedia, di fronte a lui (l'altezza del tavolo deve essere tale da permettere l'appoggio dei piedini del bimbo sulle nostre cosce); facilitare il raddrizzamento del tronco e valutare la risposta attiva del bimbo, sentendo su di noi la pressione dei suoi arti inferiori;*

— *mettere il bambino seduto a cavalcioni delle nostre gambe, davanti ad un tavolo ad incavo su cui possa appoggiare gli avambracci e le mani aperte; fargli percepire il carico sugli arti superiori, attraverso il tapping dal cingolo scapolare;*

— *mettere il bimbo seduto su una panchetta, con i piedi appoggiati a terra, porsi davanti o dietro a lui e sollecitare alcuni movimenti attivi degli arti superiori (Fig. 7.16);*

— *.........*

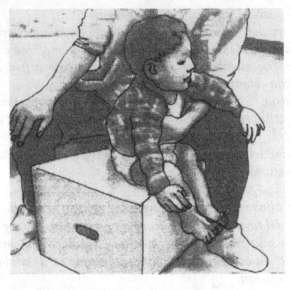

Fig. 7.15. Attendere una risposta attiva da parte del bimbo

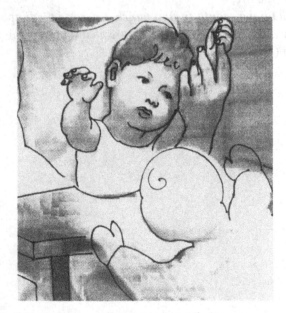

Fig. 7.16. Invogliare il bimbo al movimento, attraverso il gioco

bambino floppy in piedi

La risoluzione del problema antigravitario nella stazione eretta risulta ancora più difficile, rispetto alla postura seduta, poiché il baricentro si trova in posizione più alta. Tuttavia il bimbo trae sicuramente vantaggio dallo sperimentare questa situazione posturale, a patto che l'adulto renda più facile e possibile il suo rapporto così problematico con l'ambiente, p.e. facendogli indossare delle docce telate, o altri supporti fatti anche artigianalmente, che contengano gli arti inferiori e gli diano stabilità.

Con molta probabilità il bimbo, al quale si propone il mantenimento della postura eretta, è già in una fase di transizione e inizia a mostrare le prime risposte tipiche del quadro atetoide futuro (spasmi, movimenti involontari ecc.); per questo motivo è necessario che egli percepisca il suo corpo in verticale ed inizi a stabilizzarsi utilizzando i vari canali sensoriali.

☺ proposta

→ mettere il bimbo in piedi con delle docce telate agli arti inferiori:
1. *mettere al bimbo – supino – delle docce telate o altre ortesi contenitive ma morbide;*
2. *ruotare il bimbo su un fianco e sollevarlo prendendo con un nostro braccio (trasversalmente, passando sulla parte anteriore del torace) il suo cingolo scapolare, e con l'altro braccio gli arti inferiori uniti;*
3. *portare il bimbo direttamente in stazione eretta, ma con molta gradualità;*
4. *sedersi dietro a lui e avvicinare il nostro corpo al suo, in modo che egli percepisca un "confine" e non si allarmi del vuoto che gli sta attorno a sé;*

→ cercare le prime risposte di balance contro gravità:
1. *il nostro corpo diventa per il bimbo un punto di riferimento percettivo dello spazio posteriore e garantisce l'allineamento della postura: controllare che il capo, il rachide e le anche siano in estensione;*
2. *rimanendo dietro al bimbo, iniziare a fare piccole pressioni (tapping) lungo l'asse corporeo.*
Esempi:
— *pressioni dal capo: gli arti superiori del terapista passano sotto le ascelle del bimbo, si portano in avanti, gli estendono il cingolo scapolare e le mani vanno alla zona temporale del suo capo (Fig. 7.17);*
— *pressioni dal cingolo scapolare (se c'è già un po' di controllo del capo);*
— *pressioni dal tronco (per un bimbo più "abile"): staccare il nostro corpo dalla schiena del bambino, portare una mano davanti al suo torace, l'altra dietro, e iniziare il tapping;*
— *.........*

atetosi (floppy)

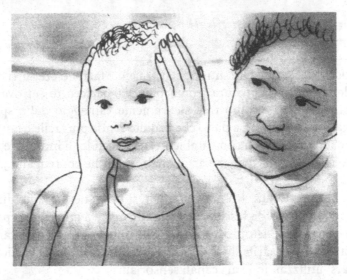

Fig. 7.17. Stabilizzare la postura antigravitaria con una tenuta ai lati del capo

★ Si può portare il bimbo alla verticalizzazione in modo graduale, utilizzando il tavolo prono. È indispensabile che l'inclinazione del tavolo sia tale da sollecitare il raddrizzamento del capo, tenendo conto che un angolo di inclinazione troppo grande o troppo piccolo rispetto alla verticale può essere svantaggioso e creare una condizione eccessivamente difficile per il bimbo. È anche utile porre un tavolo ad incavo davanti al bambino, ad un'altezza tale che gli avambracci siano in appoggio; in questa condizione il terapista può fare del tapping dal cingolo scapolare, lungo l'asse dell'omero, e può enfatizzare il contatto degli avambracci e delle mani sul piano.

atetosi

Che fare?

Nel quadro di **atetosi** il lavoro mira soprattutto a dare al bambino più strumenti per poter controllare le numerose variabili ambientali che egli deve continuamente affrontare quando deve risolvere i diversi problemi funzionali.

Obiettivi di lavoro per il bambino (autonomia/qualità di vita):
- aumento della tolleranza percettiva agli stimoli, per rendere più facile l'interazione con l'ambiente;
- migliore autocontrollo delle proprie emozioni, perché non influenzino in maniera eccessiva l'uscita del movimento e la possibilità di esprimersi;
- utilizzo di modalità di spostamento funzionali;
- sperimentazione dell'autonomia nelle attività di vita quotidiana con l'eventuale uso di ausili (che il terapista valuta insieme al ragazzo).

Obiettivi di lavoro per la famiglia (gestione del bambino):
- individuazione ed ampliamento delle modalità di comunicazione del bambino (sguardi, gesti, espressioni vocali ecc.);
- consigli per aiutare il bimbo a compiere semplici attività di vita quotidiana (lavarsi le mani, tenere il bicchiere, mettere e togliere la maglia ecc.);
- consigli per una corretta manipolazione del bimbo, durante l'accudimento quotidiano, per evitargli una confusione percettiva (p.e. stimoli tattili in eccesso, bruschi cambiamenti di postura ecc.);
- utilizzo di ausili per il corretto mantenimento posturale e per il trasferimento; valutazione di eventuali modifiche da apportare;
- consigli per il riconoscimento dei bisogni del bimbo e dei tempi di pausa a lui necessari.

Obiettivi di lavoro per il fisioterapista (trattamento):
- contenimento della fluttuazione dell'attività tonica muscolare;
- proposte tempestive di posture verticali che, attraverso il peso del corpo, inducano un reclutamento tonico maggiore e diano maggiore stabilità al bimbo;
- controllo della respirazione e del cavo orale;
- ricerca di una quiete posturale (p.e. controllo dei movimenti del capo) per una migliore ricezione e decodificazione percettiva;
- cura dell'ambiente, per evitare una ridondanza di stimoli;
- modalità di posizionamento simmetrizzanti, che trasmettano al bimbo quiete e sicurezza;
- facilitazione della coordinazione occhio-mano-bocca, per l'apprendimento di funzioni (manipolazione, alimentazione, scrittura, uso di tasti ecc.);
- valutazione di ortesi ed ausili (docce telate, tavolo con incavo ecc.).

bambino atetoide supino

Questo bambino, nel passato, può essere rimasto a lungo in una condizione di bambino floppy, oppure essere sempre stato un bimbo con un coefficiente di stiffness variabile, talvolta anche alto (p.e. nell'atetosi con spasticità o con distonia).

Il bambino atetoide non gradisce molto la postura supina in quanto numerose parti del suo corpo sono stimolate, in modo talvolta intollerabile per lui, dal contatto con la superficie su cui si appoggia; inoltre, in questa posizione, non può stabilizzarsi utilizzando in modo adeguato i canali visivo e vestibolare. Tuttavia questo è un assetto da prendere in considerazione durante il trattamento per ottenere alcuni obiettivi:

- stato di quiete;
- tolleranza percettiva;
- allineamento posturale;
- coordinazione occhio-mano, aggancio visivo;
- ricerca di un miglior ritmo respiratorio;
- controllo orale.

☺ *proposta*

➜ proporre il mantenimento di un allineamento posturale:

1. *mettere il bimbo supino e allineato, utilizzando un cuscino a cuneo o a ferro di cavallo; se ha bisogno di minori afferenze percettive per ottenere uno stato di calma, creare attorno a lui un ambiente raccolto e povero di stimoli;*

2. *porsi davanti al bimbo, portargli gli arti inferiori in flessione, e – se necessario – tenerli fermi con una pressione delle mani lungo l'asse delle gambe;*

3. *ricercare il suo contatto visivo e, con una mano, fermargli il capo per facilitare la fissazione visiva e la messa a fuoco; evitare però di avvicinarsi troppo bruscamente a lui per non provocare reazioni di fuga dello sguardo o del corpo.*

➜ facilitare un buon ritmo respiratorio:

1. *verificare che il bimbo abbia le vie nasali libere e sia in grado di respirare con la bocca chiusa;*

2. *se il bimbo ha difficoltà a tenere chiusa la bocca, prendergli il pollice e portarlo sul suo mento: eseguire insieme a lui una leggera pressione sul mento, allungando contemporaneamente la muscolatura posteriore del collo;*

3. *porre una mano sul suo sterno oppure entrambe le mani ai lati della gabbia toracica del bambino e accompagnare la fase espiratoria, cercando di far prolungare al bimbo l'emissione dell'aria; proseguire trovando insieme a lui un buon ritmo di esecuzione (Fig. 7.18);*

atetosi

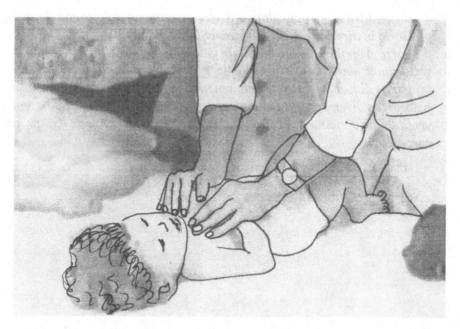

Fig. 7.18. Facilitare il ritmo respiratorio, e in particolare la fase espiratoria

4. *sollecitare il bimbo ad emettere suoni di vocali, cha abbiano un minimo significato espressivo (p.e. "aaaa" → soddisfazione, "ooo" → stupore ecc.);*
5. *facilitare l'espirazione portando entrambi i suoi arti inferiori flessi verso lo sterno, per poi allontanarli nella fase dell'inspirazione.*

→ proporre alcuni movimenti attivi e controllati, mantenendo l'allineamento dei distretti corporei:
1. *invogliare il bimbo a portare gli arti superiori sulla linea mediana, p.e. per toccare i nostri capelli, per indicare un disegno sulla nostra maglia, per appoggiare e mantenere le mani sulla palla ecc.;*
2. *creare una limitazione dello spazio d'azione anteriore (p.e. portando le nostre braccia ai lati del bimbo in modo che il piccolo possa muovere gli arti superiori all'interno di quest'area delimitata;*
3. *proporre al bimbo un'attività semplice (p.e. tenere un biscotto e portarlo alla bocca) ed osservare la qualità della motricità spontanea degli arti superiori, la coordinazione occhio-mano-viso, occhio-mano-bocca ecc.;*
4. *proporre al bimbo di tenere con le mani oggetti aventi caratteristiche diverse, p.e. un bastoncino colorato di materiale piacevole al tatto, un suo capo di abbigliamento o una bambola di pezza;*
5. *aiutare il bimbo, inizialmente, a tenere gli arti superiori estesi, extraruotati o in posizione intermedia, e con i polsi estesi; richiamare – se necessario*

     – *una coattivazione muscolare a livello prossimale, utilizzando il tapping pressorio in direzione disto-prossimale (dalle mani alle spalle);*

6. *proporre al bimbo l'esecuzione di un gesto funzionale, sempre tenendo l'oggetto con le mani ma sperimentando il movimento in direzioni diverse;*

7. *proporgli di fermare il gesto mantenendo la coattivazione al cingolo scapolare, con diversi angoli di ampiezza articolare (p.e. il giocattolo è tenuto verso l'alto, o vicino al nostro viso, o verso il basso per toccare il proprio corpo ecc.).*

bambino seduto

Con molta probabilità durante il trattamento, è necessario, aiutare il bambino a muoversi dalla postura supina a quella seduta, in quanto si tratta di un passaggio piuttosto difficile che richiede il controllo di molti segmenti corporei.

Il bimbo seduto si trova in un ambiente per lui difficile, che lo impegna con molte risposte adattive:

- stabilità/movimento del capo e del tronco contro gravità;
- mantenimento in flessione di più distretti articolari, con una postura più "raccolta";
- mantenimento della postura prevalentemente sulla linea mediana;
- ricezione di stimoli sensoriali intensi e differenziati;
- intenso scambio relazionale affettivo ed emotivo.

☺ *proposta*

→ preparare il bimbo a muoversi dalla postura supina verso una postura con baricentro più alto:

1. *controllare che sia presente un allineamento soddisfacente dei segmenti corporei;*
2. *aiutare il bimbo a ritrovare un buon ritmo respiratorio;*
3. *porsi di fronte al bimbo e controllare i suoi arti superiori (con una nostra presa distale o chiedendogli di tenere un bastoncino, un cerchio ecc.);*
4. *facilitare con il tapping pressorio (dalle parti distali verso quelle prossimali) la coattivazione prossimale a livello del cingolo scapolare;*
5. *ricercare il contatto degli occhi negli occhi, allenando il bimbo a mantenerlo per tempi sempre più lunghi; questo è utile per addestrarlo sia alla tenuta della fissazione oculare sia al controllo della risposta tonica asimmetrica del collo;*
6. *mantenendo la tenuta a livello distale (p.e. dai polsi, con gli arti superiori del bimbo estesi e non intraruotati) invitarlo a sollevare, gradualmente ma in modo attivo, il capo e il tronco; se il bimbo non è ancora pronto ad eseguire tutta la sequenza, fargli provare la prima parte del movimento e poi tornare indietro;*
7. *il bambino arriverà seduto con gli arti inferiori flessi (o estesi-abdotti); continuare a tenerlo con mani sicure e decise a livello delle braccia, o sul cingolo scapolare o, ancora, in zona lombo-sacrale.*

★ Il terapista guida in continuazione le prime esperienze da seduto del bimbo atetoide piccolo:

— lo può aiutare a stare fermo in una posizione, convogliando la sua attenzione, anche visiva, su un obiettivo da raggiungere;

— in ogni momento del trattamento può modificare l'ambiente attorno al

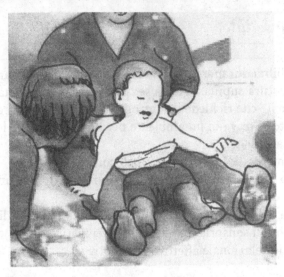

Fig. 7.19. Colmare il vuoto percettivo attorno al bambino

bimbo, per renderglielo meno ostile e problematico: p.e. può colmare il vuoto percettivo che il bimbo sente attorno a sé, utilizzando non solo il proprio corpo come "confine", ma anche cuscini normali o di fattura particolare (a cuneo, a ferro di cavallo, a nido, tipo paraspifferi ecc.) asciugamani, ecc. (Fig. 7.19);

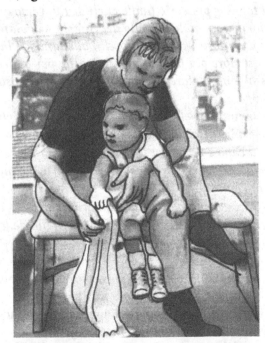

Fig. 7.20. La mamma tiene il bambino correttamente seduto mentre lo veste

atetosi

— può facilitare il passaggio posturale da supino a seduto, p.e. utilizzando un cuscino a cuneo e quindi partendo da una situazione semisdraiata;
— insegna alla mamma come svestire/vestire il bimbo, controllando l'esuberanza dei suoi movimenti involontari (Fig. 7.20);
— guida il bimbo verso la soluzione di problemi legati alle funzioni della vita quotidiana (p.e. togliersi un maglione) (Fig. 7.21).

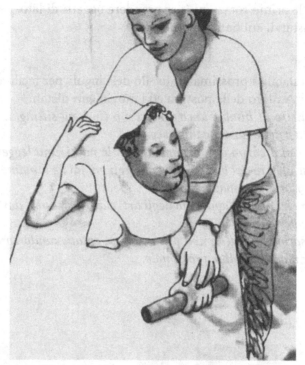

Fig. 7.21. La risoluzione di problemi legati alla vita quotidiana

bambino seduto

È importante che, attraverso un progetto riabilitativo che prevede un percorso antigravitario, il bimbo atetoide sperimenti anche la postura seduta con gambe estese (long-sitting), perché:
- ha una base d'appoggio più ampia;
- consolida l'esperienza sulla linea mediana;
- sperimenta le prime rotazioni (per prendere oggetti di lato, per organizzare passaggi posturali sul fianco, prono ecc.).

☺ *proposta*
→ indurre una stabilità prossimale a livello dei cingoli, per facilitare al bimbo il mantenimento attivo della postura ed i movimenti distali:
  1. *sedersi dietro al bimbo, anch'egli seduto (in long-sitting, a cavallo di un panchetto o delle nostre gambe ecc.);*
  2. *indurre, con il corpo o direttamente con le mani, una leggera flessione al cingolo scapolare del bimbo, per rendergli più facile il mantenimento degli arti superiori nello spazio mediale;*
  3. *far sentire al bimbo l'appoggio degli arti superiori, estesi davanti a sé e con le mani aperte (Fig. 7.22);*
  4. *se necessario, dare al bimbo più stabilità, enfatizzando con il tapping la coattivazione muscolare prossimale.*

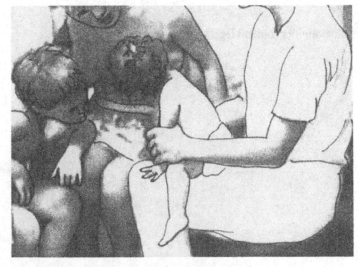

Fig. 7.22. Far sentire l'appoggio sugli arti superiori

atetosi

→ portare il bimbo ad un migliore controllo dell'ambiente, introducendo gradualmente più informazioni sensoriali:

1. *chiedere al bimbo di mettere a fuoco p.e. le immagini di un libro e, in un secondo momento, coinvolgere anche gli arti superiori chiedendogli di tenere le mani appoggiate su una superficie stabile e grande (un tavolo, uno sgabello grande ecc.);*

2. *quando il bimbo è capace di controllare meglio la postura, proporgli situazioni di gioco o di interesse diversificate:*
   — *toccare oggetti con caratteristiche superficiali (tessitura tattile) particolari (p.e. spugnette più o meno ruvide, morbide ecc.) (Fig. 7.23);*
   — *tenere un giocattolo (p.e. una macchinina grande) con entrambe le mani e spostarlo con movimenti controllati;*
   — *lanciare la palla e attenderne il ritorno (richiamando il sistema predittivo) senza perdere il controllo posturale.*

→ ridurre gradualmente il controllo sul bimbo:

1. *allontanarsi gradualmente dal bimbo, sostituendo il "confine" del proprio corpo con un asciugamano o con un rotolino paraspifferi che lo avvolga nella zona toracica-sternale;*

2. *lasciare in un primo momento che si liberino, a volte anche in maniera caotica, i movimenti atetosici ma, in una seconda fase, orientarli verso il raggiungimento di un obiettivo (p.e. il bimbo si mette seduto di lato e appoggia un arto superiore per raggiungere un giocattolo o per mettersi prono).*

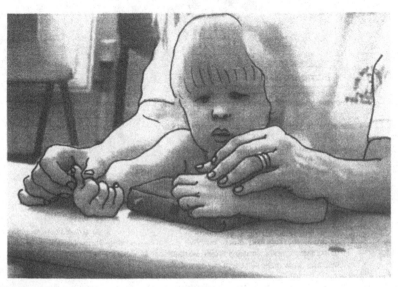

Fig. 7.23. Toccare oggetti con caratteristiche diverse

bambino seduto

Quando il bambino atetoide è seduto, è opportuno che i suoi piedi siano appoggiati al suolo in modo che si possa stabilizzare meglio. Anche nei casi in cui non si preveda il raggiungimento di una postura eretta, è importante preparare il bimbo a tollerare le afferenze che gli giungono dalla pianta del piede, per aiutarlo ad organizzare una migliore risposta antigravitaria.

Gli obiettivi che si ottengono attraverso una corretta postura seduta sono:
- aumento della tolleranza percettiva, contenimento delle reazioni di fuga ("avoiding") del capo, dello sguardo, della lingua, delle mani ecc. (Fig. 7.24);
- capacità di sostenere il peso sugli arti inferiori, tollerando il contatto piede-suolo;
- controllo del bacino durante gli spostamenti del baricentro, con risposte alternative rispetto a quella in sinergia estensoria;
- controllo della testa nello spazio, con conseguente migliore esplorazione visiva;
- possibilità degli arti superiori di portarsi in avanti e di svolgere alcune attività funzionali della vita quotidiana (p.e. alimentarsi, scrivere ecc.).

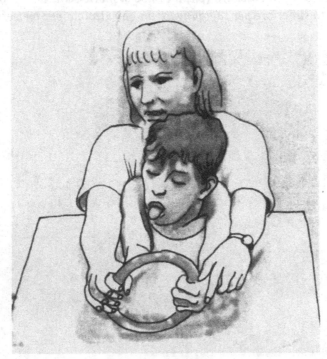

Fig. 7.24. Lavorare per aumentare la tolleranza percettiva

☺ *proposta*

→ portare il bimbo ad un buon assetto posturale:

1. *proporre, inizialmente, la postura seduta su un panchetto o su una seggiolina tipo Petö (privo di schienale, che potrebbe stimolare una risposta in estensione del tronco); è ancora più indicato usare uno sgabello impagliato, che attutisce in parte i movimenti atetosici e le distonie;*

2. *valutare la stabilità della seggiolina, la sua altezza, l'ampiezza del sedile, e considerare l'utilità di eventuali appigli a cui il bimbo possa ricorrere per mantenere la postura;*

3. *lasciare al bambino tutto il tempo necessario per adattarsi al nuovo "oggetto" sul quale viene seduto, e che in precedenza ha già avuto modo di osservare e conoscere attraverso i nostri commenti (fornendogli così degli elementi di previsione);*

4. *mettersi seduto di fronte al bambino, in modo da essere per lui un riferimento percettivo stabile che lo aiuti a controllare l'esuberanza dei suoi movimenti;*

5. *guidarlo affinché mantenga il raddrizzamento del tronco, l'allineamento del capo e la flessione delle anche; porre le mani sulle ginocchia del bimbo ed esercitare una pressione leggera ma decisa lungo l'asse della gamba, per indurlo a mantenere il carico sugli arti inferiori e sui piedi (inizialmente scalzi); portare i propri arti inferiori a fianco di quelli del bambino, in modo da fornirgli una guida tattile-propriocettiva;*

6. *se necessario, rendere l'ambiente meno conflittuale riempiendo i "vuoti percettivi" attorno al bambino, p.e. utilizzando tavolini, seggiole grandi con lo schienale ecc., in modo da circoscrivere lo spazio e predisporre meglio il bimbo a tentare un gesto funzionale.*

→ proporre al bimbo piccoli spostamenti sul piano sagittale:

1. *aiutare il bimbo a mantenere correttamente la postura, facendo pressione con le mani sul suo cingolo scapolare o flettendo leggermente lo sterno (Fig. 7.25);*

2. *chiedere al bambino di tenere gli arti superiori appoggiati sulle nostre ginocchia (in tal modo si può apprezzare meglio l'appoggio effettivo dei suoi arti superiori); se necessario, enfatizzare il carico attraverso una pressione verso il basso (dal cingolo scapolare alle mani del bimbo), controllando che venga mantenuto il raddrizzamento del tronco;*

3. *chiedere al bimbo un compito più complesso, p.e. guardarsi attorno alla ricerca di un giocattolo o di una persona, facendo in modo che la rotazione del capo non metta in crisi la stabilità del tronco ed il sostegno sugli arti superiori;*

4. *porre un tavolo ad incavo davanti al bimbo (sempre dopo averlo preparato alla "novità" della situazione) e richiedergli l'appoggio sugli arti superiori, con i gomiti flessi;*

atetosi

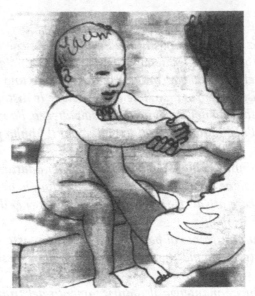

Fig. 7.25. Una leggera pressione sullo sterno favorisce la flessione delle spalle

5. *aiutarlo a tenere i piedi a contatto con il terreno, utilizzando, se necessario, un tappetino antisdrucciolo;*

6. *lasciare che il bimbo si adatti alla nuova situazione ambientale, che le oscillazioni del suo asse diminuiscano e assicurarsi che gli arti superiori non si allontanino dall'appoggio;*

7. *proporre al bambino l'uso di materiale "povero", per aiutarlo a mantenere meglio l'assetto posturale.*
   Esempi:
   — *per tenersi con le mani:*
     • *maniglie con ventose (normalmente reperibili in commercio);*
     • *bastoncini incastrati verticalmente sul piano del tavolino;*
     • *un semplice stura-lavandino, collocato sul piano d'appoggio;*
   — *per avere più attrito: tovagliette in materiale antisdrucciolo ecc.;*
   — *per aumentare l'inerzia degli arti: polsiere per body-building, sacchettini con pallini, biglie ecc.;*
   — *per avere un maggiore riferimento percettivo:*
     • *corsie con "binari" entro i quali spostare con gli arti superiori, su un piano d'appoggio, alcuni giochi;*
     • *panchetti rovesciati o scatole dentro cui tenere i piedi, percependo un "confine".*

bambino in piedi

Per il bambino atetoide raggiungere per la prima volta la postura eretta è un'esperienza molto critica, perché le caratteristiche ambientali sono diverse rispetto a quelle della postura seduta (p.e. il baricentro è più alto e la base d'appoggio più stretta), ed egli si deve nuovamente adattare per rispondere ad esse nel modo più efficace.

In particolare, si evidenziano questi problemi:
- difficoltà a ricalibrare l'ambiente "nuovo";
- difficoltà a contenere il livello emotivo, soprattutto all'inizio dell'esperienza in piedi;
- intolleranza percettiva, con risposte di fuga a stimoli provenienti dalla pianta dei piedi.

La scelta della postura verticale è tuttavia molto importante per il bambino atetoide ed è utile che il terapista la proponga tempestivamente per indurre le seguenti risposte:
- una risposta antigravitaria sollecitata dal peso corporeo del bambino;
- un'adeguata attivazione tonica muscolare, eventualmente facilitata dal terapista attraverso il tapping pressorio;
- un adattamento alle informazioni tattili-propriocettive portate dal contatto piede-terreno.

☺ *proposta*
→ preparare il bimbo al passaggio in piedi, partendo dalla postura seduta:
1. *porsi di fronte al bimbo, seduto su una panchetta o su un altro supporto senza schienale;*
2. *verificare che sia presente un buon contatto piede-terreno e, se necessario, enfatizzare il carico attraverso una leggera pressione lungo l'asse della gamba;*
3. *preparare il bimbo a spostarsi verso lo spazio anteriore, aiutandolo – se necessario – con una leggera flessione del cingolo scapolare (p.e. agendo sullo sterno oppure direttamente sulle spalle);*
4. *per orientare il bambino verso la linea mediana, proporre diverse situazioni posturali che prevedano la flessione delle spalle a 90° e l'estensione degli arti superiori;*
   Esempi:
   — *il bimbo tiene le mani a contatto fra loro, eventualmente aiutato da una nostra presa a "forcella" dai polsi;*
   — *il bimbo tiene con entrambe le mani un bastoncino (diam. cm 3, lungh. cm 60-80) (Fig. 7.26), oppure un foulard, un cerchio ecc.;*
   — *.........*

atetosi

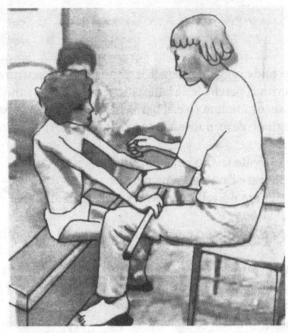

Fig. 7.26. Il bimbo si orienta sulla linea mediana tenendo un bastoncino con entrambe le mani

→ abituare il bimbo a spostarsi verso lo spazio anteriore:
1. *proporre al bambino di portare in avanti entrambe le mani, per raggiungere o toccare qualcosa;*
2. *incoraggiare il bimbo a compiti gradualmente più complessi, che richiedano di superare delle mete oppure degli oggetti posti verticalmente di fronte a lui, senza perdere il controllo degli arti superiori;*
3. *abituare il bimbo ad un ulteriore controllo dello spazio, p.e. chiedendogli di ritornare alla posizione di partenza.*

→ guidare il bambino nel passaggio in piedi, controllando l'esuberanza dei movimenti dal cingolo scapolare:
1. *chiedere ora al bimbo di appoggiare le mani sulle nostre spalle, in modo che il cingolo scapolare rimanga in flessione e le mani abbiano un'informazione percettiva a cui fare riferimento;*
2. *proporgli nuovamente di portarsi con il tronco in avanti, accertandosi che il baricentro si sposti effettivamente verso lo spazio anteriore e che cada entro la base d'appoggio compresa fra i piedi;*
3. *sollecitare il bimbo a sollevare gradualmente il bacino dal piano, ed a ritornare poi alla posizione iniziale;*
4. *far sentire le posizioni intermedie del passaggio posturale, chiedendo al bimbo di "bloccare" il movimento, per poi riprendere la sequenza verso la stazione eretta, oppure per ritornare indietro.*

atetosi

⏰ È opportuno che il terapista valuti con attenzione gli strumenti o i giochi che propone al bimbo atetoide, evitando quelli che producono stimoli acustici, visivi o tattili eccessivi. Il bimbo, infatti, potrebbe manifestare un'intolleranza o una confusione percettiva, rispondendo di conseguenza con una motricità ancora più caotica e incontrollata.

⏰ Nel passaggio seduto-in piedi il bimbo potrebbe essere troppo veloce, per evitare l'accuratezza che la sequenza del movimento richiede; in tal modo egli rischia di arrivare in piedi troppo esteso, perdendo il controllo dei vari segmenti corporei. Il terapista, prevedendo questa difficoltà, deve essere pronto a rallentare la sequenza, introducendo pressione ed elementi di flessione in alcuni distretti corporei, per facilitare il mantenimento del baricentro entro la base d'appoggio fra i piedi.

bambino in piedi

Per raggiungere un'abilità tale da poter controllare la postura eretta, il bambino atetoide spende molte energie, utilizzando alcuni "trucchi" per stabilizzarsi. In particolare:

- ricorre a dei vincoli interni per fissare alcuni distretti articolari: p.e. porta e tiene le anche al loro limite estremo di estensione, per stabilizzare il bacino e, indirettamente, gli arti inferiori;
- cerca di smorzare le oscillazioni del suo asse corporeo prendendo nello spazio un punto di riferimento da fissare con lo sguardo, e ritornando regolarmente su di esso ogni qualvolta i movimenti involontari del corpo glielo fanno perdere;
- abduce gli arti inferiori e allarga la base d'appoggio, per contenere i continui spostamenti del suo baricentro;
- utilizza la visione periferica ed il "colpo d'occhio" per comprendere meglio quanto avviene attorno a lui senza dover ruotare il capo nelle varie direzioni.

☺ *proposta*

→ abituare gradualmente il bimbo alle afferenze sensoriali provenienti dalle parti distali (piedi e mani), in modo da "contenere" i movimenti involontari a livello prossimale (cingoli pelvico e scapolare):

1. *proporre al bambino in piedi di afferrare con entrambe le mani il piolo orizzontale di una seggiola Petö o di un'altra sedia con schienale alto posto di fronte a lui (il bambino molto abile può limitarsi ad appoggiare le mani ad un mobile alto, senza dover afferrare nulla)* (Fig. 7.27);
2. *lasciargli alcuni gradi di abduzione degli arti inferiori, con l'obiettivo futuro di ridurre la base d'appoggio man mano che il bambino riuscirà a controllare meglio la stazione eretta;*
3. *stabilizzare ulteriormente la postura, agendo con una leggera pressione o con il tapping pressorio dal prossimale al distale, ed aspettare una risposta di coattivazione a livello dei due cingoli;*
4. *facilitare la tenuta dell'assetto posturale, impegnando lo sguardo del bambino su un oggetto o un punto di interesse posto sulla sua linea mediana.*

→ introdurre una variabile di movimento, richiedendo l'esecuzione di un compito semplice, con l'obiettivo di far mantenere il controllo posturale nonostante l'impegno del gesto:

1. *richiamare l'attenzione visiva del bambino su un oggetto collocato in una posizione laterale rispetto alla linea mediana verificando che non perda l'appoggio sugli arti superiori;*

atetosi

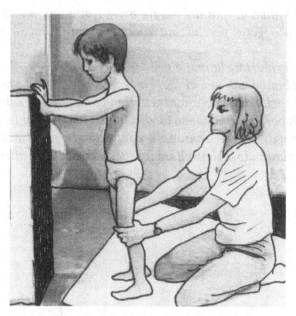

Fig. 7.27. L'appoggio ad un mobile, con le mani aperte

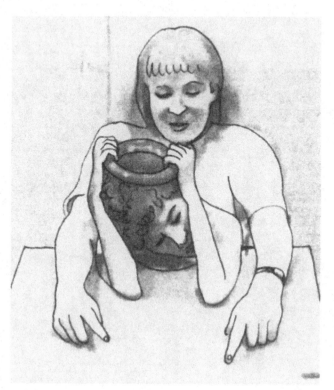

Fig. 7.28. Portare qualcosa verso il proprio viso

atetosi

2. *chiedere al bimbo di spostare per un breve tratto una mano (p.e. per rag-giungere un oggetto per lui interessante), mentre l'altra mano rimane ferma;*

3. *chiedergli di riportare la mano nella posizione iniziale;*

4. *proporre al bimbo non solo di raggiungere un oggetto con una mano (come sopra), ma anche di afferrarlo e metterlo in una posizione diversa;*

5. *proporgli di portarsi una mano al viso (attenzione, la richiesta procura un affollamento di stimoli sensoriali, coinvolgendo più parti sensibili del corpo), continuando a controllare il capo, il tronco e gli altri distretti cor-porei (Fig. 7.28).*

bambino che cammina

Non si può suggerire al bambino atetoide di camminare secondo regole rigorose, stabilite dall'adulto, poiché egli ha bisogno di percepire ogni parte del suo corpo libera di adattarsi allo spostamento continuo del baricentro e non vuole sentirsi "bloccato" da mani altrui. Il terapista però, all'inizio dell'acquisizione del cammino, può essere utile – addirittura indispensabile – per indurre una maggiore coattivazione ai due cingoli (o forse ad uno solo), ridurre le oscillazioni del baricentro entro la base d'appoggio dei piedi e stabilizzare il bambino.

☺ *proposta*

→ controllare insieme al bambino le oscillazioni dell'asse corporeo e proporre l'inizio della deambulazione:

1. *sedersi su uno sgabello basso con le ruote e porsi di fronte al bimbo, anch'egli seduto (come già detto, la nostra presenza di fronte a lui è un importante riferimento percettivo);*
2. *chiedergli di alzarsi in piedi, seguendo quanto suggerito nelle proposte precedenti;*
3. *se il bimbo ha difficoltà a controllare l'estensione del tronco, facilitare la flessione delle spalle facendogli tenere, con entrambe le mani, un oggetto*

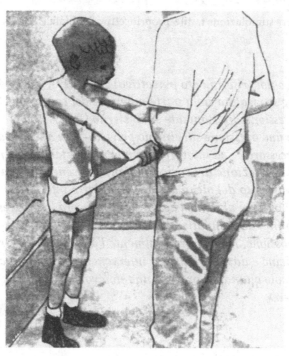

Fig. 7.29. Il terapista è un riferimento percettivo per mantenere la stazione eretta

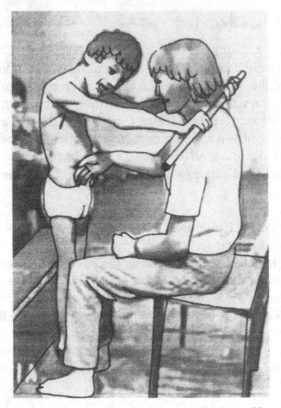

Fig. 7.30. Una leggera stimolazione tattile-propriocettiva "richiama" la risposta antigravitaria

accostato a noi (riferimento percettivo) (Fig. 7.29), o agendo con un leggero tapping spazzolato sulla parte anteriore del corpo (Fig. 7.30) o con una
leggera pressione direttamente sullo sterno (Fig. 7.25);

4. esercitare una pressione sul cingolo pelvico – e su quello scapolare, quando
risulta necessario – ed invitare il bimbo ad iniziare la deambulazione;

5. favorire la percezione del carico sull'anca, accentuando la pressione su di
essa nel momento del pieno appoggio sull'arto inferiore;

6. procedere insieme al bimbo, accentuando ancora la progressione alternata
del carico fra i due emilati;

7. appena possibile, ridurre gradualmente l'aiuto al bimbo, rimanendo però
sempre vicino e davanti a lui, ed intervenendo con un nuovo aiuto, veloce
e mirato, solo quando si prevede una notevole destabilizzazione dell'assetto corporeo.

atetosi

Cap. 8
Il bambino con atassia

Non è facile fare una diagnosi precoce di atassia perché, ad una osservazione superficiale, il bambino ancora piccolo può sembrare solo un po' goffo e maldestro; molte volte viene considerato un bimbo tranquillo, forse solo con un ritardo motorio. Infatti il bambino atassico ha difficoltà sempre maggiori ogni volta che deve adattarsi ad una postura con un baricentro più alto, che richiede una risposta tonica adeguata all'innalzamento del centro di massa ed un controllo maggiore delle oscillazioni dell'asse corporeo.

La patologia atassica si evidenzia solo durante il movimento, poiché non risultano disturbate le componenti motorie del gesto bensì la sua esecuzione nello spazio e nel tempo. Milani-Comparetti (1971) richiama l'attenzione sul fatto che il bambino atassico non può essere individuato, per esempio, se osservato in una fotografia che, "immobilizzando" l'esecuzione del movimento, non rivela il vero problema di questa patologia.

L'atassia, che nella sua origine greca significa "senza ordine", è definita come turba della coordinazione e della statica, o come disordine della integrazione nel tempo e nello spazio di schemi di movimento normali, che si manifesta per un interessamento delle vie cerebellari, in assenza di lesioni delle vie motorie.

Vie afferenti:	*Vie efferenti:*	
• spino-cerebellare	• cerebello-rubro-talamico ⟶	controllo attività tonica
• vestibolo-cerebellare	• cerebello-vestibolare ⟶	controllo equilibrio
• olivo-cerebellare	• cerebello-n.dentato-talamica →	controllo coordinazione
• cortico-cerebellare		sensoriale-motoria

Morgan (1980) fa una distinzione, attualmente presa ancora come riferimento, fra tre tipi principali di atassia:

— *sensoriale* → problemi di tipo sensoriale propriocettivo (marcia pesante, basi allargate, oscillazione assiale molto ampia, difficoltà a stare ad occhi chiusi o al buio);

— *labirintica* → problemi di inizio e di modulazione delle reazioni posturali, di stabilizzazione del capo, di equilibrio nella postura in piedi e seduta; caratterizzata da basi allargate e da oscillazione assiale indietro o verso il lato della lesione;

— *cerebellare* → interessamento diretto del cervelletto e/o delle sue connessioni afferenti/efferenti.

Thompson e Day (1993) distinguono diverse aree funzionali specifiche del cervelletto, la cui lesione porta a sintomatologie diverse:

strutture mediane (arch. cereb.) verme e lobo flocc.-nod. (paleo cereb.) ⇩	emisferi cerebellari (neo cereb.) ⇩
sintomi bilaterali con coinvolgimento delle parti assiali del corpo	sintomi ipsilaterali con coinvolgimento delle parti distali del corpo ⇩
⇩ ⇩ *atassia del tronco atassia dei cingoli* titubanza marcia anormale equilibrio anormale disartria	*atassia del gesto* alterazione del processo di feedforward

La sindrome atassica non evolutiva, legata alla paralisi cerebrale infantile, viene inclusa da molte scuole nell'atassia cerebellare (vedi Morgan 1980), anche se molti segni sono comuni ad altre forme. Frequentemente, infatti, una patologia neurologica mostra caratteristiche che non sono il risultato di una lesione isolata e circoscritta, bensì di un coinvolgimento ben più vasto dei circuiti nervosi. I segni che si riscontrano, comunque, sono sempre l'espressione di un'inadeguata azione del cervelletto, nella sua funzione di regolatore della postura e del gesto. Questa competenza di regolazione degli output è possibile per la presenza di circuiti:

• eccitatori (fibre rampicanti e fibre muscoidi);
• inibitori (cellule di Purkinje);

ma soprattutto per il lavoro di doppia inibizione nervosa, svolto dalle cellule di Purkinje.

fibre muscoidi
(portano le informazioni multisensoriali)
⇩
connessione con le cellule granulari
⇩
collegamenti con le cellule di Purkinje
(che inibiscono i transitori temporali e codificano l'istante in cui avviene qualcosa di nuovo nel flusso temporale)

fibre rampicanti
⇩
si attaccano alle cellule di Purkinje (rapporto 1/1)
e "imparano" i patterns spazio-temporali che devono essere codificati dalle cellule di Purkinje

Il ruolo di apprendimento del cervelletto

Si può affermare che l'uomo apprende grazie al cervelletto, che gli permette di utilizzare delle strategie di previsione (feedforward) e di controllo (feedback) per muoversi in equilibrio nello spazio; di conseguenza, nella patologia cerebellare, si presenta un problema di elaborazione non adeguata degli input informativi e degli output effettori, che condiziona il bimbo a ricominciare ogni volta ad apprendere una sequenza attraverso il circuito di feedback, senza avvalersi di una buona previsione.

Infatti, in condizioni normali, il sistema nervoso:
- ascolta attentamente i comandi corticali e quelli motori sottocorticali;
- li valuta e ne calcola la forza, la velocità, la direzione;
- prevede i rischi destabilizzanti e li attenua;
- programma il riassetto equilibrante;
secondo la seguente successione:
- costante aggiornamento di come è atteggiato il corpo (stato di partenza-situazione presente);
- costante aggiornamento delle intenzioni motorie corticali e sottocorticali (situazione futura);
- controllo del movimento in modo da ridurne gli effetti destabilizzanti (azione di guida e di ammortizzamento);
- realizzazione ed evocazione dei movimenti, utilizzando una motricità automatica di base.

intenzione motoria → stato di preallarme → preparazione al giusto "tono funzionale"

Il preallarme evita: • il soprassalto • la contrazione d'emergenza • il gesto urgente di tipo ballistico, destabilizzante	*Il mancato preallarme porta:* • un ritardo nella partenza del gesto • un aumento della velocità (per "recuperare") • la scelta di traiettorie e di percorsi più brevi "per recuperare")

⇩

aumento della velocità +
scelta del percorso più breve
⇩
non corretto "stop" temporale
del gesto
⇩
il bersaglio è superato o sbagliato
(dismetria o ipermetria)

Nella persona normale il gesto può essere: a) precipitoso e con traiettorie brevi, quando ha caratteristiche di urgenza, oppure b) lento e con percorsi comodi, se richiede precisione ed eleganza. Tuttavia, il sistema cerebellare cerca sempre di evitare al massimo il gesto urgente e lo regola rendendolo il più possibile armonico e meno destabilizzante.

Volendo fare un paragone con la normalità, il comportamento motorio influenzato dalla patologia cerebellare può ricordare, per esempio, quello di una persona addormentata, quando, di notte, viene svegliata dallo squillo del telefono: le viene a mancare la previsione del fatto ed il controllo sull'ambiente e, nella fretta di prendere l'apparecchio, le cade tutto di mano e va a sbattere ovunque.

Anche la presenza di tremore è legata all'esecuzione del gesto: infatti il bambino mostra un tremore di tipo cinetico, condizionato dalle necessarie correzioni spazio-temporali da attuare quando egli vuole raggiungere un obiettivo.

Molte volte si è definito l'atassico come un bimbo senza equilibrio. In realtà, nelle sue condizioni di grande svantaggio, egli prova a dare delle risposte di balance notevoli: basti pensare al complesso problema di organizzazione e di "timing" delle risposte posturali che deve affrontare, reso ulteriormente difficile dal ricorso ad un processo di controllo a feedback piuttosto che a feedforward.

Un'altra caratteristica della patologia cerebellare è l'esecuzione rallentata del gesto. Questo fenomeno può essere interpretato come una strategia intelligente, in quanto "il movimento viene eseguito ad una velocità tale da lasciare alla persona il tempo per fare delle correzioni retroattive sulla traiettoria, usando le informazioni visive e cinestesiche. Il movimento è sotto il controllo a feedback" (Rothwell, 1994).

In un disturbo cerebellare, il sistema nervoso non è in grado di organizzarsi nel modo più economico, poiché:

- l'inizio e la fine del gesto sono ritardati;
- le traiettorie sono brevi ed urgenti;
- la velocità del gesto è aumentata;
- il bersaglio è sbagliato.

I disturbi esecutivi che si osservano sono prevalentemente di due tipi:

- statico → atassia assiale (del tronco);
- dinamico → atassia del gesto:

  errori di direzione

  errori di intensità

  errori di sincronizzazione

  errori dissinergici (compreso nistagmo)

  errori di alternanza dei movimenti (adiadococinesia).

In questo capitolo vengono affrontati più in dettaglio i problemi dell'atassia assiale, poiché quelli legati all'atassia del gesto verranno considerati più specificamente nella parte dedicata alle proposte di intervento sugli arti superiori. Tuttavia, come è stato detto precedentemente per il problema motorio funzionale, non si può dividere il bimbo in parti diverse oppure lavorare per problemi separati. Il cammino per esempio è una tipica funzione che richiama problemi sia di tipo statico che dinamico, e difatti è proprio in questa situazione che il bimbo atassico dovrà far fronte alle difficoltà maggiori per risolvere i suoi problemi.

Strategie particolari che l'atassico usa per affrontare meglio il suo problema:
— allargamento della base d'appoggio (Figg. 8.1 e 8.2)
— abbassamento del baricentro
— riduzione dei gradi di libertà ("fissazione" delle articolazioni)
— aumento della forza di inerzia (arti superiori con guardia alta)

Il reclutamento tonico

Il bambino atassico mostra di solito un tono posturale più basso rispetto alla norma, che può essere interpretato come conseguenza della cattiva regolazione delle afferenze ed efferenze e non come causa diretta della lesione cerebellare. Nella pratica professionale, il fisioterapista può trovare bambini atassici con una risposta tonica antigravitaria bassa, ma anche bambini con una sintomatologia mista, che mostrano addirittura ipertono, seppur non grave. Quando la stiffness è eccessiva, il trattamento del bambino atassico diventa molto simile a quello del bambino spastico: il fisioterapista non deve utilizzare tecniche che inducano un reclutamento tonico (p.e. il tapping), ma deve cercare di ottenere una risposta corretta coinvolgendo il bimbo in situazioni dinamiche e funzionali.

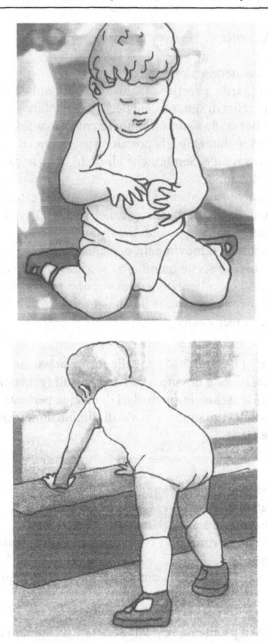

Figg. 8.1. e 8.2. Strategie del bimbo atassico per allargare la sua base d'appoggio

B. Bobath (1976) indica il terzo anno di vita come termine convenzionale per fare una diagnosi differenziale fra atassia cerebellare legata alle paralisi cerebrali infantili ed atassia associata a disturbi di tipo prevalentemente cognitivo: questa seconda forma comporta molto spesso una risposta tonica inadeguata, che si prolunga negli anni.

Disturbi collaterali

Funzione visiva

- nistagmo: dissinergia a carico degli occhi;
- nistagmo "sguardo paretico" (Sabbadini e Bonini, 1986): disturbo minore di paralisi di sguardo. Gli occhi del bambino, nel tentativo di cogliere un bersaglio, fanno un movimento saccadico troppo breve, poi ritornano lentamente alla posizione primitiva, ed eseguono nuovamente una saccade. Sembra che gli occhi non riescano mai a raggiungere il bersaglio;
- sguardo caotico: saccadi involontarie, ripetitive, caotiche, imprevedibili e sconiugate, che persistono nel sonno. Di solito le saccadi sono accentuate dal tentativo di fissazione;
- dismetria oculare: il movimento oculare iniziale è ipermetrico, non coglie l'obiettivo, e segue quindi una saccade correttiva.

Linguaggio: scandito, rallentato, esplosivo, non prosodico in quanto il bimbo ha difficoltà a svuotare il mantice toracico per incoordinazione dei muscoli respiratori.

Secondo Hagberg (1989) il 70-75% delle forme atassiche inquadrabili nella paralisi cerebrale infantile è dovuto a cause prenatali (genetiche e malformative); sono molto rare le ischemie cerebellari di origine perinatale, e si registrano alcune cause postnatali, attualmente in via di diminuzione, dovute ad idrocefalo o postmeningite.

Appunti

Classificazione secondo le varie scuole:

Bobath (1975): atassia cerebellare

Hagberg (1989): diplegia atassica

Ingram (1962): atassia congenita (sottotipo: sindrome da disequilibrio) e diplegia atassica

Milano Comparetti (1971): disordine del movimento, quadro atassico (forma 5)

È molto dibattuto il problema se e come trattare il bambino atassico, in quanto egli possiede già un repertorio di movimento, che però non può essere affinato dal cervelletto.

Un altro punto di discussione è quello relativo all'apprendimento motorio che, in questa patologia, non si può avvalere correttamente del processo di feedforward. Tuttavia, i fautori dell'intervento riabilitativo sostengono che si possa comunque facilitare il bimbo nell'acquisizione di nuove strategie, richiamando altre vie neurali (Wolpert e Kawato, 1998) che permettono un apprendimento più semplificato e meno fine, ma ugualmente funzionale per il bambino.

Che fare?

Poiché le caratteristiche principali dell'**atassia** sono:
- reclutamento tonico posturale insufficiente (se non è associata ad altro quadro);
- risposte posturali antigravitarie deficitarie;
- incoordinazione sensoriale-motoria;

bisogna lavorare per raggiungere i seguenti obiettivi:

Obiettivi di lavoro per il bambino (autonomia/qualità della vita):
- aumento della stabilità posturale, per rendere più facile l'interazione con l'ambiente in posture antigravitarie;
- aumento della stabilità percettiva, per utilizzare meglio i sistemi feedback e feedforward;
- sperimentazione dell'autonomia nelle attività di vita quotidianan, con l'eventuale uso di ausilii.

Obiettivi di lavoro per la famiglia (gestione del bambino):
- consigli per aiutare il bimbo a compiere in modo economico e funzionale le attività della vita quotidiana (lavarsi, mangiare, s/vestire ecc.)
- utilizzo di ausilii per il corretto mantenimento posturale e per il trasferimento;
- consigli per il riconoscimento dei bisogni del bambino e dei tempi di pausa a lui necessari;
- ampliamento e cura delle diverse modalità di comunicazione del bambino (sguardo, espressione vocale, gesto ecc.).

Obiettivi di lavoro per il fisioterapista (trattamento):
- attivazione di un corretto reclutamento tonico posturale (coattivazione muscolare), per ottenere una stabilità antigravitaria;
- facilitazione delle risposte di balance, in situazione sia di quiete sia dinamiche;
- facilitazione della coordinazione del gesto;
- facilitazione della coordinazione visiva;
- controllo della respirazione e della qualità dell'emissione vocale;
- individuazione di eventuali ausilii per faciliatare le attività di vita quotidiana.

atassia

> *bambino seduto*

Il bambino atassico ama stare in situazioni posturali che abbiano una base d'appoggio larga ed un baricentro basso. Nelle posture intermedie fra supino e seduto, o nella stazione eretta, ricorre agli arti superiori per appoggiarsi ai mobili o alle sedie, per avere più stabilità. Può essere quindi indicato trattare il bambino in posture con un baricentro più alto, allo scopo di dargli informazioni sensoriali (propriocettive, vestibolari e visive) diverse da quelle abituali e per sollecitare una risposta antigravitaria soprattutto a livello del tronco e del capo. Se il bimbo non riesce ad attivare un corretto reclutamento tonico, il terapista può aiutarlo attraverso il tapping.

☺ *proposta*
→ verificare prima di tutto il posizionamento corretto:
   (a) mettere il bambino ancora piccolo in una delle seguenti situazioni posturali:
      — seduto in long-sitting sul tappeto, con le mani appoggiate a terra; rimanere dietro a lui e non lasciare che la sua schiena si appoggi;
      — seduto sulla nostra gamba, con i piedini che toccano il suolo; fare in modo che gli arti superiori appoggino su un piano leggermente inclinato, posto davanti a lui;
      — come sopra, ma il bimbo è seduto sull'angolo di una panchetta.
   (b) se il bambino è grande:
      — farlo sedere su una panchetta o su uno sgabello senza schienale, con i piedi appoggiati a terra e gli arti superiori su un piano posto davanti a lui (leggermente basso e inclinato, per favorire il carico sugli avambracci).

→ portare il bimbo ad un'attivazione muscolare maggiore ed attendere una risposta antigravitaria più efficace:
   1. rimanendo dietro al bimbo, utilizzare le tecniche di sommazione spazio-temporale più opportune (pressione, tapping di vario tipo, coattivazione prossimale) per ottenere una risposta di raddrizzamento antigravitario del tronco e del capo; questo permette una migliore percezione del carico sui quattro arti.
   Esempi:
      — esercitare una pressione delicata oppure tapping pressorio, agendo verticalmente sulla parte fronto-parietale del capo del bimbo (attenzione, questa è un'azione che può infastidire il bimbo, poiché il capo/viso è una parte del corpo molto personale e sensibile);
      — fare tapping pressorio, ponendo le mani ai lati del viso del bimbo (Fig. 7.17); anche questo tapping viene attuato in parti sensibili, ma – se fatto correttamente – dà al bambino molta sicurezza e stabilità;
      — fare pressione o tapping pressorio dal cingolo scapolare, agendo lungo l'asse della colonna, che deve essere estesa (Fig. 8.3);

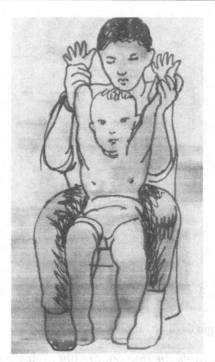

Fig. 8.3. Tapping pressorio dal distale, lungo la colonna estesa

> — *fare leggeri ma rapidi sfregamenti superficiali sulle scapole del bimbo, agendo dalla parte laterale verso quella mediale (in questo modo si cerca una risposta allo stretch provocato dallo sfregamento; questa stimolazione non va fatta se il bimbo è fragile e molto piccolo.*
> 2. *ottenuta una migliore risposta antigravitaria da parte del bimbo, chiedergli di compiere azioni semplici (p.e. chiaccherare con la mamma, guardare qualcosa di interessante attorno a lui ecc.) o più complesse (p.e. raggiungere con un solo arto superiore un giocattolo o un oggetto, e porgerlo alla mamma per continuare a giocare insieme...) senza perdere l'assetto ottenuto in precedenza e l'appoggio sull'altro arto superiore;*
> 3. *intuire (attraverso ciò che sentono le nostre mani) quando il bimbo incomincia a trovarsi in difficoltà e non riesce più a rispondere adeguatamente alla gravità, ed aiutarlo ancora con un po' di tapping.*

→ cercare non solo il raddrizzamento del tronco, ma l'appoggio sugli arti superiori estesi:
  1. *aiutare il bimbo ad appoggiare gli arti superiori su un piano davanti a sé, con i gomiti estesi (Fig. 8.4);*
  2. *facilitare il giusto reclutamento tonico e quindi un appoggio attivo sugli arti, facendo un tapping pressorio dai gomiti verso le mani, e poi dalle spalle lungo tutto l'asse del braccio;*

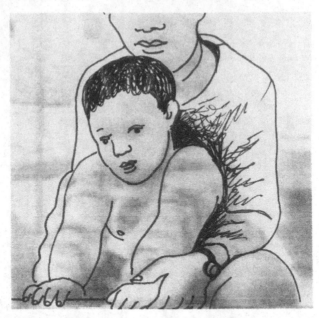

Fig. 8.4. La tenuta in appoggio degli arti superiori

3. *richiedere abilità gradualmente sempre più complesse, come p.e. il mantenimento dell'appoggio sugli arti superiori estesi, con una flessione a 90°
delle spalle e con le mani appoggiate ad un piano verticale (in questo caso
lo specchio è molto utile perché rafforza la risposta antigravitaria anche
attraverso il raddrizzamento ottico) (Fig. 8.5).*

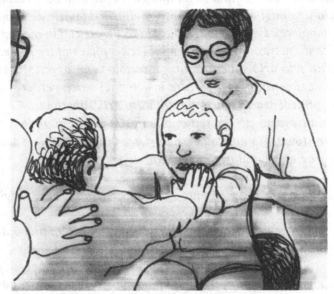

Fig. 8.5. L'appoggio degli arti superiori con una flessione a 90°

> *bambino seduto*

Oltre a richiedere al bimbo il controllo dell'assetto antigravitario in una situazione di relativa quiete, è necessario coinvolgerlo in situazioni gradualmente più dinamiche.

☺ *proposta*

→ facilitare una coattivazione prossimale a livello del cingolo scapolare, per preparare gli arti superiori al movimento:

1. *verificare che il bimbo abbia una buona risposta antigravitaria del tronco (vedi proposte precedenti), dopodiché agire con leggere approssimazioni agli arti superiori, dal distale al prossimale, fino a quando il bimbo non risponde con una coattivazione al cingolo scapolare ed un'estensione degli arti.*

   Esempi:

   — *porsi dietro al bimbo (o davanti, in base alla richiesta funzionale che seguirà), prendergli le mani, tenerle aperte, extraruotare leggermente gli arti in estensione e agire con trazioni e approssimazioni;*

   — *come sopra, facendo tenere al bimbo un bastoncino orizzontale (od un cerchio, od un giocattolo di forma simile) ed eseguire trazioni e approssimazioni attraverso il bastoncino.*

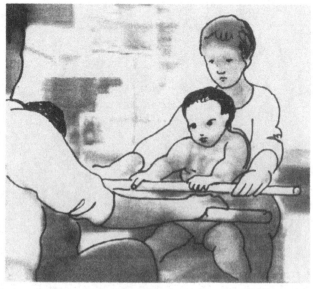

Fig. 8.6. Muovere gli arti superiori, mantenendo una buona risposta antigravitaria del tronco

→ proporre delle situazioni più dinamiche, verificando che il bimbo risponda sempre con un buon balance antigravitario e mantenga il controllo degli arti superiori:

Esempi:

— *se il bambino tiene con due mani il bastoncino (od il cerchio, o altro...), proporgli di alzare entrambi gli arti superiori, oppure di ruotare il tronco o di portarlo in avanti, e tornare indietro, senza mai perdere la presa del bastoncino (Fig. 8.6);*

— *se le mani del bimbo sono appoggiate davanti a lui, proporgli di muovere un braccio per andare a prendere qualcosa (p.e. un giocattolo posto all'altezza dei suoi occhi) mentre l'altro arto superiore rimane in appoggio;*

— *.........*

> *bambino seduto*

Proponendo attività che coinvolgono in particolare gli arti superiori, è possibile aiutare il bimbo a risolvere alcuni problemi legati alla sua vita quotidiana, sia a casa che a scuola.

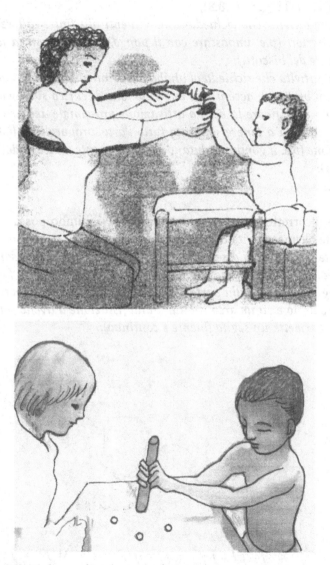

Figg. 8.7. e 8.8. Attività di coordinazione con due mani

☺ *proposta*

→ proporre attività funzionali o di gioco, trovando con il bimbo le possibili soluzioni per svolgerle in modo efficiente e meno faticoso.

Esempi:

— *chiedere attività di coordinazione che prevedano l'uso delle due mani (p.e. girare un cerchio, tirare una fune, catturare un giocattolo con uno strumento, ecc.) (Figg. 8.7 e 8.8);*

— *proporre attività che richiedano movimenti più fini e differenziati degli arti superiori (p.e. impastare con il pongo, il didò o con la farina, e poi sagomare dei biscotti);*

— *in ogni attività che richieda al bimbo di portare qualcosa al viso (p.e. mangiare un biscotto), accentuare la sensazione di carico sull'avambraccio di sostegno e verificare la buona attivazione prossimale dell'arto che agisce; se ha difficoltà a tenere sollevato tutto l'arto, proporgli un buon punto di fissazione (p.e. il gomito, valutando correttamente l'altezza del piano d'appoggio);*

— ....

→ verificare il corretto assetto posturale, affinché il bimbo possa svolgere correttamente alcune attività di pregrafismo/grafismo.

1. *durante le attività di disegno o di scrittura, osservare quali sono i punti di fissazione/stabilizzazione che il bambino adotta per usare la matita (un appoggio eccessivo sulla parte ulnare della mano produce un segno grafico molto calcato e su un'area limitata; una fissazione a livello solo prossimale non permette un segno fluente e continuo);*

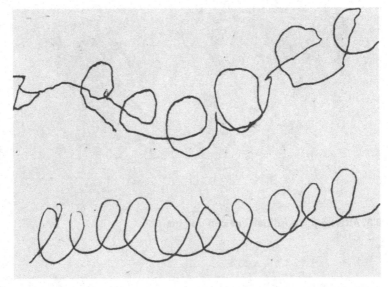

Fig. 8.9. Produzione grafica senza e con la fissazione del gomito al piano d'appoggio

2. *verificare la corretta risposta antigravitaria del tronco e del cingolo scapolare ed aiutare il bimbo ad eseguire con l'arto superiore dei movimenti di grande progressione (p.e. catenelle di eee, di uuu ecc.) (Fig. 8.9);*

3. *aiutare il bambino a scrivere/disegnare con un segno di matita più leggero, facendogli sentire il carico sull'avambraccio, affinchè questo diventi il suo nuovo punto di fissazione ed egli possa muovere con più libertà il polso (Fig. 8.10).*

★ Per far mantenere il carico su un arto e dargli più stabilità, sono spesso utili le fascette con velcro usate normalmente come "pesetti" nelle attività di body-building.

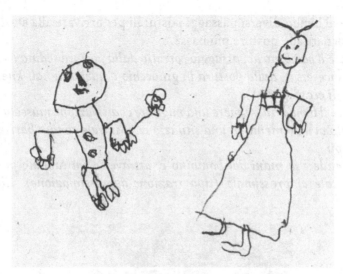

Fig. 8.10. Disegni eseguiti con eccessivo appoggio (*sin.*) e con appoggio distribuito sull'avambraccio (*dx*): a destra il disegno è più grande e il tratto di matita è più leggero

bambino che cammina

Il bambino atassico, che non ha grandi problemi per quanto riguarda il reclutamento tonico, riesce a camminare da solo, sebbene con un dispendio di energia e di fatica maggiore rispetto alla norma.

Tuttavia, in base alle caratteristiche del bimbo, può essere necessario, durante il trattamento, soffermarsi sui passaggi posturali intermedi che portano alla stazione eretta poiché sono sì più impegnativi, ma danno al bambino una maggiore autonomia funzionale.

☺ *proposta*
→ proporre al bimbo diversi passaggi posturali per arrivare alla stazione eretta e per ritornare alle posture più basse.
   1. *guidare il bambino al passaggio corretto dalla postura seduta a quella eretta (e viceversa), dalla postura in ginocchio a quella in half-kneeling e poi in piedi ecc.(Fig. 8.11);*
   2. *aiutare il bimbo ad ottenere una migliore coattivazione muscolare, per prepararlo al movimento in una situazione posturale con un baricentro alto. Esempi:*
      — *prendere le mani del bambino e, attraverso un tapping pressorio dal distale al prossimale (tipo trazione-approssimazione), ricercare un*

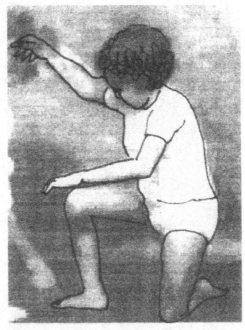

Fig. 8.11. Difficoltà nel passaggio in half-kneeling

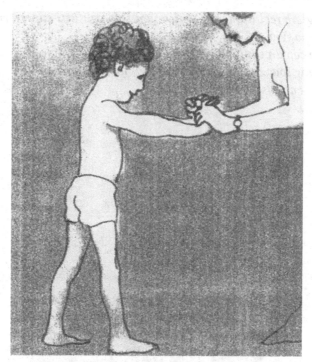

Fig. 8.12. Trazione-approssimazione durante la marcia

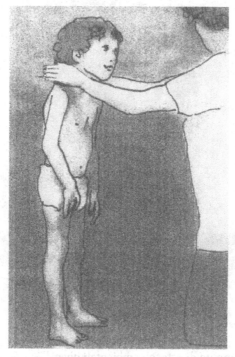

Fig. 8.13. Tapping pressorio sul cingolo scapolare

maggiore reclutamento tonico non solo agli arti superiori, ma in tutto
il corpo (Fig. 8.12);
— agire con un tapping pressorio sul cingolo scapolare (Fig. 8.13) o con un
tapping spazzolato sul dorso del bimbo, fino a quando si apprezza una
sufficiente risposta alla gravità;
— ....

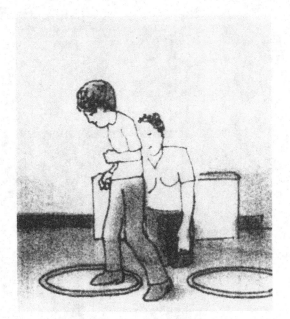

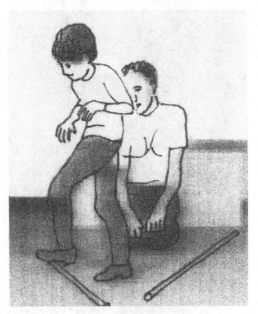

Figg. 8.14. e 8.15. Superamento di ostacoli ambientali diversi

➜ proporre uno spostamento ritmico e cadenzato.

  1. *cercare la ritmicità nel cammino, sostenendola con il battito delle nostre mani, con la nostra voce che canta una canzone ecc.*

➜ chiedere al bimbo la soluzione di problemi ambientali gradualmente sempre più complessi.

  Esempi:
  — *spostarsi con attività che richiedano una coattivazione muscolare maggiore (p.e. camminare spingendo il carretto dei giocattoli o il terapista);*
  — *affrontare percorsi (possibilmente "veri", per facilitarlo nel suo processo di previsione):*
    • *con ostacoli semplici e poi con molte variabili (Figg. 8.14 e 8.15);*
    • *di larghezze sempre più ridotte (Fig. 8.16);*
    • *con caratteristiche diverse del terreno (p.e. sui ciottoli della spiaggia o su un tappeto morbido);*
    • *.........*
  — *camminare su superfici con componenti visive differenti (p.e. pavimenti marmorizzati, con mattonelle a quadretti ecc.);*
  — *fare giochi che richiedano il controllo dell'appoggio del piede al terreno (p.e. camminare senza far rumore, fare un passo da gigante o un passo da formica ecc.);*
  — *.........*

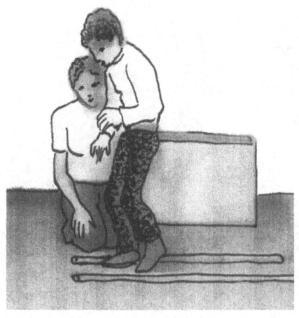

Fig. 8.16. Camminare all'interno di un percorso stretto

Cap. 9
Linee generali di intervento abilitativo sugli arti superiori

di Gabriella Veruggio

Lo sviluppo di competenze motorie e percettive sempre più raffinate e complesse degli arti superiori e della mano è di fondamentale importanza per giocare, toccare, esplorare, indicare, carezzare..., per compiere le attività della vita quotidiana come alimentarsi, lavarsi, vestirsi e, ancora, per disegnare, scrivere... (Fig. 9.1).

La mano, organo allo stesso tempo esecutivo e percettivo, ha dunque una importanza fondamentale nello sviluppo neuropsicologico del bambino e nell'acquisizione delle autonomie.

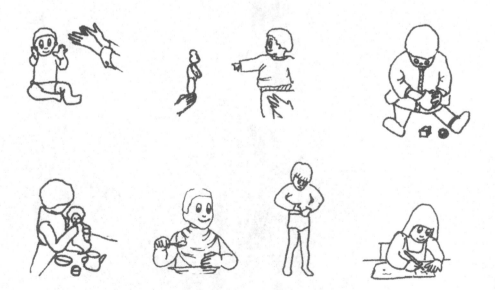

Fig. 9.1. Le mani servono per giocare, comunicare, toccare, vestirsi...

Sviluppo normale

Nei primi anni di vita i pattern di base della prensione e del rilasciamento maturano rapidamente in efficienti schemi manipolativi.

Nel primo anno di vita il bambino acquisisce progressivamente la capacità di raggiungere (reaching) con sempre maggiore precisione (Fig. 9.2a), afferrare e rilasciare volontariamente ogni tipo di oggetto (Fig. 9.2b) e di attuare attività bimanuale (Fig. 9.2c).

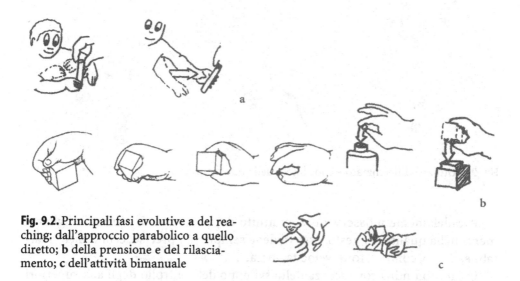

Fig. 9.2. Principali fasi evolutive **a** del reaching: dall'approccio parabolico a quello diretto; **b** della prensione e del rilasciamento; **c** dell'attività bimanuale

Negli anni successivi si osserva una sempre maggiore differenziazione e modulazione dell'utilizzo dell'arto superiore e delle varie parti della mano, con l'acquisizione di movimenti intrinseci (in-hand manipulation – Fig. 9.3) e di

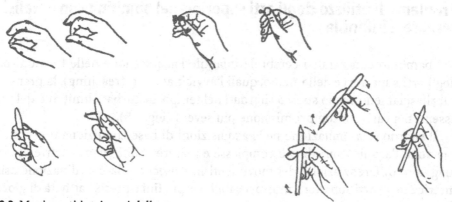

Fig. 9.3. Movimenti intrinseci della mano

attività bimanuale differenziata e coordinata, che consentono al bambino di raggiungere *abilità fini* sempre più complesse e un sempre più efficiente *utilizzo di
vari strumenti* (Fig. 9.4).

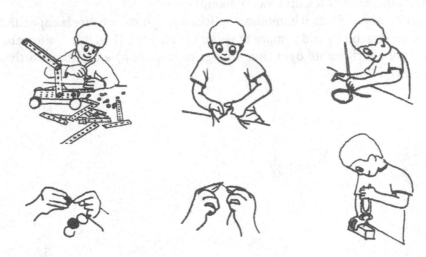

Fig. 9.4. Utilizzo differenziato e coordinato delle due mani

Parallelamente si osservano, soprattutto dopo i due anni, continui miglioramenti nella qualità del gesto: esso diviene sempre più preciso, economico, adattabile, fluido, controllato in velocità, forza...

Un'approfondita conoscenza dello sviluppo del controllo degli arti superiori
e delle mani nel bambino normale è essenziale per comprendere i problemi funzionali del bambino con paralisi cerebrale infantile e per impostare un adeguato intervento abilitativo. A tale scopo, nella bibliografia sono indicati alcuni testi
utili per una più ampia conoscenza dello sviluppo normale.

Problemi di utilizzo degli arti superiori nel bambino con paralisi cerebrale infantile

Nel bambino con paralisi cerebrale infantile l'acquisizione delle funzioni-base
degli arti superiori e della mano, quali l'avvicinamento (reaching), la prensione
e il rilasciamento, sono spesso ritardati nel tempo, disturbati, limitati o del tutto
assenti nei casi con compromissione più severa (Fig. 9.5).

Il ritardo o la limitazione nelle acquisizioni di base condiziona o preclude a
sua volta l'acquisizione di più complesse e mature abilità manipolative come la
maggiore differenziazione dei movimenti intrinseci e/o la coordinazione asimmetrica degli arti superiori, indispensabili per più fini e precise attività di gioco o
di vita quotidiana.

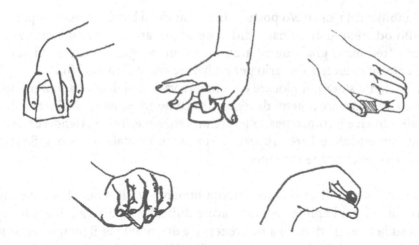

Fig. 9.5. Modalità di prensione nel bambino con paralisi cerebrale infantile

Anche la qualità del gesto viene compromessa: anche nei quadri con compromissione più lieve, esso rimane spesso impacciato, lento e scarsamente efficiente nell'esecuzione di compiti fini e complessi come p.e. assemblare costruzioni con viti e bulloni, utilizzare penne e matite per scrivere e colorare, usare forbici, abbottonarsi... (Fig. 9.6).

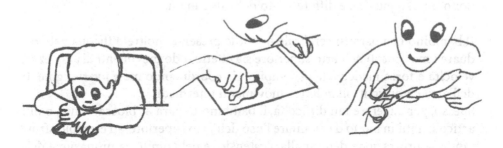

Fig. 9.6. Difficoltà di utilizzo coordinato e differenziato dei due arti superiori

I problemi di controllo degli arti superiori e di utilizzo della mano nelle abilità motorie fini derivano dalla combinazione di più fattori.

- Molti bambini presentano difficoltà nell'utilizzo degli arti superiori legate a disordini nel controllo del tronco. Ritardo o inefficienza nelle reazioni di balance portano il bambino ad utilizzare una o entrambe le mani in funzione di sostegno per mantenere la posizione seduta od eretta. Questo fatto limita significativamente l'attività bimanuale e può anche limitare l'acquisizione di abilità motorie fini.

- L'instabilità del tronco e/o posture anormali che il bambino assume per stare seduto od eretto determinano difficoltà ad attuare sia condotte di avvicinamento (reaching) graduate ed accurate sia un adeguato sostegno/fissazione dell'arto superiore, necessario per realizzare compiti motori fini.
  Inoltre, nello sforzo di giocare o compiere varie attività, il bambino impara spesso ad utilizzare schemi di compenso come ad esempio inclinare e flettere lateralmente il tronco per sollevare un arto superiore o estendere tronco e capo per estendere l'arto superiore sul piano frontale o, ancora, flettere il polso per poter aprire la mano.

- Frequenti sono i disordini nell'attività bimanuale, sia simmetrica che differenziata. Alcuni bambini possono avere difficoltà a portare i due arti superiori sulla linea mediana o a mantenervi le due mani per il tempo necessario all'esecuzione di un determinato compito. Altri non riescono ad avere un'attività bimanuale valida per gravi deficit funzionali di un arto superiore, riuscendo solo ad utilizzarlo in compiti più semplici di bloccaggio (p.e. bloccare un foglio per consentire all'arto superiore più valido di scarabocchiare) o di tenuta con presa massiva di oggetti più facili da tenere in mano (p.e. il tappo di un grosso pennarello).
  Altri ancora, pur potendo lavorare sulla linea mediana e pur presentando buoni livelli di prensione in entrambi gli arti superiori, non sono in grado di dissociarne i movimenti ed hanno difficoltà ad eseguire attività che richiedono un uso più fine e differenziato delle due mani.

- Il bambino con paralisi cerebrale infantile presenta inoltre difficoltà nel graduare i movimenti dell'arto superiore sia effettuando movimenti di ampiezza, velocità e forza inadeguata al compito, sia coordinando male i vari segmenti dell'arto e non controllandone i movimenti intermedi.
  Spesso, per superare tali difficoltà, il bambino impara a "bloccare" una o più articolazioni in modo da facilitare l'uso dell'arto superiore, ad esempio sfruttando la protrazione della spalla, l'estensione del gomito, la pronazione dell'avambraccio, la flessione del polso con dita estese.

- Un altro problema, che si evidenzia soprattutto nei quadri con più lieve compromissione, è la difficoltà ad isolare i movimenti necessari per un determinato compito. Il bambino tende ad usare pattern globali di tutto l'arto superiore e ha difficoltà, nel caso delle attività motorie fini, ad isolare il movimento distale, a differenziare, ad esempio, l'uso del lato radiale da quello ulnare della mano, ad isolare un solo dito per digitare tasti…

- Per superare i problemi descritti, il bambino impara ad utilizzare diversi schemi di compenso. Queste scelte, che inizialmente possono anche essere efficienti, possono però nel lungo periodo, limitare l'acquisizione di movi-

menti più complessi o causare contratture, riduzione nell'escursione articolare ed in alcuni casi deformità scheletriche più gravi.

- Infine, problemi di utilizzo degli arti superiori possono essere legati a disordini sensoriali, percettivi, cognitivi e relazionali che dovranno essere opportunamente valutati.

Linee generali d'intervento

L'intervento finalizzato a migliorare l'utilizzo degli arti superiori è condotto con
un approccio che possiamo definire di tipo "misto".

Da un lato si ricerca, attraverso proposte di gioco e di attività varie (Fig. 9.7a),
di ottimizzare le prestazioni motorie fini possibili e dall'altro, con un approccio
"compensatorio", di fornire comunque al bambino con paralisi cerebrale infantile occasioni di fare, giocare, comunicare, muoversi, utilizzando varie strategie
di superamento della disabilità (strategie di by-pass, Fig. 9.7b), adottando cioè
ausilii, strategie di semplificazione del compito, adattamenti di giocattoli ecc.

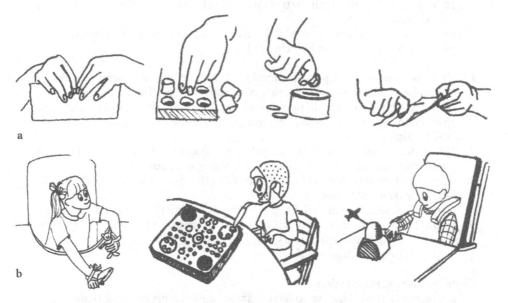

a

b

Fig. 9.7. Attività ludiche per l'ottimizzazione delle abilità motorie fini (a) e strategie di by-pass (b)

Per impostare un adeguato intervento abilitativo è necessario effettuare
prima di tutto un'attenta e prolungata osservazione/valutazione della funzionalità degli arti superiori.

Tale valutazione andrà ripetuta nel tempo per registrare eventuali variazioni
nelle prestazioni degli arti superiori, per meglio definire la prognosi funzionale
e per adeguare conseguentemente il programma terapeutico.

La valutazione

Prima di tutto il terapista effettuerà un'osservazione generale degli arti superiori condotta, se possibile, non solo in sede ambulatoriale ma nei vari ambiti di vita del bambino (casa, scuola ecc.), registrandone le modalità di utilizzo in situazioni spontanee di comunicazione, di gioco e di attività della vita quotidiana. Successivamente (in genere dai tre anni d'età) procederà ad una più precisa valutazione degli arti superiori. Per valutare gli arti superiori nel bambino con paralisi cerebrale infantile è opportuno procedere utilizzando la metodologia descritta nella Tabella 9.1.

Tabella 9.1. Schema metodologico di osservazione e valutazione degli arti superiori (*G. Veruggio, 1991*)

A) **Controllo posturale / Posizionamento**
1. Analisi della postura seduta ed in particolare dei comportamenti patologici che incidono sul mantenimento della stessa (sinergie di flesso/estensione, distonie, RTAC ecc.).
2. Individuazione del posizionamento facilitante il mantenimento della postura seduta e l'attività degli arti superiori (sedia – tavolo – sistemi di fissazione/ancoraggio).
3. Eventuale valutazione del controllo degli arti superiori in altre posture (in piedi, tavolo da statica, in braccio ecc.).

B) **Utilizzo spontaneo degli arti superiori / Prestazioni funzionali possibili / Controllo condotte avvicinamento / Arto superiore più funzionale**
1. Osservazione globale delle prestazioni funzionali possibili durante l'utilizzo spontaneo degli arti superiori nel gioco, nelle attività di vita quotidiana (AVQ) e nella comunicazione
2. Valutazione delle capacità di controllo delle condotte di avvicinamento e, in particolare, individuazione dell'arto superiore più funzionale.
3. Approfondimento, attraverso apposite batterie, dell'eventuale problema di lateralizzazione manuale.
4. Eventuale valutazione di altri distretti corporei disponibili per attività funzionali.
5. Formulazione di prime ipotesi su eventuali fattori (sensoriali, percettivi, cognitivi ecc.) condizionanti l'uso degli arti superiori.
Approfondimento degli stessi.

C) **Prensione / Manipolazione**
1. a) (sotto i 18 mesi) Osservazione/valutazione dello sviluppo evolutivo delle funzioni-base della mano (condotte avvicinamento, prensione, rilasciamento);
b) Valutazione degli schemi di prensione di entrambi gli arti superiori, mediante la proposta di materiale standard (dado cm 4, cm 2, cm 0,5).
2. Valutazione dei movimenti intrinseci di manipolazione e delle prese funzionali possibili (in relazione alla funzionalità degli arti superiori, emersa in b), e all'età cronologica).
3. Osservazione dell'eventuale presenza di movimenti involontari, della loro incidenza sull'utilizzo degli arti superiori e sull'assetto posturale complessivo e delle strategie e i compensi utilizzati per superarli.

- Nella prima fase della valutazione il terapista ricercherà un sistema di posizionamento (sedia, tavolo ed eventuali sistemi di fissazione/ancoraggio) che faciliti il più possibile l'utilizzo degli arti superiori e dello sguardo (Fig. 9.8). Dapprima è necessario porre il bambino seduto su una sedia di misura adeguata, con i piedi appoggiati a terra davanti ad un tavolo, preferibilmente con incavo, regolato ad una altezza tale da consentire l'appoggio dei gomiti.
  Se il bambino non è in grado di stare seduto da solo, si utilizzeranno, a seconda delle difficoltà di controllo posturale, sedie speciali o sistemi di postura, adottando eventualmente sistemi di fissazione/ancoraggio.

- Successivamente, attraverso proposte di gioco adeguate agli interessi del bambino ma anche alle abilità funzionali degli arti superiori, individuate dal terapista già nella prima fase dell'osservazione, si passerà alla valutazione delle condotte di avvicinamento di entrambi gli arti superiori, analizzando le capacità di controllo dei movimenti di avvicinamento/allontanamento dalla linea mediana e di flessione/estensione dell'arto superiore sul piano frontale (Fig. 9.9).
  In base a questa valutazione si cerca di individuare l'arto superiore che più efficacemente potrà essere utilizzato per l'attività funzionale e le potenzialità globali di utilizzo dell'arto ausiliario.

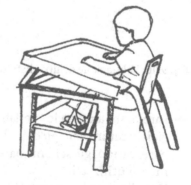

Fig. 9.8. Individuzione di un adeguato sistema di posizionamento per ottimizzare l'utilizzo degli arti superiori: ausilio per la postura e tavolo elevabile ed inclinabile

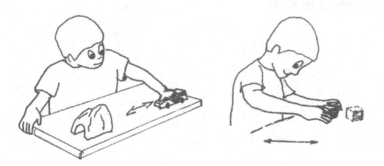

Fig. 9.9. Valutazione delle condotte di avvicinamento

- A volte (solitamente nei casi più lievi) può essere necessario approfondire con osservazioni prolungate ed appositi test (Auzias, 1975) eventuali problemi di lateralizzazione manuale.

- In questa fase si possono evidenziare anche altri fattori (percettivi, visivi ecc.), che dovranno in seguito essere approfonditi, condizionanti l'utilizzo degli arti superiori.
  È particolarmente importante osservare le difficoltà nella coordinazione occhio/mano.

- Nei casi con compromissione severa, qualora non sia possibile o sia estremamente difficoltoso anche un limitato controllo delle condotte di avvicinamento, si passa alla valutazione di altri distretti corporei (capo, arti inferiori ecc.) per coinvolgerli, con opportune facilitazioni d'accesso, in alcune attività funzionali e ludiche (Fig. 9.10).

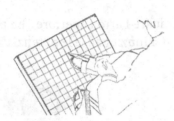 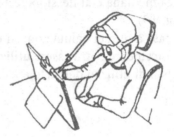

Fig. 9.10. Valutazione di altri distretti corporei

- Infine, si valutano le modalità di prensione di entrambe le mani.
  Nei bambini più piccoli si proporrà una serie di oggetti (Erhardt, 1982) osservando gli schemi-base di avvicinamento, di prensione e di rilasciamento utilizzati.
  Nei più grandi si propone invece l'afferramento di tre dadi di cm 4 – 2 – 0,5 (Bellani, 1998) (Fig. 9.11).

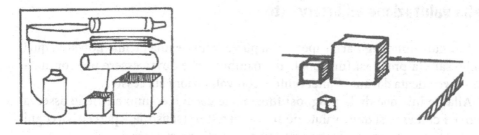

Fig. 9.11. Materiali utilizzati per la valutazione delle modalità di prensione

– serie graduata di contenitori larghi (apertura da cm 5 a cm 8)
– serie graduata di bottigliette (apertura da diam. cm 1 a cm 3)
– serie graduata di cilindri in legno (da diam. cm 1 a cm 2)
– serie graduata di cubi plastica (da cm 3 a cm 6)
– serie graduata di palline (da diam. mm 5 a cm 1; eventualmente commestibili p.e. in
  mollica di pane)
– pastello a cera (diam. mm 7)
– matita (diam. cm 1,5)

• In relazione alla funzionalità degli arti superiori emersa nelle fasi precedenti e all'età cronologica, si procede poi alla valutazione dei movimenti intrinseci di manipolazione (Exner, 1992), dell'attività bimanuale (Elliott & Connolly, 1974), delle prese di forza, intermedie e di precisione (Kamakura et al.,
  1980) (Fig. 9.12).

• Infine, si osserva con maggiore accuratezza la presenza di eventuali movimenti involontari, la loro incidenza sull'utilizzo degli arti superiori, le strategie ed i compensi che il bambino adotta per contenere questi movimenti, per
  superare la loro interferenza ed attuare attività di gioco e di vita quotidiana.

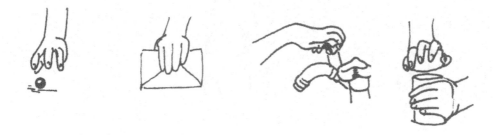

Fig. 9.12. Valutazione dei movimenti intrinseci e dell'attività bimanuale

Dalla valutazione all'intervento

Dalla valutazione degli arti superiori si può effettuare una prima ipotesi su quella che sarà la prognosi funzionale del bambino, che dovrà essere poi continuamente verificata durante l'intervento e con valutazioni successive.

Alla definizione della prognosi funzionale concorreranno anche le osservazioni e i dati emersi dalle valutazioni di altri fattori (sensoriali, percettivi, cognitivi ecc.) che possono incidere sull'utilizzo degli arti superiori.

Sulla base delle capacità di controllo posturale da seduto, delle condotte di avvicinamento e delle modalità di prensione e manipolazione, si possono individuare nel bambino con paralisi cerebrale infantile (escludendo i quadri di emiparesi) livelli globali di funzionalità (da 0 a 3) degli arti superiori (Tab. 9.2).

Nei bambini che presentano un livello di funzionalità 0 e 1 e che quindi hanno severe limitazioni nell'utilizzo degli arti superiori, la prognosi funzionale sarà di gravi limitazioni nell'autonomia nel gioco autonomo, nelle attività di vita quotidiana, nella mobilità, nella comunicazione, nell'accesso alla scolarità.

Nei bambini che presentano livelli di funzionalità 2 e 3, la prognosi funzionale sarà invece di maggiore autonomia, con possibilità (diversa a seconda delle risorse funzionali disponibili e dei problemi associati) di gioco autonomo, di autonomia più o meno ampia nelle attività di vita quotidiana, di relazione/comunicazione, di mobilità autonoma o con ausilii, di accesso alla scolarità.

Sulla base della prognosi funzionale di massima e degli specifici problemi di utilizzo degli arti superiori nei vari quadri patologici, si procederà alla stesura del piano di lavoro, individuando i percorsi abilitativi possibili (Tabelle 9.3 e 9.4) e, all'interno di questi, gli obiettivi nel breve e medio termine, relativi sia all'intervento specifico sugli arti superiori e sulle autonomie, sia all'utilizzo temporaneo o definitivo di soluzioni di by-pass dei problemi esecutivi (scelta ed utilizzo ausilii, adattamenti, strategie facilitanti ecc.).

Tabella 9.2. Livelli funzionali nelle paralisi cerebrali infantili *(G. Veruggio, 1998)*

	0	1	2	3
Controllo posturale	Assente controllo del tronco	Postura seduta mantenuta per breve tempo con AASS in appoggio/equilibrio	Tronco controllato in assenza di richieste complesse agli AASS	Buon controllo capo/tronco
Posizionamento	Posizionamenti complessi altamente personalizzati e vincolanti	Posizionamenti complessi ma parzialmente vincolanti	Minimi adattamenti di posizionamento	Non particolari posizionamenti
Prestazioni funzionali possibili/ Controllo condotte di avvicinamento/ Arto superiore più funzionale	Notevoli difficoltà controllo condotte avvicinamento (add./abd.)	Difficoltà controllo condotte avvicinamento (add./abd. gomito)	Discreto controllo condotte avvicinamento (utilizzo gomito)	Buon controllo condotte avvicinamento
	Uso di un solo arto superiore (ove possibile)	Prevalente utilizzo un solo arto superiore/ alternanza uso	Utilizzo entrambi AASS (uno in funzione ausiliaria)	Utilizzo entrambi AASS (possibile utilizzo diversificato)
Prensione/ Manipolazione	Prensione/ manipolazione assente (possibile solo contatto, spostamento oggetti...)	Prensione "a tutta mano" (palmare) Manipolazione gravemente limitata (talvolta possibile la singolarizzaz. di un dito)	Iniziale differenziaz. tra lato ulnare e radiale Prese radiali (tripode, pinza inf.) Singolarizzaz. dito/a	Prese differenziate (fino pinza sup.) Movimenti intrinseci

Tabella 9.3. Percorsi abilitativi nei bambini con compromissione grave (livelli funzionali 0/1)

- Individuazione del/dei posizionamenti facilitanti le attività funzionali possibili

- Intervento abilitativo analitico sugli arti superiori, attraverso attività ludiche, finalizzato soprattutto alla acquisizione di movimenti controllati volontariamente fondamentali per l'accesso al gioco, alla Comunicazione Aumentativa, a sistemi di elaborazione di testi, al controllo dell'ambiente... (controllo delle più semplici condotte di avvicinamento, afferramento e rilasciamento oggetti anche con prese massive, singolarizzazione /controllo del pointing ecc.)

- Individuazione di eventuali distretti corporei sostitutivi degli arti superiori e relativo intervento abilitativo

- Facilitazione/sostegno all'accesso al gioco il più possibile autonomo e diversificato, tramite l'utilizzo di posizionamenti facilitanti, giocattoli adattati, strategie di gioco facilitato ecc.

- Facilitazione/sostegno all'accesso alla comunicazione aumentativa e alternativa nei bambini privi di linguaggio vocale, individuando e sviluppando le "risorse naturali" disponibili per l'utilizzo di sistemi di comunicazione (p.e. tabelle, ETRAN, VOCA ecc.)

- Intervento diretto o indiretto (verso le persone che accudiscono il bambino) relativo alle varie attività di vita quotidiana, finalizzato alla facilitazione dell'assistenza o al raggiungimento di parziali autonomie (a seconda delle risorse funzionali)

- Sostegno allo sviluppo sensoriale/percettivo e cognitivo

- Sostegno all'accesso alla scolarità, individuando adeguate facilitazioni per l'apprendimento (da soluzioni "povere" per l'accesso alla didattica a quelle tecnologicamente avanzate come l'avvio all'utilizzo di tastiere o sensori, software speciali ecc.)

- Sostegno all'eventuale accesso alla mobilità con ausilii

Tabella 9.4. Percorsi abilitativi possibili nei bambini con compromissione moderata (livelli funzionali 2/3)

- Individuazione di posizionamenti facilitanti le attività funzionali il più possibile diversificati (come nel bambino normale)

- Intervento abilitativo analitico sugli arti superiori e sulle abilità motorie fini (controllo condotte avvicinamento nei vari piani spaziali, prensione e rilasciamento di oggetti con prese radiali e terminali, movimenti intrinseci ed attività bimanuale il più possibile differenziata ecc.)

- Intervento di sostegno (con eventuali facilitazioni d'accesso) allo sviluppo del gioco

- Facilitazione/sostegno all'accesso alla scolarità (didattica facilitata, intervento sugli aspetti esecutivi di scrittura per l'accesso alla scrittura carta/penna e/o a computer ecc.)

- Intervento diretto (e indiretto) sulle attività della vita quotidiana (con ricerca di ausilii, strategie facilitanti ecc.)

- Intervento sulla mobilità con o senza ausilii (con particolare attenzione ai trasferimenti nelle attività di vita quotidiana, alla mobilità all'esterno, all'eventuale accesso ai mezzi pubblici, ecc.)

- Eventuale facilitazione/sostegno all'accesso alla Comunicazione Aumentativa e Alternativa (espansione/integrazione delle risorse comunicative faccia a faccia e a distanza)

Per impostare l'intervento abilitativo sugli arti superiori è necessario infine conoscere le problematiche generali di utilizzo degli stessi, legate ai vari quadri patologici.

Cap. 10
Problemi funzionali nei quadri principali

di Gabriella Veruggio

A. Il bambino con tetraparesi

Nei quadri con tetraparesi possiamo osservare diversi livelli di funzionalità degli arti superiori: i quadri con compromissione media/moderata (livelli funzionali 2 e 3 – vedi Tab. 9.2) hanno la possibilità di acquisire gli schemi-base di avvicinamento, prensione e rilasciamento della mano.

Permangono tuttavia, a seconda del grado di compromissione degli arti superiori, ritardi e difficoltà nel raggiungere stadi più evoluti e maturi nella prensione/rilasciamento (p.e. sono difficoltose le prese terminali a polso esteso) e nei movimenti intriseci più complessi. L'attività bimanuale differenziata e coordinata può essere più o meno limitata dalla presenza delle reazioni associate.

In genere per questi bambini è possibile l'accesso al gioco autonomo e ad una più o meno ampia autonomia nelle attività di vita quotidiana. Potranno anche essere necessari accorgimenti, ausilii e strategie facilitanti l'accesso alle attività di vita quotidiana (p.e. bicchieri con caratteristiche particolari, modifiche agli abiti, adattamenti del W.C. ecc.), alla scrittura e alla scolarità in generale.

Nei quadri con compromissione grave (livelli funzionali 0 e 1) l'utilizzo degli arti superiori per attività anche semplici è invece estremamente difficoltoso e limitato o del tutto impossibile. Dopo aver individuato uno o più movimenti controllati volontariamente, sarà necessario adottare varie facilitazioni (strategie particolari, ausilii, adattamenti di giocattoli ecc.) per consentire l'accesso al gioco, alla comunicazione ed ad alcune attività funzionali. In qualche caso si potrà anche valutare l'utilizzo di altri distretti corporei (capo, piede ecc.) e dello sguardo.

Questi bambini pongono notevoli problemi nell'accudimento quotidiano: hanno difficoltà nell'essere alimentati (gravi problemi nell'*oral control*), nell'essere posti sul W.C., nell'espletamento delle funzioni fisiologiche (frequenti problemi di stipsi) e nell'essere lavati e vestiti. È quindi molto importante suggerire alle persone che li accudiscono, alcune strategie facilitanti per alimentarli (intervento sul feeding*)* (Fig. 10.1), per spogliarli, vestirli, lavarli nonché individuare particolari accorgimenti (p.e. adeguata scelta e/o modifica di abiti, scarpe, tessuti ecc.) ed ausilii (p.e. per l'alimentazione, per il bagno e per il W.C. ecc.).

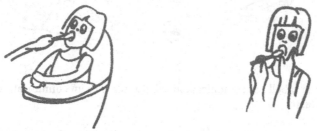

Fig. 10.1. Strategia corretta (a destra) per facilitare l'alimentazione

Sarà spesso necessario pensare anche a modifiche ambientali che possano rendere meno difficoltosa l'assistenza, riducendone i tempi (Fig. 10. 2.).

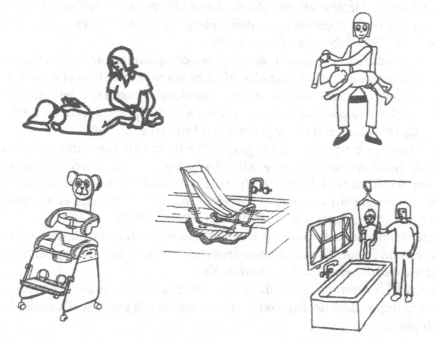

Fig. 10.2. Esempi di strategie e di ausilii per facilitare l'assistenza

Nei quadri con compromissione più severa sono anche frequenti i problemi di respirazione e linguaggio (assente o difficilmente comprensibile), che richiedono uno specifico intervento e, ove necessario, l'individuazione di tecniche e strategie (intervento di Comunicazione Aumentativa e Alternativa) facilitanti la comunicazione (Fig. 10.3).

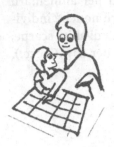
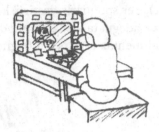
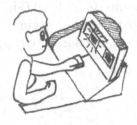

Fig. 10.3. Utilizzo di una tabella di comunicazione, dell'Etran e di un comunicatore a scansione attivato con un tasto

Nei quadri con tetraparesi sono spesso presenti disturbi percettivi (soprattutto stereognosici e nella discriminazione tra due punti) (Bolanos et al., 1989; Yekutiel et al., 1994).

Sono frequenti le alterazioni della funzione visiva: deficit dell'acuità visiva, della motilità oculare estrinseca e dell'esplorazione visiva (Riva et al., 1989; Cannao et al., 1989; Sabbadini e Bonini, 1993).

Inoltre, soprattutto nei quadri con maggiore compromissione degli arti superiori, vi può essere un deficit cognitivo più o meno rilevante (Riva et al., 1989).

Nei quadri con compromissione media/moderata, possono essere presenti disordini nello sviluppo percettivo-cognitivo e nell'apprendimento scolastico (Riva et al., 1989; Anderloni e Magnoni, 1989; Fedrizzi et al., 1990).

I problemi percettivi, visivi e cognitivi che hanno rilevante interrelazione reciproca, incidono notevolmente sull'utilizzo degli arti superiori e dovranno essere opportunamente valutati, per effettuare una realistica prognosi funzionale e per impostare un adeguato intervento abilitativo (Fedrizzi et al., 1990; Fedrizzi et al., 1994; Fazzi et al., 1998; Bellani e Pierro 1998).

Infine, nei quadri con spasticità e soprattutto in quelli con compromissione più grave, sono frequenti contratture e deformità a carico degli arti superiori che potranno condizionarne l'utilizzo funzionale.

Nei quadri con tetraparesi l'utilizzo degli arti superiori è reso difficoltoso (ed addirittura impossibile nei casi con compromissione più grave), dalla combinazione di più fattori:

Controllo posturale

Il bambino con tetraparesi presenta difficoltà più o meno rilevanti nel mantenimento della postura seduta che è quella più utilizzata nel gioco e nelle attività di vita quotidiana.

Tale postura può essere disturbata dalla presenza della risposta tonica simmetrica del collo (RTSC), da quella tonica asimmetrica (RTAC) e dalla reazione di startle.

Il bambino tende a sedersi sul sacro, con arti inferiori estesi, cifosi cervico/dorsale più o meno rilevante, protrazione del cingolo scapolare, arti superiori intrarotati e flessi (Fig. 10.4).

In tale posizione instabile, gli arti superiori sono spesso utilizzati in funzione di appoggio ed equilibrio con notevoli difficoltà sia nella liberazione di uno o di entrambi gli arti, sia nel movimento del capo.

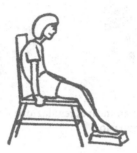

Fig. 10.4. Postura seduta del bambino con tetraparesi

La scelta di posizionamenti adeguati alle varie attività funzionali e ludiche sarà quindi indispensabile per favorire l'uso degli arti superiori (Caracciolo e Ferrario, 1998; Mulcahy et al., 1988). Nei casi con compromissione più grave, l'individuazione di un ausilio di posizionamento che faciliti la vita di relazione, gli accudimenti e, ove possibile, una anche limitata attività funzionale, sarà di fondamentale importanza ma richiederà lunghi periodi di osservazione, continui adattamenti e l'utilizzo di soluzioni spesso altamente personalizzate. Questi bambini non riescono ad adattare il loro corpo all'ausilio, non possono ancorare il bacino alla sedia, dissociare il tronco dal bacino e a volte non riescono neanche a tollerare a lungo l'ausilio stesso e la postura seduta. È necessario allora individuare un sistema di postura adeguato e valutare successivamente, dopo aver ben scelto e regolato tutte le parti del sistema stesso, l'opportunità di introdurre ulteriori sistemi di fissazione ed ancoraggio (Fig. 10.5).

 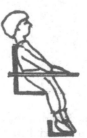 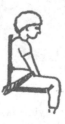

Fig. 10.5. Esempi di postura seduta (soluzione corretta a destra)

È importante anche valutare misure, consistenza e tipo di materiale di tutte le varie parti componenti il sistema di posizionamento (problemi percettivi). Fondamentale per favorire un corretto assetto del tronco e ottimizzare l'attività degli arti superiori o di altri distretti corporei è l'utilizzo di un tavolo ad incavo sufficientemente ampio, con bordi anticaduta-oggetti, regolabile in altezza ed inclinazione (Fig. 10.6).

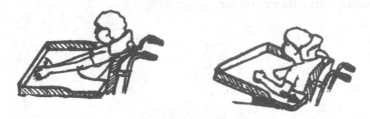

Fig. 10.6. L'adozione di un tavolo ad incavo, regolazione della sua altezza ed inclinazione favoriscono l'utilizzo degli arti superiori

In alcuni casi, per ottimizzare le ridotte risorse funzionali degli arti superiori o di altri distretti corporei e per consentire l'accesso a sistemi di comunicazione, gioco e scrittura, è necessario ricorrere a postazioni di lavoro (cioè ausilio per consentire la postura seduta + tavolo + eventuali sistemi di fissazione e ancoraggio) estremamente vincolanti, prevedendo anche l'applicazione di periferiche di controllo di tali sistemi (Fig. 10.7).

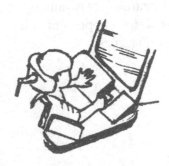
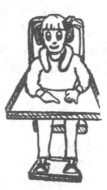

Fig. 10.7. Particolari e vincolanti "postazioni di lavoro", per ottimizzare l'utilizzo di ridotte risorse funzionali degli arti superiori o di altri distretti corporei

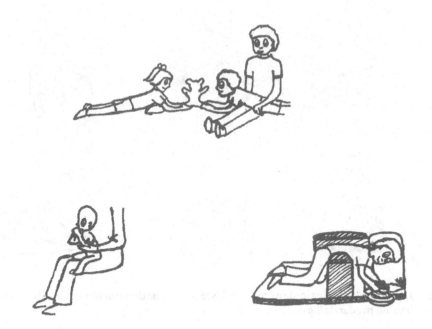

Fig. 10.8. Posture facilitanti l'utilizzo degli arti superiori nei bambini più piccoli

Nei bambini più piccoli l'attività degli arti superiori può essere inizialmente facilitata anche in posizione prona, in decubito laterale, su ausilii per postura eretta o anche in braccio all'adulto (Fig. 10. 8).

È inoltre importante ricordare come, nel bambino con grave tetraparesi, le difficoltà o l'assenza di linguaggio vocale inducano lo sfruttamento della patologia (p.e. scatti in estensione) per comunicare. In questi casi quindi, all'intervento sul posizionamento dovrà affiancarsi anche un adeguato intervento sulla comunicazione che fornisca al bambino diverse strategie comunicative.

Per favorire il raddrizzamento del tronco e la liberazione degli arti superiori dalla funzione di appoggio e di equilibrio, si possono adottare, nei quadri con compromissione media e moderata, soluzioni meno complesse come carozzine, sedie ortopedizzate con o senza sistemi di fissazione/ancoraggio, utilizzando a volte attrezzature comuni presenti in casa o a scuola, opportunamente adattate.

Si possono ad esempio utilizzare tappetini antisdrucciolo applicati al sedile, cuscini che forniscono abduzione agli arti inferiori e raddrizzamento del tronco, piccoli cunei a livello sacrale, cinghie inguinali, appoggiapiedi di vario tipo (Fig. 10.9).

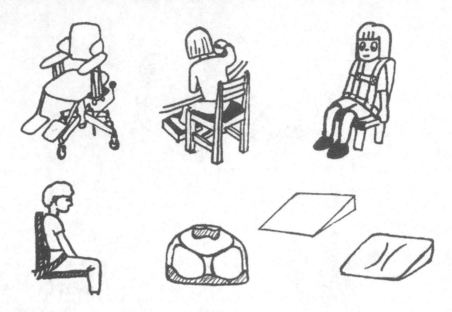

Fig. 10.9. Utilizzo di soluzioni meno complesse per il posizionamento nei bambini con compromissione moderata/lieve

Anche in questi casi è fondamentale l'utilizzo di un tavolo ad incavo di cui si valuterà altezza ed inclinazione.

I bambini che raggiungono la deambulazione hanno la possibilità di lasciare e di riprendere la postura seduta e sono quindi in grado di variare i posizionamenti per l'attività funzionale e di sceglierli in base ad essa.

Per facilitare quindi l'utilizzo degli arti superiori per il gioco e le varie attività di vita quotidiana, saranno fondamentali gli adattamenti che non riguarderanno il solo ausilio per la postura seduta ma tutto l'ambiente di vita del bambino (p.e. spazi di gioco, bagno, tavolo/scrivania, camera da letto ecc.).

Condotte di avvicinamento

L'atteggiamento in cifosi, con protrazione del cingolo scapolare, intrarotazione degli arti superiori, limitazione delle rotazioni e, nei quadri con compromissione più grave, la persistenza di risposte primitive, la presenza di contratture e di deformità a carico degli arti superiori incideranno fortemente sulle condotte di avvicinamento.

Nei casi con compromissione più lieve si può osservare un avvicinamento di tipo prevalentemente parabolico (Koupernik e Dailly, 1968) spesso attuato in modo simmetrico con entrambi gli arti superiori. Possono esservi difficoltà nell'eseguire una attività bimanuale differenziata (Fig. 10.10).

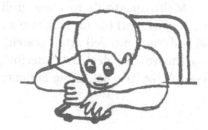

Fig. 10.10. Difficoltà nell'attività bimanuale coordinata e differenziata

Le condotte di avvicinamento avvengono prevalentemente nel campo anteriore, in spazi più o meno limitati vicino al corpo del bambino, con difficoltà nel passare la linea mediana e nel raggiungere ed utilizzare aree più lontane della superficie di lavoro o piani diversi nello spazio (p.e. notevoli difficoltà nell'elevazione degli arti superiori, nel raggiungere spazi laterali e/o posteriori). I movimenti sono generalmente di ampiezza limitata, lenti e faticosi.

Nei bambini che presentano maggiore compromissione di un arto superiore rispetto all'altro, le condotte di avvicinamento avverranno con una sola mano, con differenti modalità di utilizzo ausiliario dell'altra. Alcuni usano l'arto solo con funzione di appoggio sulla superficie di lavoro, altri solo per semplici attività di bloccaggio di un oggetto sul tavolo o contro il corpo, altri ancora per la tenuta con prese massive (Fig. 10.11).

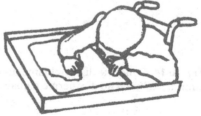

Fig. 10.11. Utilizzo prevalente di un arto superiore, mentre l'arto ausiliario ha solo funzione di tenuta del foglio

Per favorire un corretto assetto posturale del tronco ed un miglior utilizzo dell'arto superiore più funzionale si possono utilizzare in alcuni casi sistemi di fissazione/ancoraggio dell'arto ausiliario (Fig. 10.12).

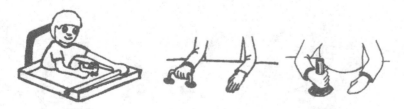

Fig. 10.12. Sistemi di fissazione dell'arto ausiliario: supporto fisso sul banco e maniglie a ventosa

Molto spesso l'arto meno utilizzato è coinvolto in reazioni associate più o meno rilevanti (da un modesto aumento del tono alla chiusura della mano, fino al sollevamento dell'arto), scatenate dall'uso di quello più abile, dal linguaggio, dal movimento degli arti inferiori, dalle emozioni, dallo sforzo in alcune attività complesse (p.e. nell'abbigliamento o nella scrittura) (Fig. 10.13).

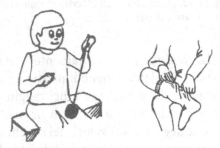

Fig. 10.13. Reazioni associate durante il gioco e l'abbigliamento

Nei quadri con compromissione più grave, le condotte di avvicinamento sono estremamente faticose, circoscritte in spazi limitati, all'interno di sinergie in flessione o estensione, condizionate dalla presenza di risposte primitive ed in genere attuate con un solo arto superiore. Saranno possibili solo grossolani e limitati movimenti di adduzione/abduzione e/o flesso/estensione dell'arto superiore. Spesso l'utilizzo degli arti superiori è reso più difficoltoso dalla presenza di frequenti e rilevanti patologie visuo/motorie (Fig. 10.14).

Fig. 10.14. Condotte di avvicinamento faticose e limitate, all'interno di sinergie globali (flessione)

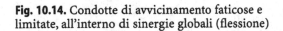

Per ottimizzare l'utilizzo di tali ridotte risorse sono fondamentali il posizionamento e l'adozione di soluzioni particolari (p.e. l'utilizzo di superfici inclinate, di tavoli a due livelli, di appoggi per l'avambraccio o scudi su tastiere) che consentano al bambino di far "scivolare" l'arto superiore sulla superficie di appoggio per toccare, spostare o, se possibile, afferrare un oggetto, digitare su una tastiera o attivare rilevatori (Fig. 10.15).

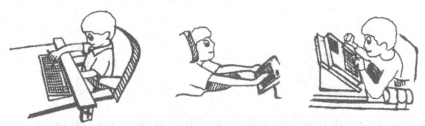

Fig. 10.15. Soluzioni facilitanti le condotte di avvicinamento: supporti per l'avambraccio

Per favorire un corretto assetto posturale ed un miglior utilizzo dell'arto superiore più funzionale si possono utilizzare talvolta sistemi di fissazione/ancoraggio dell'arto ausiliario o di confinamento di entrambi gli arti superiori (Fig. 10.16).

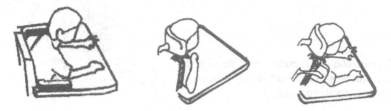

Fig. 10.16. Sistemi di confinamento degli arti superiori applicati al banco o alla carrozzina

Nei bambini più piccoli le condotte di avvicinamento possono essere facilitate anche in altre posizioni (Fig. 10.8).

Per facilitare l'accesso al gioco, alla comunicazione e alle attività funzionali possibili sarà estremamente importante individuare l'area di lavoro ottimale per il bambino, entro cui posizionare oggetti, giocattoli, tabelle, tastiere.

È estremamente importante porre attenzione anche alla collocazione delle persone, degli oggetti, dello schermo del computer e di ogni altro genere di stimolo (Fig. 10.17).

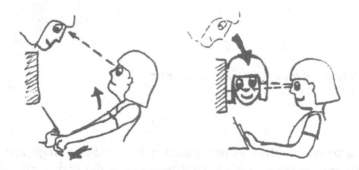

Fig. 10.17. La corretta collocazione della sorgente degli stimoli (p.e. il viso dell'adulto all'altezza dello sguardo del bimbo) favorisce un migliore utilizzo degli arti superiori

Attraverso l'intervento abilitativo si procederà ad una graduale espansione della iniziale area ottimale di lavoro, ricercando un maggiore raddrizzamento del tronco, la mobilità del cingolo scapolare, più ampi e rapidi movimenti degli arti superiori e la coordinazione occhio/mano.

Particolarmente importante è il raggiungimento di un miglior controllo del gomito che consenta un approccio più diretto e preciso sugli oggetti e migliori prestazioni funzionali, come ad esempio la possibilità di effettuare con la mano, la selezione diretta nell'utilizzo di tabelle di comunicazione o nella scrittura a tastiera (Fig. 10.18).

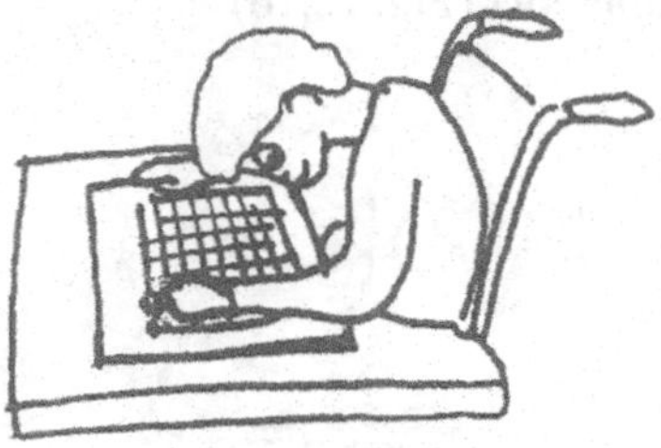

Fig. 10.18. Il controllo del gomito consente di effettuare la selezione diretta su una tabella di comunicazione (o su tastiera di computer)

Nei casi in cui il controllo delle condotte di avvicinamento è impossibile o estremamente faticoso si deve ricorrere ad altri distretti corporei utilizzando, per l'accesso al gioco e ad alcune attività funzionali, particolari strategie ed ausilii, posizionamenti personalizzati per facilitare p.e. l'utilizzo del capo, caschetti, giocattoli adattati, speciali periferiche per computer ecc. (Fig. 10.19).

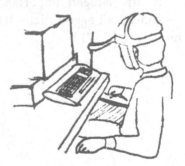

Fig. 10.19. Utilizzo del capo con caschetto e pointer, per l'accesso alla tastiera

Soprattutto nei quadri con tetraparesi grave, l'utilizzo degli arti superiori può accentuare l'instaurarsi di contratture a carico dei vari segmenti dell'arto superiore (p.e. sono frequenti le limitazioni nella prono/supinazione dell'avambraccio e nella flesso/estensione del polso) che potranno anche tradursi in deformità.

Prensione/Manipolazione

Le difficoltà di prensione sono legate a vari fattori tra cui l'assetto posturale, le modalità di avvicinamento, la presenza di risposte primitive (grasp), disturbi percettivi, problemi di contratture e deformità.

Nei casi con compromissione più grave la prensione è estremamente diffi-coltosa, limitata ad alcuni oggetti particolari, posti in determinate zone dell'area di lavoro (in genere vicino al corpo) e a volte è del tutto impossibile. Vi possono essere notevoli difficoltà anche nel solo controllo dell'apertura della mano (grasp, disturbi percettivi, esperienze limitate di carico e manipolazione) e, ove possibile, l'apertura e la chiusura della mano viene attuata sfruttando le sinergie di flessione/estensione.

La mano viene portata sull'oggetto con varie modalità, p.e. chiusa a pugno/semiaperta, con diversi gradi di pronazione e di flessione del polso o chiusa a pugno/semiaperta in flessione dorsale; per facilitarsi l'apertura della mano e riuscire ad afferrare un oggetto o ad utilizzare le dita alcuni bambini flettono notevolmente il polso.

In questi casi risultano poco funzionali o impossibili l'afferramento e il solle-vamento dell'oggetto dal tavolo. Il bambino riesce talvolta solo a tenere in mano, in genere per un tempo limitato e quando gli sono posti nel palmo, alcuni ogget-ti con caratteristiche e dimensioni particolari (p.e. oggetti con una determinata grandezza e fattura, leggeri a "presa facile"). Sono possibili solo condotte esplora-tive e d'uso degli oggetti limitate e spesso stereotipate, quali alcuni contatti più o meno prolungati (utili p.e. per schiacciare un tasto) o spostamenti e rotazioni di oggetti attuati con la mano chiusa a pugno o talvolta con la punta di una o più dita (Fig. 10.20).

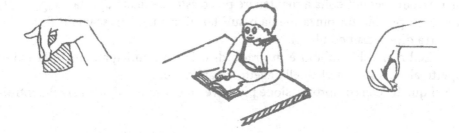

Fig. 10.20. Utilizzo ed esplorazione degli oggetti, limitato da gravi difficoltà di prensione; utilizzo della mano chiusa per svolgere alcune attività funzionali (p.e. girare le pagine)

Frequentemente, l'utilizzo di tali modalità di prensione e manipolazione porta all'instaurarsi di contratture e deformità che possono condizionare, nel lungo periodo l'utilizzo degli arti superiori. È importante quindi associare al più globale intervento fisiochinesiterapico soluzioni diverse (adattamenti della "postazione di lavoro", utilizzo di splint, modifiche di giocattoli, utilizzo di impugnature facilitanti p.e. la digitazione su tastiera ecc.) per ridurre, ove possibile, o quantomeno contenere tale problema (Fig. 10.21).

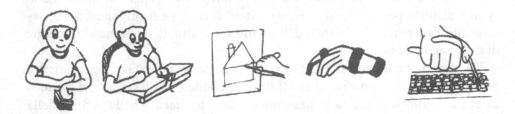

Fig. 10.21. Utilizzo di posizionamenti ed ortesi per contrastare/rallentare l'instaurarsi di deformità

Per consentire a questi bambini l'accesso al gioco, alla comunicazione e ad alcune attività funzionali sarà necessario ricorrere a strategie di by-pass (Fig. 9.7b) e, in alcuni casi, all'utilizzo di altri distretti corporei e/o dello sguardo.

I quadri con compromissione moderata raggiungono la possibilità di afferrare e di rilasciare oggetti con diversa capacità di controllo dei gradi di prono/supinazione dell'avambraccio, di estensione del polso, pronazione della mano ed estensione delle dita.

Gli oggetti grandi saranno prevalentemente afferrati con prese tripodali o pluridigitali (per difficoltà a mantenere polso esteso e mano aperta) (Fig. 10.22) gli oggetti piccoli con pinza media o sub-terminale ma con scarsa differenziazione tra dita radiali ed ulnari.

Difficilmente il bambino è in grado di orientare anticipatamente la mano rispetto alle caratteristiche dell'oggetto da afferrare.

Nei quadri con compromissione più lieve, in cui sono migliori sia il control-

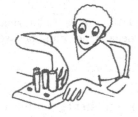

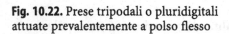

Fig. 10.22. Prese tripodali o pluridigitali attuate prevalentemente a polso flesso

lo della supinazione dell'avambraccio e dell'estensione del polso sia la differenziazione tra dita radiali ed ulnari, sono possibili il raggiungimento di un approccio diretto e accomodato all'oggetto e l'acquisizione di prese di forza e di precisione e anche di movimenti intrinseci più complessi.

Nei bambini che presentano una marcata asimmetria funzionale degli arti superiori l'attività bimanuale può essere molto difficoltosa e talora impossibile. In alcuni casi l'arto meno abile può essere utilizzato con funzione di semplice stabilizzazione di un oggetto (p.e. tenere il foglio durante l'attività di coloritura), in altri di tenuta grossolana di oggetti "a presa facile" (p.e. il tappo di un pennarello).

Nei casi compromessi più lievemente può essere possibile una più o meno complessa e differenziata attività bimanuale. In genere questi bambini hanno la possibilità di raggiungere una più ampia autonomia, anche se possono presentare *limitazioni nelle attività più fini* che richiedono un uso preciso e differenziato delle dita o un'attività bimanuale più complessa (p.e. allacciature più fini, l'uso delle forbici, il nodo alle scarpe, bere ecc.).

Si valuterà quindi la necessità o meno di ausilii, di semplici accorgimenti per attuare i vari compiti di vita quotidiana (p.e. nell'intervento sull'alimentazione autonoma: scelta del bicchiere, della posata e del piatto più adatti), di modifiche agli abiti per superare le difficoltà nelle allacciature e non indurre sforzo ecc. (Fig. 10.23).

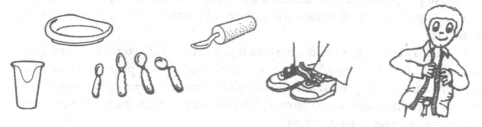

Fig. 10.23. Ausilii ed adattamenti per facilitare le attività di vita quotidiana

In genere, per questi bambini è possibile l'acquisizione della scrittura carta/penna. Il bambino con tetraparesi tende generalmente a scrivere con movimenti di ampiezza limitata, lenti e "faticosi", impugna lo strumento grafico con prese spesso primitive e "contratte", esercitando una notevole pressione sul foglio. Il tracciato grafico appare quindi calcato, irregolare e poco fluido (Fig. 10.24).

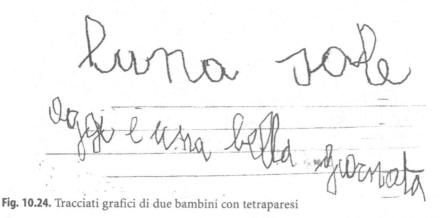

Fig. 10.24. Tracciati grafici di due bambini con tetraparesi

In alcuni casi può essere necessario uno specifico intervento sugli aspetti esecutivi della scrittura e l'adozione di facilitazioni diverse (p.e. impugnature facilitanti la tenuta dello strumento grafico, quaderni che facilitano la percezione delle righe e dei margini ecc.) (Fig. 10.25).

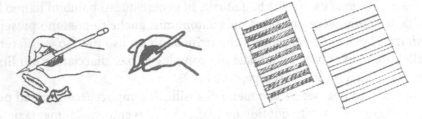

Fig. 10.25. Utilizzo di impugnature adattate e quaderni per facilitare il grafismo

Spesso per problemi di affaticamento, eccessiva lentezza o leggibilità, la scrittura carta/penna sarà affiancata dall'utilizzo di scrittura con computer (scrittura mista).

In alcuni casi più lievi può emergere il problema della lateralizzazione grafica (scelta di una mano per la scrittura) che richiederà una prolungata ed attenta osservazione delle prestazioni funzionali dei due arti superiori ed una valutazione più specifica attraverso prove di lateralizzazione (Auzias, 1975) a cui potrà seguire un intervento rieducativo.

Linee generali dell'intervento abilitativo sugli arti superiori

All'interno dei percorsi possibili, individuati sulla base del livello funzionale del singolo bambino (Tabb. 9.3 e 9.4) il trattamento per migliorare le funzioni degli arti superiori e della mano può riguardare:

☺ *proposta*

→ Quadri con compromissione grave.

- *controllo delle condotte di avvicinamento: dal controllo dei movimenti di adduzione/abduzione al controllo del gomito. In particolare: ricerca di maggiori ampiezze di movimento partendo dall'area di lavoro più favorevole e prossimale fino a quelle più difficili da raggiungere, …;*
- *prensione: dall'apertura della mano al mantenimento/rilasciamento del contatto e/o spostamento di oggetti a prese palmari e radiali. In particolare: solo mantenimento delle dita estese e/o controllo prensione e rilasciamento indipendentemente dai movimenti dell'arto superiore, …;*
- *singolarizzazione di almeno un dito o tenuta di un ausilio per pointing (con massima attenzione al contenimento di contratture e deformità), …;*
- *attività bimanuale: dal semplice mantenimento dei due arti superiori sulla superficie di lavoro ad un iniziale utilizzo di un arto in funzione di semplice tenuta/bloccaggio di oggetti (con attenzione alle reazioni associate), …;*
- *coordinazione occhio/mano;*
- *lavoro su altri distretti (nei casi con compromissione grave degli arti superiori;*
- *AVQ: strategie facilitanti, ausilii, …;*
- *intervento per l'accesso alla scrittura (aspetti esecutivi);*
- *accesso al gioco: tramite l'utilizzo di particolari posizionamenti, strategie di gioco facilitato, giocattoli adattati, …;*
- *intervento di riduzione/contenimento delle contratture e deformità (posizionamento, splint);*
- *intervento su aspetti percettivi.*

→ Quadri con compromissione moderata.

- *condotte di avvicinamento: controllo di più precise e rapide traiettorie, attuate in posture e su piani diversi, con particolare attenzione al passaggio della linea mediana, allo spazio posteriore (il cui raggiungimento è importante per molte attività di accudimento, p.e. autonomia al W.C.), controllo della prono/supinazione dell'avambraccio, della estensione del polso, …;*
- *prensione: dalle prese radiali alle prese sub-terminali o terminali, opposizione del pollice, lavoro su apertura anticipatoria della mano, prensione di oggetti con varie caratteristiche (p.e. piatti, pesanti), con graduale differenziazione tra dita radiali ed ulnari, …;*
- *rilasciamento: dal controllo dell'apertura della mano a dita estese al rilasciamento preciso e controllato di oggetti di varie dimensioni e caratteristiche, …;*

- *movimenti intrinseci: dalla differenziazione tra dita radiali ed ulnari a più o meno complessi movimenti intrinseci, contemporaneamente ad un lavoro di affinamento delle varie abilità discriminative tattili, ...;*
- *attività bimanuale: dall'utilizzo di un arto ausiliario in funzione di semplice tenuta/bloccaggio all'attività manuale il più possibile coordinata, precisa (p.e. gioco con palla) e differenziata, anche con oggetti sempre più piccoli, ...;*
- *approfondimento della "lateralizzazione grafica" e relativo intervento (ove necessario);*
- *avvio alla scrittura carta/penna (aspetti esecutivi) e/o mista;*
- *AVQ: strategie facilitanti, accorgimenti, ausilii, ...;*
- *eventuale intervento su aspetti percettivi.*

N.B.: le proposte d'intervento sugli arti superiori, per i casi con compromissione moderata, possono essere utili anche nell'intervento per i bambini con diplegia.

(Vedi a pag. 339 alcune proposte di attività ludiche per intervenire sugli aspetti sopra elencati).

B. Il bambino con emiparesi

Nei bambini con emiparesi possiamo osservare deficit motori di diversa entità dell'arto superiore paretico e, in relazione soprattutto al suo utilizzo in funzione ausiliaria, differenti livelli di funzionalità, sia nel gioco sia nelle attività di vita quotidiana.

L'attività funzionale del bambino con emiparesi è condizionata da problemi di controllo posturale, da difficoltà nell'utilizzo bilaterale degli arti superiori e nella prensione, dalla presenza di reazioni associate, contratture e deformità e da eventuali disturbi percettivi.

Sono frequenti infatti, soprattutto nei quadri con compromissione più severa e prevalentemente nelle emiplegie acquisite rispetto alle congenite [Tizard et al. (1954); Fedrizzi et al., Grasselli e Magnoni (1969); O'Malley e Griffith (1977); Musetti et al. (1991); Yekutiel et al.(1994)], i disturbi percettivi a carico dell'arto superiore, soprattutto per quanto riguarda la stereognosi e la discriminazione tra due punti.

Sono stati segnalati (O'Malley e Griffith, 1977) anche problemi di emianopsia, emiagnosia visiva, emisomatoagnosia ed eminattenzione.

Varie possono essere anche le alterazioni dei processi cognitivi [Kiessling et al. (1983); Cohen Levine et al. (1987); Pfanner et al. (1988); Riva et al. (1989); Carlsson et al. (1994)].

Per impostare un adeguato intervento abilitativo sugli arti superiori sarà fondamentale la valutazione del deficit motorio e funzionale, dei disturbi percettivi dell'arto paretico e delle funzioni visive (Fazzi et al., 1998).

Per valutare le modalità di prensione e di utilizzo spontaneo in funzione ausiliaria dell'arto paretico verranno proposti l'afferramento di tre dadi di 0,5-2-4 cm e l'esecuzione di alcune attività implicanti l'uso di entrambe le mani (Fedrizzi et al., 1989[a]).

Sulla base delle valutazioni delle modalità di prensione e di utilizzo spontaneo in funzione ausiliaria dell'arto plegico, verrà codificata l'entità del deficit motorio e funzionale, assegnando un punteggio da 0 a 3 (Tab. 10.1).

Tabella 10.1. Valutazione della prensione e dell'uso spontaneo dell'arto plegico nel bambino con emiparesi (Fedrizzi, 1989[a])

- *Codificazione presa* (con materiale standard)
  - 0: assenza di prensione
  - 1: spostamento di oggetti o grasping
  - 2: presa digito-palmare a gru o radiale o presa pluridigitale a piatto
  - 3: presa bidigitale a pinza

- *Codificazione uso spontaneo arto superiore* (nel gioco con oggetti, in attività prassiche)
  - 0: nessuna partecipazione dell'arto paretico all'attività
  - 1: l'arto paretico interviene in aiuto a quello sano in caso di necessità utilizzando un pattern fisso
  - 2: la mano paretica interviene attivamente come aiuto in attività manipolatorie e prassiche utilizzando più pattern, ma sempre fissi e stereotipi
  - 3: la mano paretica interviene con movimenti autonomi e reciproci rispetto a quelli della mano sana

---

Alle prove di prensione, i bambini con punteggi più bassi (0-1) presentano un severo deficit motorio dell'arto superiore; quelli con punteggi più alti (2-3) sono in grado di afferrare gli oggetti con prese pluridigitali o bidigitali.

Alle prove di funzionalità, i bambini con punteggi più bassi (0-1) presentano assente o gravemente limitato utilizzo dell'arto superiore plegico in funzione ausiliaria, quelli con punteggi più alti (2-3) lo utilizzano attivamente con movimenti più o meno autonomi e diversificati.

Spesso non vi è stretta correlazione tra capacità di prensione ed utilizzo funzionale: alcuni bambini (più piccoli o con quadri più complessi con ridotte prestazioni intellettive, crisi convulsive, disordini percettivi) escludono la mano dall'utilizzo spontaneo, pur presentando discrete capacità di afferramento.

Per la valutazione dei disturbi sterognosici verrà proposto (dai 3 anni in poi) il riconoscimento, senza il controllo della vista, di una serie di oggetti noti al bambino.

Generalmente si utilizzano: un cucchiaino di plastica di circa 10/12 cm., una moneta, una pallina di gomma, una chiave, un dado. È opportuno proporre al bambino questi oggetti dietro ad uno schermo che consenta il passaggio delle braccia: gli oggetti vengono posti e rigirati dall'esaminatore prima nella mano sana del bimbo e poi in quella paretica, per evitare mancati riconoscimenti dovuti al deficit motorio (Fig. 10.26).

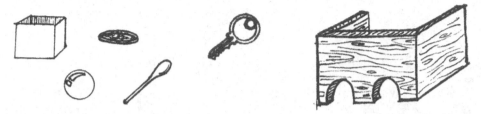

Fig. 10.26. Oggetti per la valutazione dei disturbi stereognosici

Nei bambini più piccoli si condurrà invece una osservazione informale dei possibili disturbi percettivi (Tab. 10.2).

Tabella 10.2. Osservazione informale dei possibili disturbi percettivi

Suggerimenti per l'osservazione:
* *Come usa spontaneamente la sua mano ? (tenta di utilizzarla, la porta alla bocca, si succhia il dito o la lascia inutilizzata contro il corpo o sotto il tavolo...)*
* *Guarda la sua mano?*
* *Gira il capo ed esplora tutto lo spazio intorno a sé o privilegia lo spazio dal lato sano?*
* *Accetta che gli si metta un oggetto nel palmo, che gli si tocchi la mano?*
* *Dimentica durante il gioco piccoli oggetti, briciole, pezzettini di carta, ecc. dentro la mano?*
* *Come reagisce alle carezze, agli sfioramenti, all'acqua che scorre, al soffio sulla mano, ad una automobilina che per gioco viene passata sul suo emicorpo? Vi è dif-ferenza tra le varie parti del braccio e/o della mano?*
* *Usa la mano in attività bimanuali di gioco, gestuali (p.e. tende le braccia, batte le manine...).*

Quando si imposta l'intervento sugli arti superiori, si deve tener conto degli eventuali disturbi percettivi, favorendo nel gioco e durante l'handling quotidiano, le afferenze sensoriali ad entrambi gli emisomi e, dai due anni in poi, l'affinamento delle abilità percettive dell'arto paretico.

Ad esempio, durante il bagno, si può far giocare il bambino con oggetti e materiali differenti, lavarlo con spugne diverse, organizzare adeguatamente gli spazi della casa (p.e. la sua camera da letto) (Fig. 10.27) e, ancora, porre attenzione al posizionamento dei giocattoli e delle persone, per sollecitare una più ampia esplorazione visiva (Fig. 10.28).

Nel bambino con emiparesi, l'utilizzo degli arti superiori è reso difficoltoso dalla combinazione di più fattori.

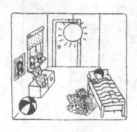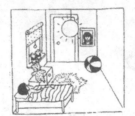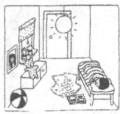

a

b

Fig. 10.27. a Posizionamento non corretto del letto. Tutti gli stimoli vengono da destra. (da: *Il bambino spastico, N. Finnie, 1968);* **b** Soluzioni alternative di posizionamento del letto per un bambino che tende a girare il capo sempre a destra

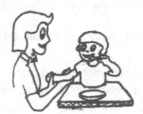

Fig. 10.28. Posizionamento delle fonti di stimolo dal lato plegico

Controllo posturale

Nonostante i più o meno severi problemi di asimmetria, il bambino con emiparesi raggiunge la deambulazione autonoma e la capacità di lasciare e riprendere la postura seduta, allargando quindi le sue possibilità di variare i posizionamenti per l'attività funzionale e scegliendoli in base alle varie attività.

Potrà stare seduto su sedie comuni presenti in casa o a scuola, di misura adeguata, stabili, che favoriscano un controllo posturale simmetrico; in qualche caso si può ricorrere ad alcuni adattamenti (p.e. tappetini antisdrucciolo applicati al sedile, cuscini per favorire una più corretta distribuzione di carico ecc.).

L'utilizzo di un tavolo ad incavo favorisce, soprattutto nei quadri con deficit più severo dell'arto superiore, un corretto appoggio di entrambi gli arti superiori, facilitando l'utilizzo ed il miglior controllo visivo dell'arto stesso.

Per favorire un corretto assetto posturale del tronco si possono utilizzare sistemi di fissazione/ancoraggio dell'arto paretico (Fig. 10.29), durante alcune attività (p.e. alimentazione e scrittura).

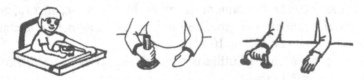

Fig. 10.29. Sistemi di fissazione dell'arto ausiliario: supporto fisso sul banco e maniglie a ventosa

Per facilitare l'utilizzo dell'arto superiore paretico nel gioco e nelle varie attività di vita quotidiana, sono tuttavia fondamentali un'adeguata organizzazione degli spazi, la scelta e la disposizione degli arredi (p.e. un'adeguata altezza e disposizione di scaffalature, la scelta di lavandini che facilitino l'appoggio di entrambi gli arti superiori, la disposizione degli asciugamani) (Fig. 10.30) e talvolta anche l'adozione di adattamenti (p.e. maniglioni nel bagno), che riguarderanno tutto l'ambiente di vita del bambino (p.e. spazi di gioco, bagno, scrivania, camera da letto).

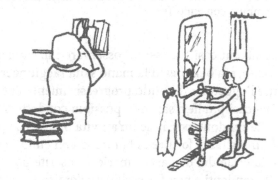

Fig. 10.30. Adeguata altezza e posizione degli arredi per favorire il coinvolgimento dell'arto plegico

Utilizzo bilaterale degli arti superiori

Le difficoltà nell'utilizzo bilaterale degli arti superiori possono essere legate a vari fattori quali condotte di avvicinamento condizionate dall'atteggiamento più o meno prepotente dell'arto superiore paretico in flessione, con adduzione del gomito e pronazione dell'avambraccio, polso flesso e deviato ulnarmente, dalla presenza di reazioni associate, disturbi percettivi, contratture e deformità.

Nei bambini con deficit motorio più grave le condotte di avvicinamento all'oggetto sono prevalentemente asimmetriche ed attuate in modo più veloce ed efficace con l'arto superiore "sano". L'arto paretico può essere totalmente escluso o essere coinvolto (a volte sfruttando il solo movimento dell'avambraccio, altre volte con movimenti grossolani prossimali di tutto l'arto) solo in attività svolte molto vicino al corpo del bambino, con l'adozione di compensi diversi del tronco e della spalla.

In questi bambini, già nei primi mesi di vita, vi può essere una mancanza più o meno rilevante di esperienze di utilizzo bilaterale dei due arti superiori, quali ad esempio il portare le mani in bocca per esplorarle, il "gioco tra le dita" (fingering), il raggiungimento simmetrico, con avvicinamento parabolico degli oggetti (Fig. 10.31).

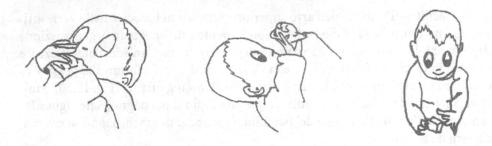

Fig. 10.31. Esperienze di utilizzo bilaterale degli arti superiori frequentemente non attuate dal bambino con emiparesi

In alcuni casi si possono osservare iniziali condotte simmetriche di avvicinamento, ma ben presto la mano sana raggiungerà più velocemente ed efficacemente l'oggetto, riducendo progressivamente l'utilizzo di quella paretica.

Nei casi più lievi saranno possibili condotte di avvicinamento più simmetriche che rendono possibile un'attività bimanuale più funzionale.

È importante fornire al bambino con emiparesi esperienze precoci di utilizzo bilaterale dei due arti superiori, inserite possibilmente nell'handling quotidiano, tendenti a non far escludere l'emisoma paretico (Fedrizzi, 1989[b]).

Si possono adottare facilitazioni diverse a seconda dell'età e del deficit motorio, che dovranno essere trasmesse alle persone che accudiscono il bambino.

Esse potranno essere inserite nelle varie attività di vita quotidiana e dovranno diventare routines stabili, soprattutto per il bambino più grande.

Potranno essere adottati posizionamenti facilitanti, particolari strategie di coinvolgimento dell'emisoma paretico negli accudimenti quotidiani (p.e. far infilare prima l'arto paretico quando indossa una camicia...), ausilii od oggetti che prevedano l'utilizzo bilaterale degli arti superiori (p.e. biberon o bicchieri a due manici...) (Fig. 10.32).

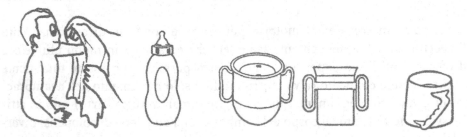

Fig. 10.32. Strategie ed oggetti per coinvolgere l'emisoma paretico

È molto importante proporre al bambino giocattoli ed attività ludiche che favoriscano, soprattutto nelle fasi precoci di trattamento, l'iniziativa spontanea simmetrica (Fig. 10.33).

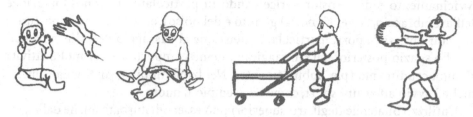

Fig. 10.33. Giocattoli ed attività ludiche che favoriscono l'attività bimanuale

Nei bambini più grandi (dai due/tre anni), a seconda dell'entità del deficit motorio e/o funzionale dell'arto paretico, diversi sono gli obiettivi dell'intervento abilitativo, che sarà attuato attraverso proposte di gioco e giocattoli adeguati all'età e agli interessi del bambino o all'interno delle attività di vita quotidiana.

Nei quadri con compromissione più grave (o all'inizio dell'intervento riabilitativo) l'obiettivo da raggiungere può essere il controllo della sola funzione di appoggio dell'arto paretico nei passaggi posturali, nelle attività di gioco e di vita quotidiana e/o di stabilizzazione di oggetti (p.e. foglio di carta), in associazione ad un più globale intervento attivo e passivo tendente al mantenimento delle ampiezze articolari e alla prevenzione di contratture e deformità di tale arto.

Si richiederanno, quando è possibile, semplici attività di controllo/direzionamento dell'arto superiore in vari piani dello spazio (utile ad esempio nell'abbigliamento), cercando il mantenimento dell'estensione del gomito e l'apertura della mano con abduzione del pollice (p.e. attraverso attività di coloritura, giochi con palloncini gonfiabili, ...) senza richiedere prensione.

Si possono poi proporre esercizi, che richiedano un progressivo controllo ed utilizzo dell'arto paretico in semplici attività bimanuali di vita quotidiana (p.e. lavarsi le mani o la faccia) o di gioco (da quelle di stabilizzazione di oggetti ad attività di tenuta, anche con prese massive, di oggetti con particolari caratteristiche (p.e. il tappo di un pennarello, barattoli non troppo grandi, ...) (Fig. 10.34).

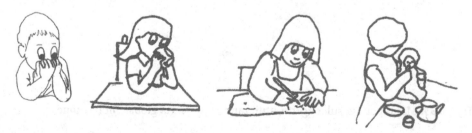

Fig. 10.34. Proposte di attività semplici (tenuta) per il coinvolgimento dell'arto plegico

Nei bambini con compromissione più lieve si ricercherà un controllo maggiore, con attività del solo arto paretico o di entrambi gli arti, delle condotte di avvicinamento e di prensione (ricercando in particolare la pronosupinazione dell'avambraccio, l'estensione del gomito e del polso), attuate anche in posture e su piani diversi. Si porrà particolare attenzione al passaggio della linea mediana, allo spazio posteriore, il cui raggiungimento è importante per molte attività di autoaccudimento (p.e. abbigliamento). Nei bambini più grandi è da valutare anche l'avvio ad alcuni sport, come ad esempio il nuoto.

L'utilizzo bilaterale degli arti superiori può essere disturbato anche dalla presenza di reazioni associate più o meno rilevanti. Queste possono essere "scatenate" dall'uso dell'arto più abile, durante il cammino veloce, la corsa, i passaggi posturali e dallo sforzo compiuto in alcune attività complesse (p.e. nell'abbigliamento o nella scrittura).

Nei bambini più piccoli è opportuno mirare al contenimento delle reazioni associate, sia attraverso la proposta graduata di attività bimanuali sia con posizionamenti appropriati dell'arto superiore.

Per i bambini più grandi si possono trovare delle soluzioni per ridurre lo sforzo durante le attività di vita quotidiana (p.e. attraverso modifiche degli abiti, scelta di scarpe che non richiedano allacciature complesse, ...) e si possono suggerire loro alcune strategie di autocontrollo/autoinibizione (p.e. mettere la mano paretica in tasca o agganciare il pollice abdotto alla cintura, ...).

Prensione/Manipolazione

Nei bambini con emiparesi si possono osservare deficit motori dell'arto superiore paretico di diversa entità.

Sulla base delle valutazioni delle modalità di prensione, i bambini con punteggi più bassi (0-1) alle prove di prensione presentano un grave deficit motorio dell'arto superiore.

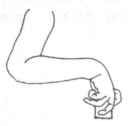

Fig. 10.35. Mano portata sull'oggetto, utilizzando la sinergia globale in flessione

In questi bambini la prensione può essere del tutto impossibile o limitata ad alcuni oggetti "a presa facile" o con particolari caratteristiche (p.e. oggetti di dimensioni medie, leggeri, con strutture o materiali che forniscano attriti facilitanti...), posti in determinate zone dell'area di lavoro (in genere vicino al corpo).

La mano viene portata sull'oggetto, utilizzando una sinergia in flessione e adduzione del gomito, avambraccio pronato, polso deviato ulnarmente ed in vari atteggiamenti (p.e. chiusa a pugno/semiaperta o con dita sventagliate) (Fig. 10.35).

In questi casi l'afferramento ed il sollevamento dell'oggetto dal tavolo sono poco funzionali o impossibili ed è possibile in realtà il solo spostamento di oggetti.

L'obiettivo dell'intervento rieducativo non sarà il raggiungimento della prensione, ma piuttosto il miglioramento delle condotte di avvicinamento con il contemporaneo controllo della apertura e della chiusura della mano.

È importante anche ottimizzare l'utilizzo funzionale dell'arto paretico, ricercandone il coinvolgimento in attività bimanuali di gioco o di vita quotidiana (vedi paragrafo sull'utilizzo bilaterale degli arti superiori).

I bambini con deficit motorio moderato e lieve (livello di prensione 2-3) sono in grado di afferrare gli oggetti con prese pluridigitali o bidigitali.

Nei bambini con livello di prensione 2 l'afferramento degli oggetti è generalmente attuato con prese pluridigitali tra pollice addotto e III°-IV° dito (talvolta anche IV°-V°), favorite da una minore o maggiore flessione e deviazione ulnare del polso (Fig. 10.36).

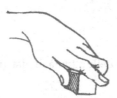

Fig. 10.36. Prensione pluridigitale con flessione e deviazione ulnare del polso

Nei bambini con livello di prensione 3 è possibile il raggiungimento di prese tra I°-II°-III° dito e anche bidigitali (pinza media, pinza superiore) con minore estensione e deviazione del polso.

Generalmente, tra i due ed i cinque anni è opportuno mirare al massimo recupero della motricità fine, anche attraverso un intervento rieducativo specifico, per ottimizzare gli schemi di prensione e di rilasciamento (è importante a tal fine la ricerca di un maggior controllo del polso e dell'opposizione del pollice, la differenziazione tra dita radiali ed ulnari) e i movimenti intrinseci, contemporaneamente ad un lavoro di affinamento delle varie abilità discriminative tattili.

I bambini con questo livello funzionale raggiungono l'autonomia nelle varie attività di vita quotidiana con possibili limitazioni nei compiti bimanuali fini (p.e. allacciature, uso delle forbici, nodo alle scarpe).

È allora opportuno trasmettere al bambino e/o ricercare insieme a lui strategie di by-pass di tali problemi, adottando facilitazioni (p.e. individuare capi di abbigliamento come magliette con scollatura più ampia, scarpe con velcro..., e modalità con cui vestirsi e svestirsi più facilmente ecc.) e adattamenti diversi (p.e. modifiche di abiti, applicazione di materiali antisdrucciolo sotto ai quaderni se il bambino non riesce a stabilizzarli a lungo, con la mano paretica, durante la scrittura ecc.) (Fig. 10.37).

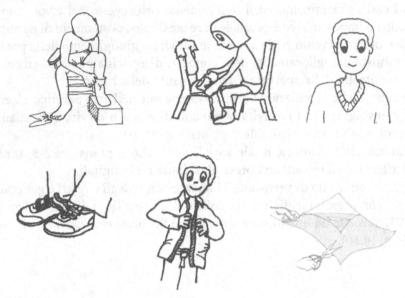

Fig. 10.37. Strategie di facilitazione delle attività di vita quotidiana

Questi bambini sono in grado di acquisire la scrittura carta/penna; in alcuni casi con limitato utilizzo dell'arto paretico anche per la semplice tenuta (p.e. di quaderni, libri ecc.), può essere allora necessario fare attenzione al posizionamento dell'arto stesso, al contenimento delle reazioni associate, all'adozione di eventuali sistemi di fissazione/ancoraggio.

In alcuni casi con compromissione più lieve potrà emergere il problema della lateralizzazione grafica (scelta di una mano per la scrittura). Sarà allora necessaria una valutazione attenta delle prestazioni funzionali e dei disturbi percettivi dei due arti superiori nonché una indagine più specifica attraverso prove di lateralizzazione (Auzias, 1975), a cui potrà seguire intervento rieducativo.

Linee generali dell'intervento abilitativo sugli arti superiori

☺ *proposta*
- *intervento sugli aspetti percettivi: favorire precocemente, all'interno delle attività di gioco e dell'handling quotidiano, le afferenze sensoriali ad entrambi gli emisomi e, nei bambini più grandi, l'affinamento delle abilità percettive dell'arto paretico;*

- *controllo delle condotte di avvicinamento: dalle semplici attività di appoggio e di direzionamento senza prensione al controllo di traiettorie attuate anche su piani diversi, con particolare attenzione al passaggio della linea mediana, allo spazio posteriore, al controllo della prono/supinazione dell'avambraccio e dell'estensione del polso, ...;*

- *attività bimanuale: proporre precoci esperienze di utilizzo bilaterale degli arti superori, sollecitando l'uso spontaneo dell'arto superiore sia in funzione di appoggio sia in attività bimanuali: dalla stabilizzazione e dalla tenuta massiva di oggetti all'attività bimanuale il più possibile coordinata, precisa (p.e. gioco con palla) e differenziata (anche con oggetti sempre più piccoli..);*

- *prensione: dal controllo dell'apertura/chiusura della mano fino a prese pluridigitali e bidigitali, ricercando un maggior controllo del polso e dell'opposizione del pollice, una differenziazione tra dita radiali ed ulnari...;*

- *movimenti intrinseci: dalla differenziazione tra dita radiali ed ulnari a movimenti intrinseci più o meno complessi, contemporaneamente ad un lavoro di affinamento delle varie abilità discriminative tattili...;*

- *reazioni associate: individuare varie strategie di contenimento;*

- *approfondimento della lateralizzazione grafica e relativo intervento (ove necessario);*

- *attività di vita quotidiana: intervento sia diretto che indiretto, per suggerire alle persone di accudimento, e poi al bambino stesso, strategie ed adattamenti che coinvolgano l'arto superiore paretico ma che limitino lo sforzo (vedi: reazioni associate);*

- *riduzione/contenimento delle contratture e deformità: mantenimento delle ampiezze articolari, igiene posturale, uso di splint.*

(Vedi a pag. 339 alcune proposte di attività ludiche per intervenire sugli aspetti sopraelencati.)

C. Il bambino con atetosi

Nel bambino con atetosi si osservano notevoli difficoltà nella acquisizione degli schemi-base della mano (avvicinamento, prensione, rilasciamento).

In genere questi bambini hanno notevoli problemi nel controllo delle condotte di avvicinamento, presentano movimenti involontari distali e spesso schemi primitivi di prensione (prese palmari a tutta mano, pluridigitali).

Nei quadri con compromissione moderata (livelli funzionali 2 e 3), si osserva un più o meno rilevante ritardo (anche ai 4/5 anni) nell'acquisizione di prese distali più mature e difficoltà nell'acquisizione di movimenti intrinseci e di attività bimanuale più complessa.

Nei quadri con compromissione grave (livelli funzionali 0 e 1) l'utilizzo degli arti superiori, per attività anche semplici, può risultare estremamente difficoltoso e talvolta del tutto impossibile. Dopo aver individuato uno o più movimenti controllati volontariamente, sarà necessario, adottare varie facilitazioni per consentire l'accesso al gioco, alla comunicazione e ad alcune attività funzionali. In qualche caso si potrà anche valutare l'utilizzo di altri distretti corporei (capo, piede...) e dello sguardo.

Le limitazioni nel gioco autonomo sono notevoli, soprattutto nei casi con più rilevanti disordini di movimento. Difficilmente il bambino riesce a giocare da solo, rimanendo così dipendente dall'adulto. Quando tenta di giocare, il bambino con atetosi scompiglia tutto, fa cadere i giocattoli, produce molto rumore accentuando la patologia e non riuscendo ad organizzare alcun gioco o a creare alcun "prodotto", come vorrebbe.

Per l'adulto che si trova a giocare con lui è difficile dosare la complessità delle proposte, oscillando, nel tentativo di ridurre le difficoltà esecutive, tra proposte troppo semplici ma spesso al di sotto dei reali interessi del bambino e proposte troppo complesse che il bambino non riesce ad organizzare.

Nei quadri con compromissione moderata, invece, le difficoltà nelle abilità motorie fini possono limitare l'accesso a tipi di gioco più complesso.

Vi possono essere limitazioni più o meno rilevanti nell'acquisizione della autonomia nelle attività della vita quotidiana.

I bambini con compromissione più grave pongono notevoli problemi nell'accudimento quotidiano: hanno difficoltà nell'essere alimentati (notevoli problemi nell'oral control), nell'essere posti sul W.C. e nell'essere lavati e vestiti.

È quindi molto importante suggerire alle persone che li accudiscono strategie facilitanti per alimentarli (ad esempio è importante il lavoro sul feeding), per spogliarli, vestirli, lavarli ed anche individuare particolari accorgimenti (p.e. adeguata scelta e/o modifica di abiti, scarpe, tessuti ecc.) ed ausili (p.e. per l'alimentazione, per il bagno e per il W.C. ecc.). Sarà spesso necessario pensare anche a modifiche ambientali che possano rendere meno difficoltosa l'assistenza, riducendone i tempi (Fig. 10.38).

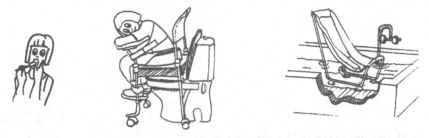

Fig. 10.38. Adeguate strategie di alimentazione ed utilizzo di ausilii per una migliore qualità di vita

Anche nei casi moderati l'alimentazione (self-feeding) non è facile: vi possono infatti essere difficoltà legate sia a problemi nell'oral control, sia all'utilizzo degli arti superiori, soprattutto in compiti più complessi (p.e. l'uso di coltello e forchetta per tagliare, del cucchiaio per raccogliere liquidi, versare l'acqua ecc.).

Spesso è difficile anche l'acquisizione di alcune abilità più complesse nell'abbigliamento e nell'igiene come abbottonarsi, fare nodi alla scarpa, pettinarsi ecc.

I problemi di respirazione e linguaggio (assente o difficilmente comprensibile) sono frequenti e richiedono interventi spesso specifici e, ove necessario, l'individuazione di tecniche e strategie (intervento di Comunicazione Aumentativa e Alternativa) facilitanti la comunicazione (Fig. 10.39).

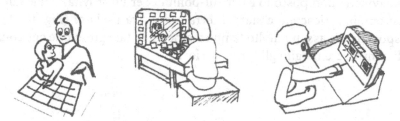

Fig. 10.39. Utilizzo di una tabella di comunicazione, dell'Etran e di un comunicatore a scansione attivato con un tasto

Il bambino con atetosi può presentare inoltre problemi percettivi (Ferrari e Cioni, 1993; Cioni e Ferrari, 1996) legati soprattutto alla selezione, soppressione e calibrazione delle informazioni. I problemi visivi e oculo/motori (Sabbadini e Bonini, 1993) hanno particolare influenza sull'attività funzionale.

L'utilizzo degli arti superiori è reso difficoltoso e, nei casi con compromissione più grave, talvolta impossibile dalla combinazione di più fattori.

Controllo posturale

Messo seduto (la postura seduta è quella più utilizzata nel gioco e nelle attività di vita quotidiana), il bambino con atetosi presenta notevoli difficoltà al mantenimento della postura stessa.

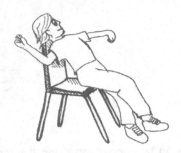

Fig. 10.40. Postura seduta del bambino atetoide

Posto su di una sedia, il bambino con atetosi tende a cadere nella sinergia globale in estensione o in flessione; gli arti inferiori si estenderanno o tenderanno ad andare indietro sotto il sedile ed egli non potrà appoggiare i piedi a terra... (Fig. 10.40).

La postura seduta può essere disturbata dai movimenti involontari, dalla risposta tonica asimmetrica del collo che, se presente agli arti inferiori, renderà ancora più problematica la conquista di una valida base di appoggio, dalla risposta del Moro, dal Galant.

A ciò si aggiunge la precarietà di equilibri e difese.

Gli arti superiori non sempre possono essere utilizzati come sostegno e, se invece ciò avviene, non possono essere disponibili per un'attività funzionale.

Alcuni bambini riescono a stare a terra seduti fra i talloni (Fig. 10.41) e, a volte, si spostano e passano molto tempo a giocare in tale posizione che consente loro di controllare meglio gli arti superiori.

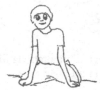

Fig. 10.41. Bambino seduto fra i talloni

In alcuni bambini, invece, la funzionalità degli arti superiori è migliore in stazione eretta, p.e. quando sono sullo "standing" o utilizzano il corpo dell'adulto come supporto. Si è riscontrato però che, nel lungo periodo, l'utilizzo della postura eretta non è funzionale poiché rende il bambino dipendente dall'adulto, provocando un rifiuto verso gli ausili per la postura seduta e limitando notevolmente le possibilità di autonomia.

La scelta di posizionamenti adeguati alle varie attività funzionali e ludiche è quindi indispensabile per favorire l'uso degli arti superiori (Caracciolo e Ferrario, 1998; Mulcahy et al., 1988).

A seconda delle difficoltà di controllo posturale, sarà possibile utilizzare sedie e sgabelli in normale commercio (in questi casi vengono spesso utilizzate le sedie impagliate), apportare modifiche a materiale esistente o ricorrere a vari ausili per la postura seduta.

Nei casi con compromissione più grave sarà di fondamentale importanza l'individuazione di un ausilio di posizionamento che faciliti la vita di relazione, gli accudimenti e, ove possibile, anche una limitata attività funzionale, ma richiederà lunghi periodi di osservazione, continui adattamenti e l'utilizzo di soluzioni spesso altamente personalizzate. Questi bambini non riescono ad adattare il loro corpo all'ausilio, non possono ancorare il bacino alla sedia e dissociare il tronco dal bacino; a volte non riescono neanche a tollerare a lungo l'ausilio stesso e la postura seduta.

Dopo aver individuato il tipo di ausilio necessario per favorire il mantenimento della postura seduta, se ne valuteranno le misure (a volte è necessario un sedile largo affinchè i braccioli non accentuino il Galant) ed infine la consistenza delle imbottiture dei sedili, dei cuscini e degli schienali e il tipo di materiale con cui ricoprirli.

In seguito si valuterà, a seconda dell'entità del disordine di movimento e delle scelte di instradamento dei movimenti parassiti, l'adozione di eventuali sistemi di fissazione/ancoraggio a carico dei vari distretti corporei.

Generalmente, però, nel bambino atetoide è molto più funzionale introdurre elementi di ancoraggio e di contenimento applicati esternamente, piuttosto che sul bambino stesso (vincolare più che impedire!).

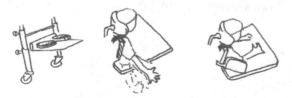

Fig. 10.42. Alcune soluzioni per "vincolare" gli arti inferiori e superiori

Tali soluzioni a volte possono essere estremamente semplici (p.e. l'adozione di un bordino tra le gambe di una sedia o sulla pedana di un ausilio di posizionamento) a volte più complesse (p.e. confinamenti laterali di vario tipo) (Fig. 10.42).

Anche per questi ultimi sarà importante valutare la resistenza da loro offerta ed il tipo di materiale utilizzato (problemi percettivi).

Per favorire la stabilità del tronco e l'utilizzo degli arti superiori, è fondamentale l'uso di un tavolo, che sarà solitamente ad incavo e di cui si dovranno valutare altezza ed inclinazione (Fig. 10.43).

Per ottimizzare l'uso degli arti superiori si possono adottare, in un primo periodo (per i bambini piccoli o all'inizio dell'intervento abilitativo), sistemi di posizionamento che diano molto contenimento, il quale potrà essere gradual-

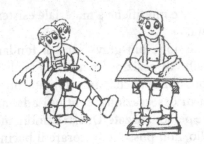

Fig. 10.43. Il tavolo ad incavo favorisce la stabilità del tronco e l'utilizzo degli arti superiori

mente ridotto in seguito ad eventuali miglioramenti nel controllo posturale e alla adozione, da parte del bambino, di nuove strategie di compenso.

La presenza di queste ultime deve essere sempre osservata e tenuta sotto controllo, allo scopo di contenere possibili contratture e deformità future. A volte strategie di compenso quali, ad esempio, l'ancoraggio di un piede alla gamba di una sedia possono anche indicare una non adeguata scelta di posizionamento o di sistemi di fissazione/ancoraggio.

In alcuni casi, per ottimizzare le ridotte risorse funzionali degli arti superiori o di altri distretti corporei e per consentire l'accesso a sistemi di comunicazione, gioco, scrittura, è necessario ricorrere a postazioni di lavoro (cioè ausilio per consentire la postura seduta + tavolo + eventuali sistemi di fissazione e ancoraggio) estremamente vincolanti, prevedendo anche l'applicazione di periferiche di controllo di tali sistemi (Fig. 10.44).

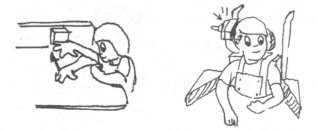

Fig. 10.44. "Postazioni di lavoro" vincolanti che favoriscono l'utilizzo degli arti superiori e del capo, l'accesso al gioco, alla scrittura e al controllo ambientale

È ancora importante ricordare come, nel bambino con atetosi, le difficoltà o l'assenza di linguaggio vocale inducano lo sfruttamento della patologia (p.e. scatti in estensione) per comunicare.

In questi casi, quindi, all'intervento sul posizionamento dovrà affiancarsi anche un adeguato intervento sulla comunicazione, che fornisca al bambino diverse strategie comunicative.

Condotte di avvicinamento

Una volta ben posizionato il bambino, si evidenziano altri problemi a carico delle condotte di avvicinamento e della prensione.

Le condotte di avvicinamento sono incoordinate, principalmente per l'interferenza della RTAC (Fig. 10.45), ma anche per la difficoltà di controllo dei movimenti intermedi, di fissazione e di regolazione reciproca dei vari segmenti dell'arto superiore, soprattutto se orientati diversamente nello spazio (p.e. è difficile mantenere la contemporanea flessione del gomito, la prono/supinazione dell'avambraccio e l'apertura della mano per attuare un approccio diretto all'oggetto) e per i problemi nella coordinazione occhio/mano.

Nei casi con compromissione grave l'avvicinamento all'oggetto è attuato in genere con un solo arto superiore per volta, utilizzando più spesso quello esteso dal lato facciale della RTAC.

L'arto è mantenuto esteso, senza modulare le posizioni intemedie a livello del gomito, con mani generalmente chiuse a pugno; il bambino attua un movimento "a spazzamento" di adduzione/abduzione, irregolare, impreciso, con notevoli difficoltà di controllo dei movimenti di avvicinamento/allontanamento dalla linea mediana, spesso attuati in assenza di controllo visivo.

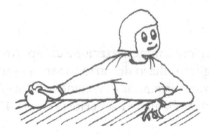

Fig. 10.45. Risposta tonica asimmetrica del collo

Vi può anche essere un uso alternato dei due arti superiori, a seconda del compito e della sua localizzazione. Attività di maggiore precisione, che richiedono singolarizzazione delle dita, attuate in genere sfruttando la completa flessione di mano e polso (p.e. indicare simboli su una tabella di comunicazione), possono essere attuate con l'arto superiore flesso (lato nucale della RTAC). Attività meno precise, attuate in aree di lavoro più lontane (p.e. spingere una macchinina in un garage o spostare oggetti) possono invece essere attuate con l'arto superiore esteso.

Tale alternanza può verificarsi anche in altre attività, p.e. quando il bambino digita sulla tastiera di un computer.

Per attuare condotte di avvicinamento più precise, alcuni bambini imparano a mantenere la mano chiusa a pugno, ma in tal caso non riusciranno ad afferrare gli oggetti poiché possono svolgere solo attività semplici (p.e. spostare oggetti o indicare figure o simboli), utilizzando eventualmente ausili per l'indicazione o la digitazione.

L'attività bimanuale è in questi casi limitata ad alcune attività particolari o del tutto impossibile e sono notevoli le difficoltà nel mantenere anche la sola fissazione dell'arto ausiliario sulla superficie di lavoro.

Per ottimizzare l'utilizzo di tali ridotte risorse sono fondamentali il posizionamento e l'adozione di soluzioni particolari (p.e. tavoli a due livelli, appoggi per l'avambraccio o scudi su tastiere) (Fig. 10.46) che consentano al bambino di stabilizzare l'arto superiore su una superficie di appoggio per toccare, spostare o, se possibile, afferrare un oggetto, digitare su una tastiera o attivare sensori.

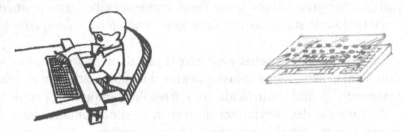

Fig. 10.46. Soluzioni facilitanti le condotte di avvicinamento: supporti per l'avambraccio

Per favorire una maggiore simmetrizzazione di capo/tronco e degli arti superiori ed ottenere un miglior utilizzo dell'arto superiore più funzionale si possono, in alcuni casi, utilizzare sistemi di fissazione/ancoraggio dell'arto ausiliario o di confinamento di entrambi gli arti superiori (Fig. 10.47).

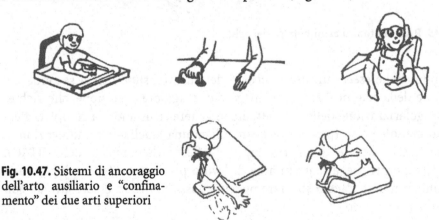

Fig. 10.47. Sistemi di ancoraggio dell'arto ausiliario e "confinamento" dei due arti superiori

Altre soluzioni spontanee di fissazione, come quella di bloccare l'arto ausiliario sotto il tavolo, dovranno essere attentamente valutate, perché possono invece accentuare atteggiamenti posturali scorretti.

Per facilitare l'accesso al gioco, alla comunicazione e alle attività funzionali possibili, è estremamente importante individuare l'area di lavoro ottimale per il bambino, entro cui si potranno posizionare oggetti, giocattoli, tabelle (Fig. 10.48), tastiere.

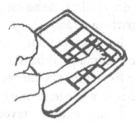

Fig. 10.48. Posizionamento di una tabella di comunicazione nell'area di lavoro ottimale, in un bambino che utilizza solo l'arto superiore destro

Attraverso l'intervento abilitativo si procederà ad una graduale espansione/riduzione di tale area (Fig. 10.49), ricercando la maggiore simmetrizzazione possibile degli arti superiori e la coordinazione occhio/mano.

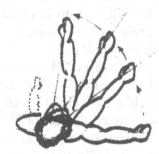

Fig. 10.49. Espansione dell'area di lavoro ottimale, ottenuta attraverso l'intervento abilitativo

A tal scopo, è estremamente importante porre attenzione alla collocazione di persone e oggetti, dello schermo del computer ed di ogni altro genere di stimolo (Fig. 10.50).

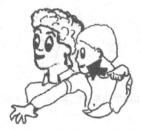 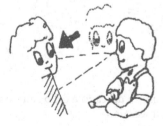

Fig. 10.50. Una fonte di stimolo posta di fronte al bimbo ed all'altezza dei suoi occhi (esempio a destra) può contrastare la RTAC, favorire l'utilizzo degli arti superiori ed il controllo sull'ambiente

Nei casi con compromissione moderata il bambino può evidenziare un maggior controllo ed una maggiore simmetria delle condotte di avvicinamento (con possibilità di raggiungere, e talvolta superare, la linea mediana), un'attività bimanuale più o meno complessa e differenziata ed una migliore coordinazione occhio/mano.

Particolarmente importante è il raggiungimento del controllo del gomito, che consente un approccio più diretto e preciso sugli oggetti e migliori prestazioni funzionali, come ad esempio la possibilità di accedere alla selezione diretta nella scrittura a tastiera.

Frequentemente, per facilitarsi l'attività bimanuale e la coordinazione occhio/mano, il bambino tende a trovare varie strategie di compenso, ricercando fissazioni sia interne che esterne (p.e. l'utilizzo della flessione del capo associata alla contemporanea fissazione dei due arti superiori contro il corpo).

È opportuno prevedere un'attenta e precoce valutazione e un continuo "monitoraggio" di tali compensi, soprattutto man mano che il bambino cresce e maggiori e più complesse sono le richieste ambientali.

A volte è necessario proporre al bambino soluzioni più funzionali, adottando posizionamenti adeguati (p.e. utilizzo di piani di appoggio), sistemi di fissazione (p.e. maniglie per fissare l'arto ausiliario o tappetini antisdrucciolo per bloccare giocattoli ecc.), ausili (posate, impugnature facilitanti la tenuta dello strumento grafico ecc.) e strategie alternative per la risoluzione di alcuni compiti (p.e. abbigliamento).

In alcuni casi, quando il controllo sulle condotte di avvicinamento non consente alcuna possibilità di gioco o attività funzionale anche facilitata, si dovrà pensare all'utilizzo di altri distretti corporei e/o dello sguardo, suggerendo strategie particolari e l'uso di ausili (p.e. sistemi di contenimento/fissazione per facilitare l'utilizzo del capo, caschetti, giocattoli adattati, speciali periferiche per computer ecc.) (Fig. 10.51).

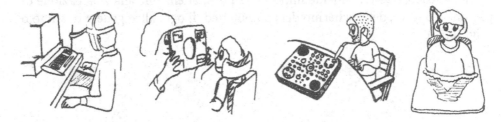

Fig. 10.51. Utilizzo del capo e dello sguardo per la comunicazione, il gioco, la scrittura ed il controllo ambientale

Prensione/Manipolazione

Nel bambino con atetosi, le difficoltà di prensione sono legate a vari fattori, tra cui i disturbi nel controllo delle condotte di avvicinamento, la presenza di movimenti involontari, le difficoltà di coordinazione occhio/mano e problemi percettivi.

La presenza di condotte di avvicinamento disturbate influisce notevolmente sulle modalità di afferramento e manipolazione degli oggetti.

In alcuni casi, però, l'adozione di compensi spontanei da parte del bambino stesso e/o la proposta di adeguati sistemi di fissazione/ancoraggio e di contenimento a carico del braccio e/o dell'avambraccio, consentono l'emergere di prese più evolute e di una migliore singolarizzazione delle dita.

I casi con compromisssione grave non raggiungono in genere la prensione volontaria. Nel tentativo di afferrare, la mano viene portata sull'oggetto con varie modalità, p.e. con dita sventagliate che spesso si chiudono al contatto con l'oggetto, o con una presa cubito/palmare, sfruttando la stabilizzazione del mignolo e/o dell'anulare contro il palmo (Fig. 10.52).

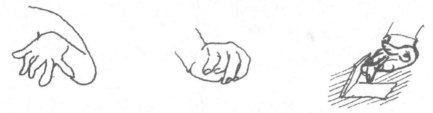

Fig. 10.52. Tentativi di afferramento e spostamento di oggetti

Sono possibili solo azioni primitive sugli oggetti, quali alcuni contatti più o meno prolungati (utili p.e. per schiacciare un tasto) o semplici e irregolari spostamenti di oggetti.

Per consentire a questi bambini, nonostante le loro limitate risorse funzionali, di esprimere le loro potenzialità e avere quindi accesso al gioco, alla comunicazione e ad alcune attività funzionali, è spesso necessario attuare uno specifico intervento abilitativo, ricorrendo anche a strategie di by-pass dei problemi esecutivi (p.e. giocattoli adattati, scrittura con sistemi di elaborazione testi tramite sensori ...) (Fig. 10.53).

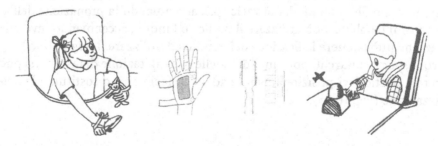

Fig. 10.53. Adattamenti per il gioco: un guantino con velcro permette di mantenere nella mano un giocattolo dotato a sua volta di velcro; un tasto personalizzato può attivare un giocattolo a batteria

Nei quadri con compromissione meno grave le possibilità di afferrare, sollevare e rilasciare oggetti sono maggiori. Rimane invece difficoltoso il controllo dei movimenti dell'arto superiore mantenendo un oggetto nella mano (p.e. può essere possibile afferrare un piolo di determinate dimensioni ma molto difficile posizionarlo e rilasciarlo entro una base…).

Le performance migliori avvengono ricorrendo a notevoli facilitazioni, p.e. sistemi di contenimento degli arti superiori, con un'adeguata selezione di oggetti, giocattoli, materiali ("a presa facile", di media pesantezza, magnetici …) che dovranno essere posizionati in aree di lavoro facilitanti e fissati, stabilizzati con varie soluzioni di bloccaggio e confinamento (Fig. 10.54).

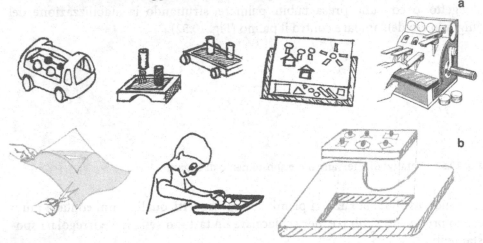

Fig. 10.54. a Giocattoli "a presa facile", in normale commercio; **b** varie soluzioni per rendere i giocattoli più accessibili e stabili (da sinistra a destra: applicazione di materiale antisdrucciolo, "confinamento" degli oggetti in vassoi, inserimento di incastri in plancie)

In alcuni casi vi può essere la possibilità di iniziali prese radiali e tripodali con oggetti di forme e dimensioni particolari. Può anche essere raggiunta la singolarizzazione di un dito con modalità varie (p.e. accentuando la pronazione dell'avambraccio il bambino può utilizzare il pollice o l'indice, accentuando invece la supinazione può ottenere la flessione del gomito ed utilizzare il mignolo …).

A volte, per facilitare il "pointing" di tabelle o la digitazione di tastiere, si può ricorrere a particolari posizionamenti e ad ausili facilitanti o sostitutivi la singolarizzazione (Fig. 10.55).

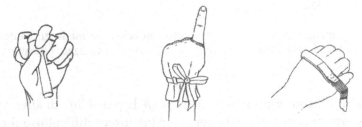

Fig. 10.55. Ausilii per facilitare il pointing

L'attività bimanuale è molto difficoltosa; certe volte il bambino è in grado di utilizzare l'arto ausiliario per semplici compiti di bloccaggio o per la tenuta di alcuni oggetti con misure, grandezze e peso particolari. Sono tuttavia più ricche e variate le attività di gioco e funzionali, che richiedono ancora l'individuazione di facilitazioni d'accesso.

Nei quadri con compromissione moderata, vi è la possibilità di raggiungere prese anche di tipo più evoluto, movimenti intrinseci più o meno complessi ed attività bimanuale differenziata. L'acquisizione di migliori abilità motorie fini dipenderà altresì dall'incidenza dei movimenti involontari e dalla capacità del bambino di trovare soluzioni di compenso. Alcuni bambini imparano ad agire velocemente tra un movimento involontario ed l'altro, altri ad "instradarli" in distretti diversi, altri ancora ad utilizzare particolari tipi di presa come ad esempio, nel caso della scrittura a mano, prese a mano "chiusa" (cross thumb) (Fig. 10.56).

Fig. 10.56. Presa a mano chiusa (cross-thumb)

L'attività funzionale è tutta sotto controllo visivo; le aree di lavoro sono più ampie ed il bambino è in grado di utilizzare gli arti superiori in vari piani, potendo anche tenere in mano oggetti e rilasciarli con più o meno precisione durante tali spostamenti. La manipolazione fine è comunque migliore quando il bambino appoggia gli arti superiori sul tavolo o altra superficie di lavoro adeguata.

In genere, questi bambini hanno la possibilità di raggiungere, tramite adeguato intervento abilitativo, una più ampia autonomia con eventuali limitazioni nelle attività più fini che richiedono l'uso distale preciso e differenziato delle dita (p.e. allacciature più fini, nodo alle scarpe, bere, sorbire brodo...).

È indispensabile quindi valutare la necessità di ausili o, a volte, di semplici accorgimenti per attuare i vari compiti di vita quotidiana – p.e. nell'intervento sul self-feeding: scelta del bicchiere più adatto, di particolari soluzioni per fissare le posate alla mano o della strategia per fissarsi (Fig. 10.57), modifiche agli abiti per superare le difficoltà nelle allacciature, sistemi di fissazione per disegnare, scrivere (Fig. 10.58).

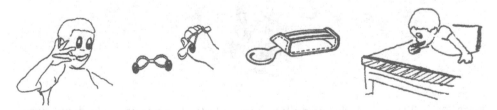

Fig. 10.57. Ausilii e strategie facilitanti l'autonomia nell'alimentazione

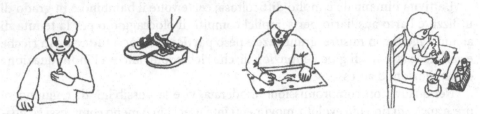

Fig. 10.58. Soluzioni facilitanti l'autonomia nell' abbigliamento e nell' attività grafo-espressiva

Alcuni bambini con compromissione moderata possono raggiungere, tramite uno specifico intervento, una qualche forma di attività grafo/espressiva (p.e. disegno, firma, brevi appunti …). Per mantenere la mano sul foglio e poter scrivere (generalmente in stampatello), essi possono adottare diverse modalità di fissazione (p.e. appoggiarsi fortemente sul lato ulnare della mano per effettuare i movimenti di scrittura con le dita radiali o fissarsi sullo strumento grafico stesso …). Il tracciato apparirà calcato ed attuato con movimenti bruschi e rapidi (quasi "pennellate") (Fig. 10.59).

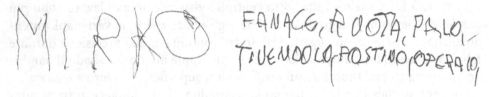

Fig. 10.59. Tracciati grafici di due bambini con atetosi

Sarà opportuno, quindi, avviare questi bambini alla scrittura tramite computer, impostando in alcuni casi un intervento specifico ed adottando, ove necessario, opportune facilitazioni di accesso (Fig. 10.60).

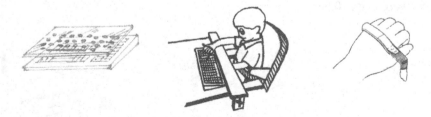

Fig. 10.60. Facilitazioni per l'accesso alla scrittura a tastiera: uso di un scudo, di un appoggio per l'avambraccio e di un'impugnatura per dattiloscrivere

Nei bambini con compromissione lieve è possibile l'acquisizione della scrittura carta/penna. Generalmente però, per problemi di affaticamento ed eccessiva lentezza, la scrittura a mano sarà affiancata dall'utilizzo di scrittura con computer (scrittura mista).

In alcuni casi lievi potrà emergere il problema della lateralizzazione grafica (scelta di una mano per la scrittura), dovuto molto spesso ad una diversa incidenza dei movimenti parassiti sui due arti superiori. Sarà necessario prevedere una prolungata ed attenta osservazione delle prestazioni funzionali dei due arti superiori ed una valutazione più specifica attraverso prove di lateralizzazione (Auzias, 1975) a cui potrà seguire intervento rieducativo.

Linee generali dell'intervento abilitativo sugli arti superiori

All'interno dei percorsi possibili, individuati sulla base del livello funzionale del singolo bambino (Tabelle 9.3 e 9.4) il trattamento per migliorare le funzioni degli arti superiori e della mano può riguardare:

☺ *proposta*

→ *Quadri con compromissione grave.*
- *controllo delle condotte di avvicinamento: dal controllo di semplici movimenti di adduzione/abduzione al controllo del gomito. In particolare, riduzione delle ampiezze di movimento, controllo di movimenti intermedi, simmetrizzazione, avvicinamento alla linea mediana, ...;*
- *prensione: da semplice controllo del mantenimento/rilasciamento del contatto e/o spostamento di oggetti a prese palmari e, ove possibile, radiali. In particolare, controllo della prensione e del rilasciamento contemporaneo ai movimenti dell'arto superiore, ...;*
- *singolarizzazione di almeno un dito o di tenuta di un ausilio per il pointing, ...;*
- *attività bimanuale: dal semplice mantenimento dei due arti superiori sulla superficie di lavoro ad un iniziale utilizzo di un arto in funzione di semplice tenuta/bloccaggio di oggetti, ...;*
- *coordinazione occhio/mano;*
- *lavoro su altri distretti: nei casi con compromissione grave degli arti superiori;*
- *AVQ: strategie facilitanti, ausilii, ...;*
- *intervento per l'accesso alla scrittura (aspetti esecutivi);*
- *accesso al gioco: tramite l'utilizzo di particolari posizionamenti, strategie di gioco facilitato, giocattoli adattati.*

→ *Quadri con compromissione moderata.*
- *condotte di avvicinamento: controllo di più precise traiettorie attuate anche su piani diversi, ...;*
- *prensione: dalle prese radiali alle prese sub-terminali o terminali, ...;*
- *movimenti intrinseci: dalla differenziazione nell'utilizzo di dita radiali ed ulnari a vari schemi di "in-hand manipulation", ...;*
- *attività bimanuale: dall'utilizzo di un arto ausiliario in funzione di semplice tenuta/bloccaggio all'attività manuale il più possibile coordinata e differenziata, ...;*
- *approfondimento della lateralizzazione grafica e relativo intervento (ove necessario);*
- *avvio alla scrittura carta/penna (aspetti esecutivi) e/o mista;*
- *AVQ: strategie facilitanti, accorgimenti, ausilii, ...;*

(vedi a pag. 339 alcune proposte di attività ludiche per intervenire sugli aspetti sopraelencati).

D. Il bambino con atassia

I bambini con atassia (forme atassiche delle paralisi cerebrali infantili) possono presentare difficoltà più o meno importanti nell'utilizzo funzionale degli arti superiori, a seconda dell'entità del disturbo della postura (atassia assiale) e del gesto (atassia del gesto) nonché dei disturbi associati.

Questi bambini possono tuttavia raggiungere, anche se con tempi di acquisizione molto lunghi, buoni livelli di autonomia complessiva nel gioco e nelle attività di vita quotidiana, con difficoltà in alcune attività più complesse, quali p.e. versarsi l'acqua o fare il nodo alle scarpe, e nella manipolazione fine.

Nelle forme atassiche delle paralisi cerebrali infantili, vi è un'alta incidenza di ritardo intellettivo e frequenti sono le alterazioni delle funzioni visive (Sabbadini e Bonini 1982) e i disordini percettivi. Per impostare un adeguato intervento abilitativo sugli arti superiori sarà fondamentale la valutazione di questi aspetti.

L'utilizzo degli arti superiori è reso difficoltoso dalla combinazione di più fattori.

Controllo posturale

Uno dei problemi maggiori da risolvere nella postura seduta, quella più utilizzata nel gioco e nelle attività di vita quotidiana, è la stabilità.

Sarà importante quindi individuare un adeguato posizionamento per favorire l'utilizzo degli arti superiori, soprattutto in alcuni compiti come la scrittura e l'alimentazione e nell'attività ludica più complessa. Generalmente si possono utilizzare sedie comuni in normale commercio o presenti in casa e a scuola, di misura adeguata, più o meno contenitive, ma soprattutto stabili.

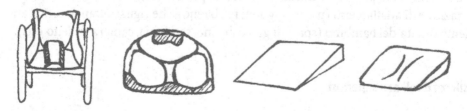

Fig. 10.61. L'inserimento di cuscini, cunei o gusci, su sedie in normale commercio può rendere la postura seduta più stabile

Spesso è opportuno l'utilizzo di superfici antiscivolo o di cuscini che forniscano maggiore stabilità e a volte si dovranno trovare anche particolari soluzioni (per esempio gusci) "a presa di bacino" (Montanari, 1998) (Fig. 10.61).

L'utilizzo di un tavolo ad incavo può favorire una maggiore stabilità al tronco e permette il disimpegno di entrambi gli arti superiori da "compiti di difesa posturale" (Ferrari, 1998), poiché una più ampia superficie di appoggio facilita l'impiego di questi ultimi in compiti di maggiore precisione.

È importante anche valutare l'altezza (generalmente regolata a quella del gomito del bambino) e l'inclinazione del tavolo in modo da favorire l'appoggio di entrambi gli avambracci.

Si può anche valutare l'adozione di tappetini o pedane antisdrucciolo per dare maggiore stabilità anche agli arti inferiori.

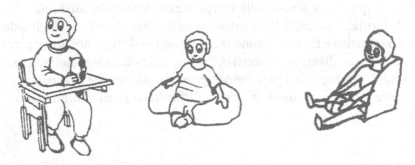

Fig. 10.62. Ausilii di posizionamento nei bambini più piccoli

Per favorire l'utilizzo degli arti superiori nel bambino piccolo, in cui l'acquisizione della postura seduta è più o meno ritardata (ipotonia), si possono utilizzare piccole sedie, panchette con tavolino, ausili o varie soluzioni di posizionamento per facilitare le esperienze di gioco a terra (Fig. 10.62).

Quando il bambino raggiunge la postura eretta e la deambulazione ed ha la possibilità di attuare, con maggiore o minore difficoltà, i passaggi posturali necessari per compiere le attività di vita quotidiana (p.e. nell'alzarsi dal letto passare da supino a seduto e poi da seduto in piedi, ...), possono essere necessarie una scelta e una disposizione adeguate degli arredi (p.e. corretta altezza del letto, scelta di lavandini che facilitino l'appoggio di entrambi gli arti superiori ecc.) e talvolta anche la realizzazione di adattamenti (p.e. maniglioni nel bagno), che riguarderanno tutto l'ambiente di vita del bambino (spazi di gioco, bagno, scrivania, camera da letto ecc.).

Utilizzo degli arti superiori

Nei bambini con atassia è presente un repertorio normale di schemi-base degli arti superiori e della mano, la cui acquisizione può essere più o meno ritardata nel tempo e il cui utilizzo "è disordinato, con perdita della normale integrazione spazio-temporale" (Ferrari, 1998).

Nel valutare con materiale standard ed in situazione posturale facilitante (Bellani e Pierro, 1998) la prensione, la motricità intrinseca della mano e l'attività bimanuale, è possibile infatti osservare l'acquisizione da parte del bambino (anche se con generale ritardo) di prese tripodali e bidigitali (pinza media e superiore ma anche tra I/III dito) con difficoltà ad isolare le dita ulnari da quelle radiali.

Possono essere presenti, frequentemente sfruttando vari compensi (p.e. fissando la mano sul piano di appoggio, dal lato ulnare), più semplici movimenti intrinseci (rotazione, traslazione).

Per quanto riguarda l'attività bimanuale, è più facile l'esecuzione di alcune attività più semplici in cui un arto, fissato con varie modalità, attua compiti di tenuta mentre l'altro manipola; risulta invece più difficile l'esecuzione di compiti in cui è richiesto l'utilizzo coordinato e differenziato dei due arti superiori (p.e. utilizzo di forbici, collana di perle ecc.).

Alla valutazione dell'autonomia nelle varie attività di vita quotidiana emergono generalmente maggiori difficoltà nell'abbigliamento e nell'alimentazione. Sono notevoli anche i problemi nella scrittura.

L'utilizzo degli arti superiori può essere disturbato da dismetrie, ipermetrie ed ipometrie, asinergie, adiadocinesia, dissincronia, discronometria e tremori.

Il bambino compie errori sia nella partenza sia nell'arresto dei movimenti; quando si tratta di raggiungere un bersaglio spesso lo supera o si arresta prima, facendo successivi aggiustamenti; attua movimenti a volte troppo lenti, altre volte troppo veloci, frammentati e irregolari; ha difficoltà nell'eseguire e coordinare attività più complesse che richiedono la successione di più atti (p.e. l'abbigliamento ecc.).

Per migliorare le sue prestazioni il bambino adotta varie soluzioni di compenso quali la cocontrazione (p.e. a livello del cingolo scapolare), la fissazione di un arto contro il corpo per facilitarsi la manipolazione o viceversa la distalizzazione del punto fisso (p.e. l'appoggio sulle dita ulnari per liberare quelle radiali o l'appoggio sul polso per facilitarsi la manipolazione) (Ferrari, 1998).

Non sempre tali compensi sono funzionali nel lungo periodo; possono infatti indurre affaticamento, a volte impedire al bambino l'acquisizione di maggiori abilità (p.e. spesso per colorare e scrivere il bambino con atassia adotta prese primitive, a volte bizzarre, che se non vengono opportunamente modificate possono impedire migliori prestazioni grafiche) ed in alcuni casi creare problemi di contratture.

Sono opportuni una valutazione attenta e precoce e un "monitoraggio" continuo di tali compensi, soprattutto man mano che il bambino cresce e maggiori e più complesse sono le richieste ambientali.

A volte è necessario proporre al bambino nuovi "trucchi" o soluzioni più funzionali, adottando posizionamenti adeguati (p.e. utilizzo di piani di appoggio), sistemi di fissazione (p.e. tappetini antisdrucciolo), ausili (posate, impugnature facilitanti la tenuta dello strumento grafico, ecc.) e strategie alternative per la risoluzione di alcuni compiti (p.e. abbigliamento).

Per ottimizzare l'utilizzo degli arti superiori è importante proporre al bambino, in relazione all'età e agli interessi, attività ludiche e di vita quotidiana gradualmente più complesse, svolte dapprima "a tavolino", poi in posture e su piani diversi.

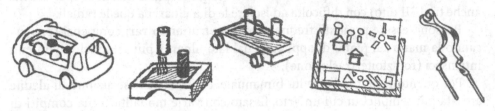

Fig. 10.63. Facilitazioni per l'accesso al gioco: selezione di giocattoli in normale commercio, con eventuali adattamenti

L'attività manipolativa potrà esser facilitata da un'appropriata scelta di oggetti (diametro, peso, strutture, attriti) e di giocattoli (stabili, robusti, di facile presa, calamitati ecc.) o introducendo talvolta semplici adattamenti (p.e., per fare una collana di perle, irrigidire la parte terminale del filo, ...) (Fig. 10.63).

Si possono adottare anche sistemi di fissazione applicati alla superficie di appoggio o, più efficacemente, agli oggetti (p.e. fogli sottili di neoprene applicati sotto la base di un incastro) e talvolta al bambino stesso (p.e. polsini appesantiti) e/o confinamenti degli oggetti (p.e. palline in una scatola fissata e stabile, con bordo basso che consenta al bambino l'appoggio del polso ed una più facile presa) (Fig. 10.64).

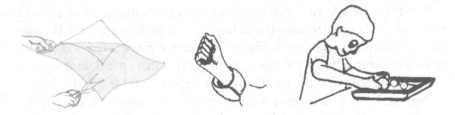

Fig. 10.64. Soluzioni per rendere stabili gli oggetti o per facilitarne l'utilizzo

È particolarmente importante il sostegno, a volte prolungato nel tempo (nel bambino normale queste competenze evolvono oltre i cinque/sei anni), all'acquisizione dei movimenti intrinseci e di una più differenziata e coordinata attività bimanuale.

È importante anche affiancare la proposta di attività più complesse e fini con compiti di analisi percettiva (uditiva, visiva, tattile...), sostenendone l'integrazione intermodale.

Possono essere adottate anche facilitazioni nelle strategie esecutive.

Può essere utile ad esempio scomporre le attività (soprattutto le AVQ) in sottosequenze per portare il bambino ad una graduale acquisizione delle stesse, eventualmente usando adattamenti od ausili (temporanei o permanenti) per alcune parti più complesse del compito (Klein, 1983).

Ad esempio nel lavarsi le mani, non si richiederà subito al bambino di prendere il sapone ma lo si fisserà ad una catenella o ad un perno o lo si infilerà in appositi sacchetti ruvidi per aumentare gli attriti e favorirne l'utilizzo.

La manipolazione può essere facilitata anche da un maggiore utilizzo delle funzioni visive per verificare, correggere ed adattare il gesto.

Nei bambini più piccoli l'intervento sulle abilità motorie fini può essere in gran parte attuato, dopo attenta valutazione e precise indicazioni da parte del riabilitatore, a casa o in scuola materna, dove gran parte del tempo è dedicato all'attività espressiva e manipolativa.

Autonomie

Il disturbo del gesto condiziona notevolmente l'acquisizione di alcune abilità più complesse quali l'alimentazione e la scrittura.

Alimentazione

L'alimentazione è un'attività molto problematica per il bambino con atassia. Essa richiede infatti la coordinazione e la regolazione dei movimenti complessi degli arti superiori, necessari per portare il cibo e/o le posate alla bocca, con quelli di masticazione e di deglutizione.

Accanto ad un eventuale intervento specifico sull'oral control, è utile individuare precocemente strategie di by-pass che permettano la semplificazione ed un graduale apprendimento del compito.

Si possono adottare ausili come posate con manico ingrandito o appesantito, con o senza sistemi di fissazione alla mano, cucchiai con incavatura che faciliti il trasporto dei cibi alla bocca, piatti con ventosa o con bordo rialzato ecc. (Fig. 10.65).

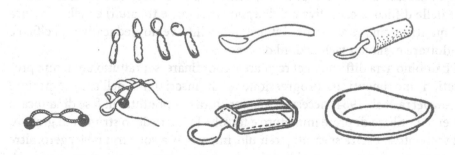

Fig. 10.65. Ausilii per facilitare l'alimentazione autonoma: posate, piatti

Deve essere posta particolare attenzione nell'individuare facilitazioni per consentire al bambino di bere.

Si deve valutare il tipo di bicchiere più adatto al singolo bambino. Esso è generalmente in plastica rigida più che in vetro, non troppo largo e con due manici chiusi o aperti, eventualmente dotato di incavo per il naso in modo da non richiedere un'eccessiva estensione del capo ed il sollevamento degli arti superiori.

Per alcuni bambini con notevole disturbo del gesto, è più facile favorire l'avvicinamento della bocca ad un bicchiere basculante fissato ad un supporto stabile o inserire in un bicchiere stabile una cannuccia di plastica morbida (con diametro da valutare) (Fig. 10.66).

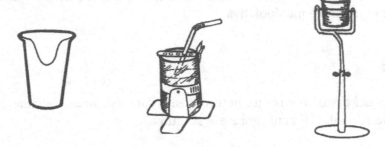

Fig. 10.66. Ausilii per facilitare l'alimentazione autonoma: bicchieri (da sinistra a destra: con incavo per naso, a base stabile con cannuccia, su supporto basculante)

Si possono anche utilizzare altre facilitazioni come il rialzo della superficie di appoggio, in modo da richiedere al bambino il controllo del solo movimento dell'avambraccio e della mano, o l'adozione di varie modalità di fissazione degli arti superiori (p.e. uso di polsini appesantiti o particolari modalità di avvicinamento di posate o bicchiere alla bocca).

Scrittura

All'interno dell'intervento complessivo sugli arti superiori (qualora vi sia prognosi di accesso al codice alfabetico), è importante attuare una precoce valutazione delle difficoltà esecutive nel disegno (tra i due e tre anni) e nella scrittura (tra i quattro e cinque anni), per impostare un intervento rieducativo specifico e per adottare eventuali facilitazioni d'accesso.

Il bambino avrà difficoltà nel regolare e coordinare, soprattutto per tempi prolungati, i movimenti di progressione e di inscrizione dell'arto superiore (Ajuriaguerra et al., 1964) necessari alla scrittura e soprattutto in fase dinamica, è frequente l'utilizzo di prese immature e talvolta bizzarre dello strumento grafico.

Il tracciato apparirà spezzato, tremulo, impreciso, a volte troppo leggero, altre volte troppo calcato, con variazioni nelle dimensioni e nell'orientamento di segni e lettere che renderanno la scrittura spesso illeggibile.

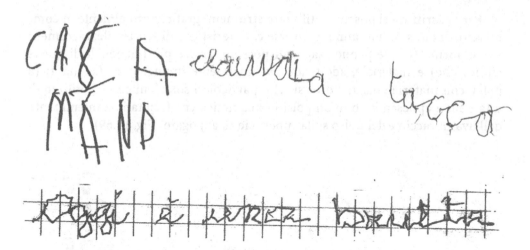

Fig. 10.67. Tracciati grafici di due bambini con atassia

Generalmente, con un adeguato intervento rieducativo, il bambino con atassia può raggiungere la scrittura prima a stampatello e poi in corsivo, con notevoli differenze di funzionalità (velocità, affaticamento, leggibilità …) e nei tempi di acquisizione.

Per facilitarsi il compito grafico il bambino può adottare particolari atteggiamenti di compenso del tronco e degli arti superiori allo scopo di aumentare la base di supporto, p.e. appoggiando le dita ulnari per liberare quelle radiali o, ancora attuando un'eccessiva pressione della mano sullo strumento grafico e di quest'ultimo sul foglio.

Può essere opportuno suggerire varie facilitazioni come ad esempio, per il disegno, l'utilizzo di grossi pennarelli a punta spezzata, di pastelli a cera a goccia, di matite triangolari, di supporti stabili in cui mettere tempere e pennelli, di fogli di carta con dimensione e caratteristiche di attrito diverse, di sistemi di fissazione del foglio (p.e. scotch, gommine adesive o magneti che bloccano la carta su una larga superficie metallica…) (Fig. 10.68).

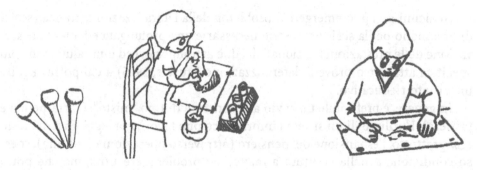

Fig. 10.68. Facilitazioni per l'attività grafo-espressiva

Per la scrittura si possono utilizzare strumenti grafici normalmente in commercio, di cui si valuteranno le diverse caratteristiche di scorrevolezza, dimensione, forma (p.e. le penne esagonali possono essere più funzionali di quelle cilindriche) e materiale, adottando eventualmente impugnature facilitanti (a palla, con materiali plastici diversi...) o particolari soluzioni come l'utilizzo di una penna appesantita o di un polsino magnetico che facilita il mantenimento dell'avambraccio e del polso sulla superficie di appoggio (Fig. 10.69).

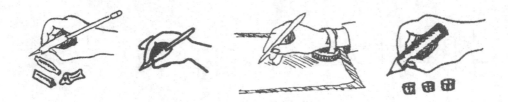

Fig. 10.69. Impugnature facilitanti le fasi iniziali del grafismo

Ulteriori facilitazioni riguardano libri e quaderni (con carta di ottima qualità) che potranno essere resi stabili con sottili fogli di neoprene. In alcuni casi potrà essere utile l'uso di quaderni (ed. Erikson) che facilitano la percezione delle righe e dei margini (linee in rilievo o colorate) (Fig. 10.70).

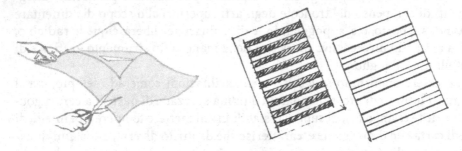

Fig. 10.70. Materiale antisdrucciolo e quaderni

In alcuni casi può emergere il problema della lateralizzazione grafica (scelta di una mano per la scrittura). Sono necessarie una prolungata ed attenta osservazione delle prestazioni funzionali dei due arti superiori ed una valutazione più specifica attraverso prove di lateralizzazione (Auzias, 1975) a cui potrà seguire intervento rieducativo.

In genere, è preferibile un avvio alla scrittura di tipo "misto" (carta/penna e tastiera). L'utilizzo di un sistema informatico può favorire la leggibilità del testo e, soprattutto, l'espansione del pensiero (attraverso operazioni di editing), spesso condizionata, nella scrittura a mano, dai problemi esecutivi, ma che potrà porre al bambino altre difficoltà di accesso (p.e. mantenere la singolarizzazione di un dito, digitare con rapidità e precisione il tasto prescelto, attivare contemporaneamente due tasti ecc.).

È necessario valutare l'attuazione di modifiche che facilitino l'accesso alla tastiera quali l'eventuale applicazione di uno scudo per evitare battute indesiderate e/o di appoggi per l'avambraccio, oppure l'uso di software per il controllo dell'autorepeat e dei doppi comandi; in alcuni casi si può valutare l'adozione di tastiere speciali.

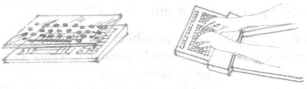

Fig. 10.71. Facilitazioni per l'accesso alla tastiera

Linee generali dell'intervento abilitativo sugli arti superiori

☺ *proposta*

— *sostegno all'acquisizione di schemi di prensione e manipolazione più evoluti (con particolare attenzione all'attività bimanuale e alla motricità intrinseca) tramite la proposta di attività ludiche e di vita quotidiana gradualmente più complesse, svolte dapprima "a tavolino" e poi in posture e piani diversi;*

— *"monitoraggio" continuo dei compensi adottati spontaneamente dal bambino e, ove necessario, proposta di soluzioni più funzionali (con particolare attenzione alle facilitazioni di posizionamento in alcune attività quali scrittura e alimentazione);*

— *facilitazioni per l'accesso al gioco autonomo (opportuna scelta di giocattoli, di sistemi di fissazione ecc.);*

— *sostegno allo sviluppo percettivo e all'integrazione intermodale delle afferenze;*

— *facilitazioni per le attività di vita quotidiana (posizionamento, ausili e strategie facilitanti);*

— *intervento sugli aspetti esecutivi nel disegno e nella scrittura (a mano e/o tramite computer);*

— *intervento sull'igiene posturale e sul mantenimento delle ampiezze articolari.*

(Vedi a pag. 339 alcune proposte di attività ludiche per intervenire sugli aspetti sopraelencati.)

Proposte di attività ludiche utilizzabili nell'intervento sugli arti superiori

Condotte di avvicinamento

Movimenti di adduzione/abduzione e di flesso/estensione del gomito con progressivo controllo dell'apertura della mano.

- Entrare in contatto (e mantenerlo, se possibile) con oggetti, giocattoli e materiali, per esplorarli/attivarli (p.e. mettere la mano in una bacinella d'acqua…, attivare un giocattolo tramite un grosso tasto…)
- Spingere oggetti (in relazione al livello di gioco) da un lato all'altro della superficie di lavoro e più vicino o più lontano (p.e. spingere un cagnolino vicino alla sua mamma, far tuffare piccoli personaggi in una piscina simulata, mandare automobiline nel posteggio, classificare per colore, forma, ecc. vari oggetti, far scorrere macchinine in corsie…)
- Come sopra, ma richiedendo l'introduzione di oggetti in "alloggiamenti" più o meno facili da raggiungere… (p.e. far entrare il cane in una cuccia grande e poi in una più piccola…)
- Come sopra , ma richiedendo al bambino "più fermate" (p.e. la macchinina fa benzina, poi va all'autolavaggio e poi in garage…)
- Afferrare e introdurre oggetti facilitanti la presa in due o più contenitori (p.e. disporre la merce in vari cestini per preparare il gioco del negozio…)
- Colorare con colori a dita, poi con spugne ecc. entro spazi sempre più grandi (o più piccoli) con graduale raggiungimento di aree in cui è più difficile l'utilizzo degli arti superiori…
- Lavare la bambola, stirare, spazzolare, spolverare… (oggetti posti sul tavolo e fissati)
- Primi grossi incastri, torri ad anelli grossi, costruzioni grandi e magnetiche (sistemare gli elementi su plance stabili)
- Fare torri, organizzare villaggi, piccole scenette, sistemare costruzioni…
- Utilizzare giocattoli piccoli e poi miniaturizzati….

Movimenti intrinseci di manipolazione

Schemi di scivolamento, di traslazione e di rotazione.

- Tirare fuori monete dal borsellino (gioco compra-vendita...)
- Appallottolare carta
- Muovere un magnete dal palmo verso le dita e attaccarlo su una lavagna magnetica (giochi magnetici bidimensionali)
- Ruotare piccoli personaggi per collocarli nell'auto
- Manipolare parti di un giocattolo per ricostruirlo (p.e. puzzle a elementi piatti o cubici)
- Ritrovare oggetti nascosti nel riso
- Arrotolare, piegare ecc. cartoncini, carta... (origami)
- Appiattire, far palline... con didò o altri materiali via via più consistenti
- Sbottonare/abbottonare... (gioco con bambola o su se stessi)
- Creare, completare disegni usando sticker adesivi (forme, elementi decorativi vari...).

Attività bimanuale

Dall'utilizzo dell'arto ausiliario per la stabilizzazione di oggetti ad attività coordinate e diversificate dei due arti superiori.

- Colorare, disegnare, dipingere...
- Stabilizzare basi di incastri, puzzle, feltro per punzecchiature...
- Togliere tappi ai pennarelli, smontare collane con grossi pezzi di plastica...
- Tenere barattolo/bottiglietta di medio diametro e infilarvi dentro palline...
- Aprire barilotti, matrioske, staccare pezzi di Duplo...
- Svitare botti, aprire piccoli barattoli...
- Fare collane con perle di media grandezza, ricamare con cordoncini su cartone...
- Ritagliare... ricamare...

Bibliografia

Bibliografia del Capitolo 1

Anokhin PK (1974) Biology and neurophysiology of conditioned reflexes and their role in adaptive behaviour. Pergamon Press

Arbib MA (1995) The handbook of brain theory and neural networks. MIT Press

Berns GS, Sejnowski TJ (1998) A computational model of how the basal ganglia produce sequences. *J. of Cognitive Neuroscience* 10: 108-121

Bernstein NA (1957) The coordination and regulation of movement. Pergamon Press

Berthoz A (1997) Le sens du mouvement. Edition Odile Jacob

Bizzi E, Hogan N, Mussa Ivaldi FA, Giszter SF (1992) Does the nervous system use equilibrium-point control to guide single and multiple movements? *Behavioral and Brain Sciences* 15: 603-613

Braitenberg V, Heck D, Sultan F (1997) The detection and generation of sequences as a key to cerebellar function: experiments and theory. *Behavioral and Brain Sciences* 20: 229-245

Damasio AR (1994) Descartes' error. Emotion, reason and the human brain. Putnam Press

Doya K (1999) What are the computations of the cerebellum, the basal ganglia, and the cerebral cortex? *Neural Networks* 12: 961-974

Feldman AG, Levin MF (1995) The origin and use of positional frames of references in motor control. *Behavioral and Brain Sciences* 18: 723-745

Flash T, Hogan N (1985) The coordination of arm movements: an experimentally confirmed mathematical model. *Journal of Neuroscience* 7: 1688-1703

Graybiel AM (1995) Building action repertories: memory and learning functions of the basal ganglia. *Current Opinion in Neurobiology* 5: 733-741

Hebb DO (1949) The organization of behavior. J. Wiley Editor

Jeannerod M (1988) The neural and behavioral organisation of goal-directed arm movements. Clarendon Press

Jeannerod M (1994) The representing brain: neural correlates of motor intention and imagery. Behavioral and Brain Sciences 17: 187-201

Marey EJ (1894) Le mouvement. Edition Masson

Miyachi S, Hikosaka O, Miyashita K, Karadi Z, Rand MK (1997) Differential roles of monkey striatum in learning of sequential hand movement. *Experimental Brain Research* 151: 1-5

Morasso P (1981) Spatial control of arm movements. *Experimental Brain Research* 42: 223-227

Morasso P, Sanguineti V (1997) Self-organization, Cortical Maps and Motor Control. North Holland

Morasso P, Sanguineti V, Frisone F, Perico L (1998) Coordinate-free sensorimotor processing: computing with population codes. *Neural Networks* 11: 1417-1428

Morasso P, Schieppati M (1999) Can muscle stiffness alone stabilize upright standing? *J. Neurophysiology* 82: 1622-1626

Morasso P, Baratto L, Capra R, Spada G (1999) Internal models in the control of posture. *Neural Networks* 12: 1173-1180

Muybridge E (1957) The human figure in motion. Dover Press

Paillard J (1993) Brain and space. Oxford University Press

Piaget J (1963) The origin of intelligence in children. Norton Press

Ramón y Cajal S (1928) Regeneration in the vertebrate central nervous system. Oxford University Press

Rizzolatti G, Luppino G, Matelli M (1998) The organization of the cortical motor system: new concepts. *Electroencephalography and clinical Neurophysiol* 106: 283-296

Shepherd GM (1998) The synaptic organization of the brain. Oxford University Press

Schultz W (1998) Predictive reward signal of dopamine neurons. *J. of Neurophysiology* 80: 1-27

Sutton RS, Barto AG (1998) Reinforcement learning. MIT Press

Wolpert DM, Kawato M (1998) Internal models of the cerebellum. *Trends in Cognitive Science* 2: 338-347

Bibliografia dei Capitoli 2-8

Affolter F, Bischofberger W (1993) Wenn die Organisation des zentralen Nervensystems zerfällt und es an gespürter Information mangelt. Neckar-Verlag, Villingen-Schwenningen

Aicardi J, Bax M (1992) Cerebral palsy. In: Aicardi J (ed) Diseases of the nervous system in childhood, Oxford, Mac Keith Press

Als H (1982) Toward a synactive theory of development: promise for the assessment and support of infant individuality. Infant Mental Health Journal, 3, 229-243

Amiel-Tison C, Grenier A (1986), Valutazione neurologica del neonato e del lattante. Ed. italiana G. Lanzi (a cura di), Masson, Milano

Assaiante C, Thomachot B, Aurenty R (1993) Hip stabilization and lateral balance control in toddlers during the first four months of autonomous walking. Neuroreport, July 4 (7): 875-8

Blanche EI, Botticelli TM, Hallway MK (1995) Combining neuro-developmental treatment and sensory integration principles. Therapy Skill Builders, Tucson

Bobath B, Bobath K (1975) Motor development in the different types of cerebral palsy. William Heinemann Medical Books Lt., London. Traduz. it. (1976) Lo sviluppo motorio nei diversi tipi di paralisi cerebrale, Libr Sc già Ghedini, Milano

Bobath K, Bobath B (1976) Materiale didattico (non pubblicato) del corso di base EBTA "Assessment and treatment of cerebral palsy and other allied conditions - Bobath concept", Bobath Centre, London

Bottos M (1987) Paralisi cerebrale infantile: diagnosi precoce e trattamento tempestivo. Ghedini ed., Milano

Brazelton TB (1991) Il primo legame. Ed. Frassinelli, Milano

Brazelton TB, Nugent JK (1997) La scala di valutazione del comportamento del neonato. Ed. italiana G. Rapisardi (a cura di), Masson, Milano

Cioni G (1998) Epidemiologia, quadri clinici, complicanze. Relazione al VII Corso di Aggiornam. Le forme emiplegiche, parte I, Pisa 9-10 nov. 1998, Univ. di Pisa., IRCCS Stella Maris, A.O. Reggio Em.

Crittenden PM (1981) Index expérimental de la relation enfant-adulte. In: Abusing, neglecting, problematic and adequate dyads: differentiating by patterns of interaction. Merrill-Palmer Quarterly 27: 201-218

Crothers B, Paine RS (1959) The natural history of cerebral palsy. Cambridge Harvard Univ. Press, Harvard

Davies P (1990) Right in the Middle. Springer-Verlag, Berlin

Di Paco MC, Cioni G, Canapicchi R (1993) Correlati funzionali dei dati in risonanza magnetica. In: Ferrari A, Cioni G Paralisi cerebrale infantile. Storia naturale e orientamenti riabilitativi. Del Cerro, Tirrenia (PI): 117-129

Fahn S (1988) Concept and classification of dystonia. In: Fahn S, Marsden CD, Calne DB (eds) Dystonia 2: Advanced in Neurology, vol. 50, Raven

Fedrizzi E (1989) Emiplegia spastica: aspetti metodologici e implicazioni riabilitative. In: Fedrizzi E, Riva D (ed.) Le paralisi cerebrali infantili, Storia naturale delle sindromi spastiche. Giorn Neuropsich Età Evolutiva, Suppl. 4: 56-61

Ferrari A (1997) Proposte riabilitative nelle paralisi cerebrali infantili. Del Cerro, Tirrenia (PI)

Franklin E (1996) Dance Imagery, for technique and performance. Human Kinetics, Champaign

Fronticelli G, Sarti P (1997) Comunicazione alternativa e aumentativa e riabilitazione infantile - Le prime cose da sapere. In: Scascighini G (a cura di) Comunicazione alternativa e aumentativa (Esperienze in Regioni di lingua italiana): 13-32, ed. SZH, Lucerna

Hagberg B (1989) Nosology and classification of cerebral palsy. In: Fedrizzi E, Riva D (ed.) Le paralisi cerebrali infantili, Storia naturale delle sindromi spastiche. Giorn Neuropsich Età Evolutiva, Suppl. 4: 12-17

Horak FB, Nashner LM, Diener HC (1990) Postural strategies associated with somatosensory and vestibular loss. Exp. Brain Research 82 (1): 167-177

Ingram TTS (1962) Congenital ataxic syndrome in cerebral palsy. Acta Pediatrica Scandinavica 51: 209-221

Kyllerman M (1983) Reduced optimality in pre- and perinatal conditions in dyskinetic cerebral palsy - distribution and comparison to controls. Neuropediatrics 14: 29-36

Latash ML, Anson JG (1996) What are "normal movements" in atypical populations?. Behavioral and Brain Sciences 19 (1): 55-68

Lynch-Ellerington M (1996) Materiale didattico (non pubblicato) del corso di base IBITA/BBTA "Assessment and treatment of adults with hemiplegia and other allied conditions - Bobath concept", East Surrey Hosp., Redhill

Marsden CD (1988) Investigation of distonia. In Fahn S, Marsden CD, Calne DB (eds) Dystonia 2: Advanced in Neurology, vol. 50, Raven

Michaelis R, Edebol-Tysk K (1989) New aetiopathological and nosological aspects of cerebral palsy syndromes. In: Fedrizzi E, Riva D (ed.) Le paralisi cerebrali infantili, Storia naturale delle sindromi spastiche: Giorn. Neuropsich. Età Evolutiva, Suppl. 4: 25-30

Milani-Comparetti A, Gidoni EA (1971) Significato della semeiotica reflessologica per la diagnosi neuroevolutiva. Neuropsichiatria Infantile 121: 252-271

Montagu A (1981) Il linguaggio della pelle. Ed. Vallardi, Milano

Moore JC (1986) Neonatal Neuropathology. In: Sweeney JK (ed.) The high-risk neonate. The Haworth Press, N.Y.: 55-90

Morgan MH (1980) Ataxia: its causes, measurement and management. International Rehabilitation Medicine 2: 126-132

Nashner LM, Shupert CL, Horak FB, Black FO (1989) Organization of posture control: an analysis of sensory and mechanical constraints. Prog. Brain Research, 76: 243-251

Palazzolo Selvini M (1987) Una bussola relazionale per gli operatori della riabilitazione. Atti XV Congresso Naz. S.I.M.F.E.R., La riabilitazione nell'età infantile: 533-535, ed. CLUP, Milano

Prechtl HFR (1990) Qualitative changes of spontaneous movements in fetus and in preterm infant are a marker of neurological dysfunction. Early Human Development, 23, 151-158, Elsevier Scientific Publ. Ireland Ltd.

Prechtl HFR, Ferrari F, Cioni G (1993) Predictive value of general movements in asphyxiated fullterm infants, Early Human Development 35, 91-120, Elsevier Scientific Publ., Ireland Ltd.

Rolf G (1998) Materiale didattico (non pubblicato) del corso "Analisi e terapia degli aspetti patodinamici dell'apparato nervoso nei pazienti con traumi e lesioni del S.N.", ART, Genova

Rothwell J (1994) Control of human voluntary movement. Chapman & Hall, London, 2nd ed.

Sabbadini G, Bonini P, Pezzarossa B, Pierro MM (1978) Paralisi cerebrale e condizioni affini. Il Pensiero Scientifico, Roma

Sabbadini G, Bonini P (1986) La riabilitazione dei disturbi visivi ed oculo-motori in età evolutiva. A. Marrapese Ed., Milano

Schiaffino A (1998) Integrazione e flessibilità degli interventi in età evolutiva. In: La riabilitazione del bambino con paralisi cerebrale. Giornale di Neuropsichiatria dell'Età Evolutiva, Vol.18, suppl. n. 2: 135-140

Sutherland DH, Olshen RA, Biden EN, Wyatt MP (1988) The development of mature walking. Clinics in Developmental Medicine n. 104/105 Mac Keith Press, Oxford

Thompson PD, Day BL (1993) The anatomy and physiology of cerebellar disease. Advances in Neurology 61: 15-31

Twitchell TE (1959) On the motor deficit in congenital bilateral athetosis. Journal of Nervous and Mental Diseases, vol. 129, n. 2, Aug. 1959

Uvebrandt P (1988) Hemiplegic cerebral palsy. Aetiology and outcome. Acta Paediatr Scand, Goteborg [suppl.] 345: 1-100

Volpe JJ (1987) Neurology of the Newborn. WB Saunders, Philadelphia

Wolpert DM, Kawato M (1998) Internal models of the cerebellum. Trends in Cognitive Science 2, 338-347

Woollacott MH, Assaiante C, Amblard B (1996) Development of balance and gait control. In: Bronstein AM, Brandt T, Woollacott MH Clinical disorders of balance, posture and gait, Arnold, London Sidney Auckland, 41-63

Bibliografia dei Capitoli 9-10

Sviluppo normale

Benelli B, D'Odorico L, Levorato MC, Simion F (1980) Forme di conoscenza prelinguistica e linguistica. Giunti Barbera, Firenze

Bruner G (1969) Le prime fasi dello sviluppo cognitivo. Armando, Roma

Bruner JS (1970) The growth and structure of skills. In: Connolly K (a cura di) Mechanism of motor skill development. Academic Press, London

Denckla MD (1974) Development of motor coordination in normal children. Develop Med Child Neurol 15: 635-645

Di Sano S (1995) Lo sviluppo motorio: il caso del reaching. Età Evolutiva 51:103-122

Elliott JM, Connolly KJ (1974) Hierarchical structure in skill development. In: The growth of competence. Academic Press, London

Elliott JM, Connolly KJ (1984) A classification of manipulative hand movements. Develop Med Child Neurol 26: 283-296

Erhardt R (1974) Sequential level in developmental prehension. Amer Journ Occup Ther 28, 10: 592-596

Exner C (1990) The zone of proximal development. In: In-hand manipulation skills of non-dysfunctional 3 and 4 year-old children. Am Journ Occup Ther 10: 884-891

Exner C (1992) Test of in-hand manipulation skills. In: Case Smith J, Pehoski C (a cura di). Development of hand skills in the child. AOTA Inc., Rockville

Gilfoyle EM, Grady AP, Moore JC (1981) Children Adapt. Slack Incorporated, Thorofare

Halverson HM (1940) Prensione e manipolazione. In: Gesell A (a cura di) I primi cinque anni della vita. Astrolabio, Roma

Holstein R (1982) The development of prehension in normal infants. Amer Journ Occup Ther 3: 170-176

Kamakura N, Matsuo M, Ishii H, Misuboshi F, Miura Y (1980) Patterns of static prehension in normal hands. Develop Med Child Neurol 7: 437-445

Kopp CB (1974) Fine motor abilities of infants. Develop Med Child Neurol 16: 629-636

Koupernik C, Dailly R (1968) Lo sviluppo neuropsicologico nella prima infanzia. Piccin, Padova

Jeannerod M (1994) Development of reaching and grasping. In: Fedrizzi E, Avanzini G, Crenna P (eds) Motor development in children. John Libbey & Company, London

Largo RM, Kakebeeke TH (1994) Fine manipulative abilities in the first years of life. In: Fedrizzi E, Avanzini G, Crenna P (a cura di) Motor development in children. John Libbey & Company, London

Napier J (1956) The prehensile movements of the human hand. Journ Bone Joint Surger 38: 902-913

Piaget J (1952) La nascita dell'intelligenza nel fanciullo. Giunti Barbera, Firenze

Rosembloom L, Horton ME (1971) The maturation of fine prehension in young children. Develop Med Child Neurol 13: 3-8

Sheridan MD (1977) Lo sviluppo del bambino dalla nascita a cinque anni. Casa Editrice Ambrosiana, Milano

Touwen B (1986) Lo sviluppo neurologico nell'infanzia (cap.VI). Piccin, Padova

Vigotskij LS (1973) Lo sviluppo psichico del bambino. Editori Riuniti, Roma

Wallon D (1983) Il bambino da 0 a 3 anni. Paoline, Roma

Arti superiori/Paralisi cerebrale infantile

Abreu BC (1989) Abilità e capacità funzionali sotto terapia occupazionale. Marrapese, Roma

Bellani R, Pierro MM (1998) Valutazione delle funzioni manipolatorie e prassiche. In: Fedrizzi E, Cioni G, Lanzi G, Pierro MM (a cura di) La riabilitazione del bambino con paralisi cerebrale. Giorn Psich Età Evol Suppl 2/98: 80-86

Cioni G, Ferrari A (1996) Le forme discinetiche delle paralisi cerebrali infantili. Del Cerro, Pisa

Eliasson AC, Gordon AM, Forssberg H (1991) Basic co-ordination of manipulative forces of children with cerebral palsy. Develop Med Child Neurol 33: 661-670

Erhardt RP, Beatty PA, Hertsgaard DM (1981) A development prehension assessment for handicapped children. Amer Journ Occup Ther 4: 237-242

Erhardt RP (1982) Developmental Hand Dysfunction: theory, assessment, treatment. Communication Skills Builders, Tucson

Fedrizzi E, Riva D (a cura di) (1989) Le paralisi cerebrali infantili. 1° Corso di aggiornamento in Neurologia Infantile. Giorn Neuropsich Età Evol Suppl 3/89

Fedrizzi E, Dal Brun A, Stella MG, Rainoni V, Buzzini G (1989 a) Evoluzione neurofunzionale del bambino con emiplegia spastica. In: Fedrizzi E, Riva D (a cura di) Le paralisi cerebrali infantili. Giorn Neuropsich Età Evol Suppl 3/89: 62-72

Fedrizzi E (1989 b) Emiplegia spastica: aspetti metodologici ed implicazioni riabilitative. In: Fedrizzi E, Riva D (a cura di) Le paralisi cerebrali infantili. Giorn Neuropsich Età Evol Suppl 3/89: 56-61

Fedrizzi E, Oleari G, Botteon G, Inverno M, Dal Brun A, Bono R (1994) Motor performances assessment in children with cerebral palsy. In: Fedrizzi E, Avanzini G, Crenna P (a cura di) Motor development in children. John Libbey & Company, London

Fedrizzi E, Cioni G, Lanzi G, Pierro MM (a cura di) (1997) La riabilitazione del bambino con paralisi cerebrale infantile. Metodologie di valutazione e nuovi approcci terapeutici. Atti IX Corso Aggiornamento, Assisi 1997

Fedrizzi E, Cioni G, Lanzi G, Pierro MM (a cura di) (1998) La riabilitazione del bambino con paralisi cerebrale infantile. Giorn Neuropsich Età Evol Suppl al n. 2/98

Ferrari A, Cioni G (1993) Paralisi cerebrali infantili: storia naturale e orientamenti riabilitativi. Del Cerro, Pisa

Ferrari A (1997) Proposte riabilitative nelle paralisi cerebrali infantili. Del Cerro, Pisa

Ferrari A (1998) La rieducazione motoria nelle forme atassiche delle paralisi cerebrali infantili. In: Ferrari A, Cioni G (a cura di) Le atassie non progressive del bambino: quadri clinici ed orientamenti riabilitativi. Del Cerro, Pisa

Finnie N (1968) Il bambino spastico. La Nuova Italia, Firenze.

Forsstrom A, Von Hofsten C (1982) Visually directed reaching of children with motor impairements. Develop Med Child Neurol 24: 653-661

Levitt S (1980) Trattamento della PCI e del ritardo motorio. Brenner, Cosenza

Montanari L (1998) Ausili e ortesi nelle forme atassiche della paralisi cerebrale. In: Ferrari A, Cioni G (a cura di) Le atassie non progressive del bambino: quadri clinici ed orientamenti riabilitativi. Del Cerro, Pisa

Puccini P, Perfetti C (1987) La manipolazione. In: L'intervento riabilitativo nel bambino affetto da PCI. Marrapese, Roma

Rathke F, Knupfer H (1970) Come si rieduca nella vita di ogni giorno il bambino affetto da paralisi spastica. Piccin, Padova

Sabbadini G, Bonini P (1978) Paralisi cerebrali e condizioni affini. Il Pensiero Scientifico, Roma

Sabbadini G, Pierro MM, Ferrari A (1982) La riabilitazione in età evolutiva. Bulzoni, Roma

Sabbadini G, Bonini P (1993) I disturbi visivi e oculomotori nella paralisi cerebrale infantile. In: Ferrari A, Cioni G (a cura di) Paralisi cerebrali infantili. Del Cerro, Pisa

Tematiche varie

Ajuriaguerra J, De Auzias M, Denner A, Coumes F, Denner A, Lavondes Monod V, Perron R, Stamback M (1964) L'écriture de l'enfant. Delachaux et Niestlé, Neuchatel

Anderloni A, Magnoni L (1989) Approccio diagnostico e riabilitativo nei disordini percettivo-spaziali in bambini con diplegia spastica. In: Fedrizzi E, Riva D (a cura di) Le paralisi cerebrali infantili. Giorn Neuropsich Età Evol Suppl 3/89

Auzias M (1975) Enfants gauchers, enfants droitiers. Delachaux et Niestlé, Neuchatel

Bolanos A, Bleck E, Firestone P, Young L (1989) Comparison of stereognosis and two-point discrimination testing of the hands of children with cerebral palsy. Develop Med Child Neurol 31: 371-376

Cannao M, Castelli E, Grasso R, Polenghi F (1989) Problemi neuropsicovisivi. In: Fedrizzi E, Riva D (a cura di) Le paralisi cerebrali infantili. Giorn Neuropsich Età Evol Suppl 3/89

Caracciolo A, Ferrario M (a cura di) (1998) Seating clinic. Fondazione Don Gnocchi SIVA, Milano

Carlsson G, Uvebrant P, Hugdtal K, Arvidsson J, Wiklund LM, Von Wendt L (1994) Verbal and non verbal function of children with right-versus left-hemiplegic cerebral palsy of pre- and perinatal origin. Develop Med Child Neurol 36: 503-512

Cioni G, Biagioni E, Paolicelli P, Canapicchi R (1998) Le atassie progressive e non progressive del bambino: principali quadri clinici. In: Ferrari A, Cioni G (a cura di) Le atassie non progressive del bambino: quadri clinici ed orientamenti riabilitativi. Del Cerro, Pisa

Cohen Levine S, Huttenlocher P, Banich MT, Duda E (1987) Factors affecting cognitive functioning of hemiplegic children. Develop Med Child Neurol 29: 27-35

Fazzi E, Gheza C, Luparia A, Cavallaro T, Lanzi G (1998) La valutazione delle funzioni visive nel bambino con paralisi cerebrale infantile. In: Fedrizzi E, Cioni G, Lanzi G, Pierro MM (a cura di) La riabilitazione del bambino con paralisi cerebrale. Giorn Psich Età Evol Suppl 2/98: 80-86

Fedrizzi E, Anderloni A, Dal Brun A, Zardini G, Molteni B, Magnoni L (1990) I disordini di apprendimento scolastico del bambino con paralisi cerebrale. Saggi 1: 33-42

Fedrizzi E, Grasselli A, Magnoni L (1969) Studio dei disturbi sensitivi nella emiplegia infantile in bambini dai quattro ai sei anni. Neurops Infant 102: 567-585

Kiessling LS, Denkla MB, Carlton M (1983) Evidence for differential hemispheric function in children with hemiplegic cerebral palsy. Develop Med Child Neurol 25: 727-734

Klein MD (1983) Imparo a vestirmi da solo. Erikson, Trento

Mulcahy CM, Pountney TE, Nelham RL, Green EM, Billington GD (1988) Adaptive seating for motor handicapped. Problems, a solution, assessment and prescription. Physioth 10: 531-536

Musetti L, Saccani M, Radice L, Lenti C (1991) Analisi delle abilità sterognosiche di soggetti emiplegici in età evolutiva. Giorn Psich Età Evol 1: 29-33

Muzzini S, Maoret A, Ovi A (1998) Atassia: segni neurologici. In: Ferrari A, Cioni G (a cura di) Le atassie non progressive del bambino: quadri clinici ed orientamenti riabilitativi. Del Cerro, Pisa

O'Malley P, Griffith J F (1977) Perceptuo-motor dysfunction in the child with hemiplegia. Develop Med Child Neurol 19: 172-178

Pfanner P, Fedrizzi E, Ferrari A, Riva D, Di Cagno L (1988) Rieducazione delle emiplegie congenite ed acquisite. Giorn Neuropsich Età Evol 3: 201-213

Riva D, Milani N, Pantaleoni C, Botteon G, Bono R (1989) Evoluzione neuropsicologica nei bambini con diplegia e tetraplegia spastica. In: Fedrizzi E, Riva D (a cura di) Le paralisi cerebrali infantili. Giorn Neuropsich Età Evol Suppl 3/89

Sabbadini G, Bonini P (1982) La riabilitazione dei disturbi visivi ed oculomotori in età evolutiva. Ghedini, Roma

Tizard IMP, Paine SR, Crothers B (1954) Disturbance of sensation in children with hemiplegia. J
Amer Med Ass 7: 628-632

Yekutiel M, Jariwala M, Stretch P (1994) Sensory deficit in the hands of children with cerebral
palsy: a new look at assessment and prevalence. Develop Med Child Neurol 36: 619-624